Klinische Anästhesiologie und Intensivtherapie
Band 34

Herausgeber:
F. W. Ahnefeld H. Bergmann C. Burri W. Dick
M. Halmágyi G. Hossli E. Rügheimer
Schriftleiter: J. Kilian

F. W. Ahnefeld   J. E. Schmitz (Hrsg.)

Organinsuffizienz und Multiorganversagen

Unter Mitarbeit von
F. W. Ahnefeld, K.-H. Altemeyer, A. Baethmann, H. Bergmann, U. Braun
H. Burchardi, A. Deller, W. Dick, J. Eckart, K. Falke, L. Frey, W. Gobiet
A. Grünert, J. M. Hackl, M. Halmágyi, H. Heinrich, W. Heinrichs, H. Herzog
T. H. Hütteroth, U. Jensen, W. Kellermann, J. Kilian, G. Kleinberger
H. Köhler, R. Larsen, F.-P. Lenhart, W. F. List, P. Lundsgaard-Hansen
E. Pfenninger, H.-J. Reulen, E. Rügheimer, J. E. Schmitz, H.-G. Sieberth
D. Spilker, K. Steinbereithner, H. Wiedeck

Mit 53 Abbildungen und 47 Tabellen

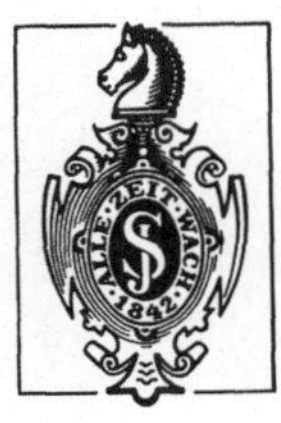

Springer-Verlag
Berlin Heidelberg New York
London Paris Tokyo

ISBN-13: 978-3-540-18016-6   e-ISBN-13: 978-3-642-72801-3
DOI: 10.1007/978-3-642-72801-3

CIP-Kurztitelaufnahme der Deutschen Bibliothek
Organinsuffizienz und Multiorganversagen / F. W. Ahnefeld ; J. E. Schmitz (Hrsg.). Unter Mitarb.
von F. W. Ahnefeld ... – Berlin ; Heidelberg ; New York ; London ; Paris ; Tokyo : Springer, 1987.
(Klinische Anästhesiologie und Intensivtherapie ; Bd. 34)
ISBN 3-540-18016-8 (Berlin ...)
ISBN 0-387-18016-8 (New York ...)
NE: Ahnefeld, Friedrich W. [Hrsg.]; GT

Druck- u. Bindearbeiten: Druckhaus Beltz, Hemsbach/Bergstr.
2119/3145-543210

Vorwort

Eine interdisziplinäre Aufarbeitung und Aussprache des Themas „Organinsuffizienz und Multiorganversagen", das wir für diesen Workshop wählten, war aus meiner Sicht aus mehreren Gründen erforderlich. Im Bereich der Intensivmedizin haben wir zunehmend Patienten nach Traumen, Operationen, aber auch Erkrankungen zu behandeln, die eine Einschränkung oder gar einen Ausfall einer Organfunktion aufweisen oder schließlich, oft als Folge einer Sepsis, ein Multiorganversagen entwickeln. Die spezifische Aufgabe der Intensivmedizin besteht darin, durch Einsatz von Medikamenten, Geräten oder Techniken die eingeschränkte oder ausgefallene Funktion zu ersetzen, körpereigene Regenerationsmechanismen zu unterstützen, um eine Wiederherstellung zu erreichen. Die Spezialisierung der Medizin führte jedoch dazu, daß es zunehmend nur mehr Spezialisten für ein Organ oder ein Funktionssystem gibt, die dementsprechend zwar über das umfassende Wissen, dies im wesentlichen jedoch beschränkt auf „ihr Organ", verfügen. In der Intensivmedizin müssen wir jedoch dieses Wissen koordinieren, da es häufig zu einer Einschränkung mehrerer Organfunktionen gleichzeitig kommt, die sich gegenseitig beeinflussen oder deren Therapie positive, aber auch negative Auswirkungen auf das „Verbundsystem der Organe" haben kann.

Die Literatur bietet eine geradezu unbegrenzte Auswahl an Definitionen für eine Organinsuffizienz. Die dafür ausgewählten diagnostischen und funktionellen Kriterien divergieren stark. Dementsprechend unterscheiden sich auch die Therapieempfehlungen, da es bisher nicht gelang, allgemeingültige Aussagen darüber zu treffen, was man z. B. unter einer Insuffizienz in bezug auf was verstehen soll. Derjenige, der das Lungenversagen im Vordergund sieht, empfiehlt – um die Problematik nur grob zu skizzieren – eine Flüssigkeitsrestriktion, derjenige, der sich mit der Nierenfunktion befaßt, jedoch eine Erhöhung des Flüssigkeitsangebotes.

Wir haben daher in den Beiträgen und der Diskussion versucht, gemeinsame Nenner zu finden und Definitionen zur Diskussion zu stellen, schließlich Schlußfolgerungen für die Therapie, aber auch eine Klassifizierung der verschiedenen, in ihrer Kombination häufig wechselnden Krankheitsbilder zu finden.

Nicht in jedem Falle wurde eine alle befriedigende Lösung gefunden, dennoch glauben wir, mit diesem Band der Schriftenreihe Grundlagen vermittelt zu haben für die tägliche Praxis und therapeutische Ansätze. Weiter hoffen wir, das insbesondere bei jeder Organinsuffizienz notwendige interdisziplinäre Gespräch anregen zu können. Das Ergebnis zeigt die wichtige und notwendige Rolle der Intensivmedizin als Bindeglied zwischen den medizinischen Spezialdisziplinen. Wünschenswert ist, eine Vergleichbarkeit der Effizienz einer Therapie herbeizuführen. Gehen wir von den hier niedergelegten Empfehlungen aus, gelingt es uns vielleicht, anhand der daraus gewonnenen Ergebnisse die nächsten Schritte für die Klinik und die Forschung zu bestimmen.

Wir haben allen Referenten für die Beiträge, insbesondere die offene Diskussion zu danken. Es war dies aus meiner Sicht ein erfolgreiches interdisziplinäres Gespräch, aus dem nicht nur die Teilnehmer, sondern, wie wir hoffen, auch die Leser Gewinn für ihre Arbeit ziehen können.

Wir danken der Firma Dr. Karl Thomae GmbH, Biberach, für die Unterstützung des Workshops, dem Springer-Verlag erneut für die gute Zusammenarbeit bei der Drucklegung.

Ulm, im Mai 1987

F. W. Ahnefeld
für die Herausgeber

Inhaltsverzeichnis

Verzeichnis der Referenten und Diskussionsteilnehmer

Prof. Dr. F. W. Ahnefeld
Universitätsklinik für Anästhesiologie
Klinikum der Universität Ulm
Steinhövelstraße 9
D-7900 Ulm (Donau)

Priv.-Doz. Dr. K.-H. Altemeyer
Chefarzt der Klinik für Anästhesiologie
und operative Intensivmedizin
Kliniken der Stadt Saarbrücken
Winterberg
D-6600 Saarbrücken

Prof. Dr. A. Baethmann
Institut für Chirurgische Forschung der
Ludwig-Maximilians-Universität München
Klinikum Großhadern
Marchioninistraße 15
D-8000 München 70

Prof. Dr. H. Bergmann
Ludwig Boltzmann-Institut
für Experimentelle Anaesthesiologie
und Intensivmedizinische Forschung
– Außenstelle Linz –
Krankenhausstraße 9
A-4020 Linz (Donau)

Prof. Dr. U. Braun
Zentrum Anästhesiologie der
Georg-August-Universität Göttingen
Robert-Koch-Straße 40
D-3400 Göttingen

Prof. Dr. H. Burchardi
Zentrum Anästhesiologie der
Georg-August-Universität Göttingen
Robert-Koch-Straße 40
D-3400 Göttingen

Dr. A. Deller
Oberarzt an der
Universitätsklinik für Anästhesiologie
Klinikum der Universität Ulm
Prittwitzstraße 43
D-7900 Ulm (Donau)

Prof. Dr. W. Dick
Leiter der Klinik für Anästhesiologie
Klinikum der
Johannes Gutenberg-Universität Mainz
Langenbeckstraße 1
D-6500 Mainz (Rhein)

Prof. Dr. J. Eckart
Chefarzt des
Instituts für Anästhesiologie
und operative Intensivmedizin
Krankenhauszweckverband Augsburg
Zentralklinikum
Stenglinstraße
D-8900 Augsburg

Prof. Dr. K. Falke
Institut für Anästhesiologie
Medizinische Einrichtungen
der Universität Düsseldorf
Moorenstraße 5
D-4000 Düsseldorf 1

Dr. W. Gobiet
Ärztlicher Direktor der
Neurologischen Klinik
Greitstraße 18–28
D-3253 Hessisch Oldendorf 1

Prof. Dr. Dr. A. Grünert
Universitätsklinik für Anästhesiologie
Abteilung
Experimentelle Anästhesiologie
Klinikum der Universität Ulm
Oberer Eselsberg, M 23
D-7900 Ulm (Donau)

X

Univ.-Doz. Dr. J. M. Hackl
Universitätsklinik für Anästhesiologie
Anichstraße 35
A-6020 Innsbruck

Prof. Dr. M. Halmágyi
Klinik für Anästhesiologie
Klinikum der
Johannes Gutenberg-Universität Mainz
Langenbeckstraße 1
D-6500 Mainz (Rhein)

Dr. H. Heinrich
Oberarzt an der
Universitätsklinik für Anästhesiologie
Klinikum der Universität Ulm
Steinhövelstraße 9
D-7900 Ulm (Donau)

Dr. W. Heinrichs
Klinik für Anästhesiologie
Klinikum der
Johannes Gutenberg-Universität Mainz
Langenbeckstraße 1
D-6500 Mainz (Rhein)

Prof. Dr. H. Herzog
Spezialarzt FMH für Innere Medizin,
spez. Lungen- und Atmungskrankheiten
Bethesda-Spital
Gellertstraße 144
CH-4052 Basel

Prof. Dr. T. H. Hütteroth
Oberarzt der
I. Medizinischen Klinik und Poliklinik
Klinikum der
Johannes Gutenberg-Universität Mainz
Langenbeckstraße 1
D-6500 Mainz (Rhein)

Priv.-Doz. Dr. U. Jensen
Oberärztin am
Institut für Anästhesiologie
Ludwig-Maximilians-Universität
Klinikum Großhadern
Marchioninistraße 15
D-8000 München 70

Prof. Dr. J. Kilian
Universitätsklinik für Anästhesiologie
Klinikum der Universität Ulm
Prittwitzstraße 43
D-7900 Ulm (Donau)

Univ.-Doz. Dr. G. Kleinberger
1. Medizinische Abteilung
des allgemeinen öffentlichen
Landeskrankenhauses
Sierninger Straße 170
A-4400 Steyr

Prof. Dr. H. Köhler
I. Medizinische Klinik und Poliklinik
Klinikum der
Johannes Gutenberg-Universität Mainz
Langenbeckstraße 1
D-6500 Mainz (Rhein)

Prof. Dr. R. Larsen
Geschäftsführender Oberarzt am
Zentrum Anästhesiologie der
Georg-August-Universität Göttingen
Robert-Koch-Straße 40
D-3400 Göttingen

Univ.-Prof. Dr. W. F. List
Vorstand des
Instituts für Anästhesiologie der
Universität Graz
Landeskrankenhaus Graz
Auenbruggerplatz
A-8036 Graz

Prof. Dr. P. Lundsgaard-Hansen
Abteilung für experimentelle Chirurgie
der Universität Bern
Inselspital
CH-3010 Bern

Dr. E. Pfenninger
Oberarzt an der
Universitätsklinik für Anästhesiologie
Abteilung
Experimentelle Anästhesiologie
Klinikum der Universität Ulm
Oberer Eselsberg, M 23
D-7900 Ulm (Donau)

Prof. Dr. H.-J. Reulen
Direktor der Neurochirurgischen Klinik
Inselspital Bern
CH-3010 Bern

Prof. Dr. E. Rügheimer
Direktor des
Instituts für Anästhesiologie der
Universität Erlangen-Nürnberg
Maximiliansplatz 1
D-8520 Erlangen

Priv.-Doz. Dr. J. E. Schmitz
Oberarzt an der
Universitätsklinik für Anästhesiologie
Klinikum der Universität Ulm
Steinhövelstraße 9
D-7900 Ulm (Donau)

Prof. Dr. H.-G. Sieberth
Vorstand der
Abteilung Innere Medizin II
der Rheinisch-Westfälischen
Technischen Hochschule Aachen
Pauwelsstraße
D-5100 Aachen

Priv.-Doz. Dr. D. Spilker
Chefarzt der Abteilung
für Anästhesiologie und Intensivmedizin
Krankenanstalten des
Landkreises Ludwigsburg
Posilipostraße 49
D-7140 Ludwigsburg

Prof. Dr. K. Steinbereithner
Leiter der Experimentellen Abteilung
Universitätsklinik für Anästhesie
und allgemeine Intensivmedizin
Spitalgasse 23
A-1090 Wien

Dr. H. Wiedeck
Oberärztin an der
Universitätsklinik für Anästhesiologie
Klinikum der Universität Ulm
Steinhövelstraße 9
D-7900 Ulm (Donau)

Verzeichnis der Herausgeber

Prof. Dr. Friedrich Wilhelm Ahnefeld
Universitätsklinik für Anästhesiologie
Klinikum der Universität Ulm
Steinhövelstraße 9
D-7900 Ulm (Donau)

Prof. Dr. Hans Bergmann
Ludwig Boltzmann-Institut
für Experimentelle Anaesthesiologie
und Intensivmedizinische Forschung
– Außenstelle Linz –
Krankenhausstraße 9
A-4020 Linz (Donau)

Prof. Dr. Caius Burri
Chirurgische Universitätsklinik
und Poliklinik
Abteilung Unfall-, Extremitäten-,
plastische und Wiederherstellungschirurgie
Klinikum der Universität Ulm
Steinhövelstraße 9
D-7900 Ulm Donau

Prof. Dr. Wolfgang Dick
Leiter der Klinik für Anästhesiologie
Klinikum der
Johannes Gutenberg-Universität Mainz
Langenbeckstraße 1
D-6500 Mainz (Rhein)

Prof. Dr. Miklos Halmágyi
Klinik für Anästhesiologie
Klinikum der
Johannes Gutenberg-Universität Mainz
Langenbeckstraße 1
D-6500 Mainz (Rhein)

Prof. Dr. Georg Hossli
em. Direktor des Instituts
für Anästhesiologie
Universitätsspital Zürich
Rämistraße 100
CH-8091 Zürich

Prof. Dr. Erich Rügheimer
Direktor des Instituts für Anästhesiologie
der Universität Erlangen-Nürnberg
Maximiliansplatz 1
D-8520 Erlangen

Schriftleiter:

Prof. Dr. Jürgen Kilian
Universitätsklinik für Anästhesiologie
Klinikum der Universität Ulm
Prittwitzstraße 43
D-7900 Ulm (Donau)

Organinsuffizienz im Rahmen der Intensivtherapie – Herz-Kreislauf – Neue Möglichkeiten der Diagnostik –

Von H. Heinrich und D. Spilker

<u>Einleitung</u>

Die Herz-Kreislauf-Insuffizienz kann ganz allgemein als inadäquate Bereitstellung von Sauerstoff und Substraten und inadäquater Abtransport von CO_2 und Metaboliten, welche zu Ausfällen in der Funktion der betroffenen Organe führen, beschrieben werden.

Ursächlich beteiligt sind Störungen der Herzfunktion, Veränderungen der Blutmenge und Blutzusammensetzung sowie eine gestörte Gefäßregulation und Mikrozirkulation. Die Schwierigkeiten in der Definition der auslösenden Ursache bestehen einmal darin, daß Mikro- und Makrozirkulation eine Einheit bilden. Eine primäre Störung in der Mikrozirkulation führt zu Störungen in der Makrozirkulation und umgekehrt. Wird in der Diagnostik das Initialstadium der Kreislaufstörung verpaßt, so stehen unter Umständen die Sekundärfolgen so sehr im Vordergrund, daß die auslösende Ursache völlig in den Hintergrund tritt. Als Beispiel sei die septisch bedingte Hypotonie genannt, welche aufgrund verminderter Koronarperfusion zur myokardialen Ischämie mit Vorwärts- und Rückwärtsversagen führt.

Die zweite Schwierigkeit besteht darin, daß unter den Bedingungen der Intensivtherapie traditionelle Meßgrößen der Herzfunktion häufig schwer interpretierbar sind, da sie durch therapeutische Maßnahmen (insbesondere die maschinelle Beatmung) beeinflußt werden. An erster Stelle zu nennen ist die Messung von Füllungsdrucken (ZVD und PCWP) als Maß für den Füllungszustand des Herzens. Füllungsdrucke können jedoch außer durch das enddiastolische Volumen (dafür werden sie vor allem gemessen!) auch durch Veränderungen des intrathorakalen Drucks und damit der Ventrikelcompliance (Einheit von Herz, Perikard, Umgebungsdruck - keine muskelphysiologische Definition) beeinflußt werden. Änderungen des Füllungsdrucks können deshalb entgegengesetzt zu Änderungen des Füllungsvolumens verlaufen (<u>2</u>). Auch andere Meßgrößen der Herzfunktion können bei Veränderungen der Lastbedingungen (Vorlast und Nachlast) schwer interpretierbar verfälscht werden (<u>16</u>).

Im folgenden werden deshalb neuere Methoden zur Analyse der Herzfunktion beschrieben, welche nicht mehr die Ventrikelfunktionskurve, sondern das Druck-Volumen-Diagramm als Grundlage haben.

Die Herzfunktion ist gegeben durch Vorlast (enddiastolisches Volumen), Nachlast (linksventrikuläre Wandspannung, mittlerer oder systolischer arterieller Druck als Näherung), Herzrhythmus und Inotropie. Ideal geeignet zur Beschreibung der Herzfunktion ist das Franksche Druck-Volumen-Diagramm (<u>4</u>) (Abb. 1).

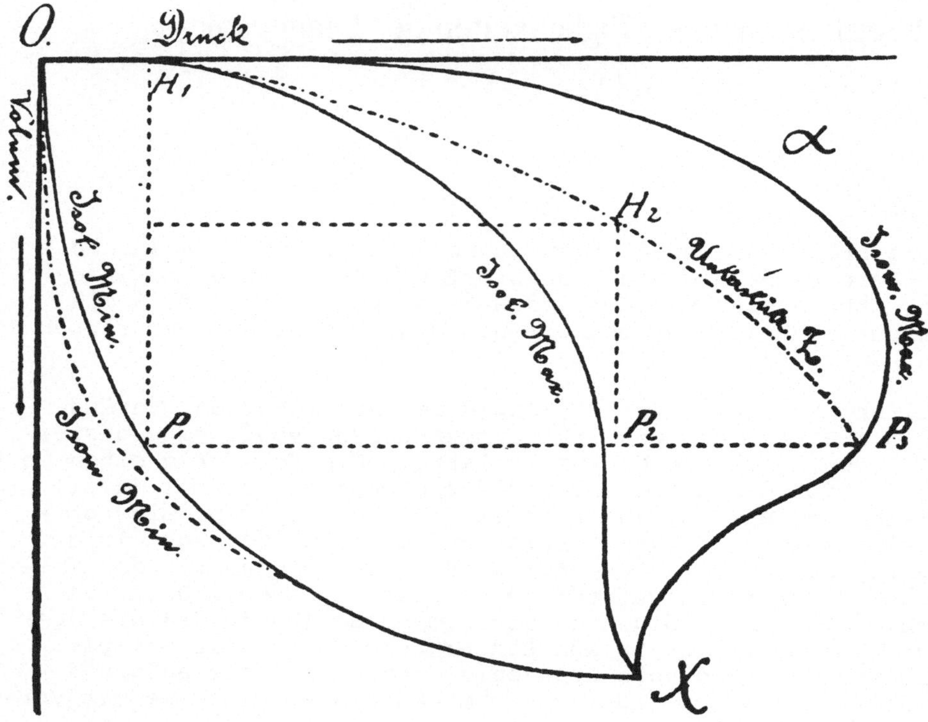

Abb. 1. Franksches Diagramm. Isometrische und isotonische Maxi-
ma- und Minimakurven (4)

Die Einflüsse der Determinanten Vorlast, Nachlast und Kontraktilität bei einer gegebenen Herzfunktion werden in diesem Diagramm direkt abgebildet. Kernpunkte der Frankschen Untersuchungen sind unter anderem, daß das Schlagvolumen bei einer Verminderung des enddiastolischen Volumens abfällt (Frank-Starling-
Mechanismus) und daß eine Verminderung der Inotropie an einer
Verminderung der Steilheit der Maximakurven erkennbar ist. Ferner ist das endsystolische Volumen bei gegebener Inotropie vor
allem proportional zur Nachlast. Das Franksche Diagramm ist von
späteren Untersuchern immer wieder bestätigt worden.

Wie Otto FRANK so fanden auch andere Untersucher, daß isotonische und isometrische Maxima unterschiedlich sind (9, 11). Demgegenüber stehen Befunde, die zeigen, daß isotonische und isometrische Maxima durch eine gemeinsame Kurve beschrieben werden
können (10). Zumindest im Bereich hoher Nachbelastungen waren
isometrische und auxotone Maxima nicht voneinander zu trennen
(12). Inotropiesteigerung durch Kalzium (18) oder Adrenalin (3,
22) führte zu einer Versteilerung der Maximakurven.

Die Erstellung von Maximakurven ist jedoch für die klinische
Praxis zu aufwendig. Entscheidend für die klinische Anwendbar-
keit des Frankschen Diagramms waren deshalb folgende Erkenntnisse:

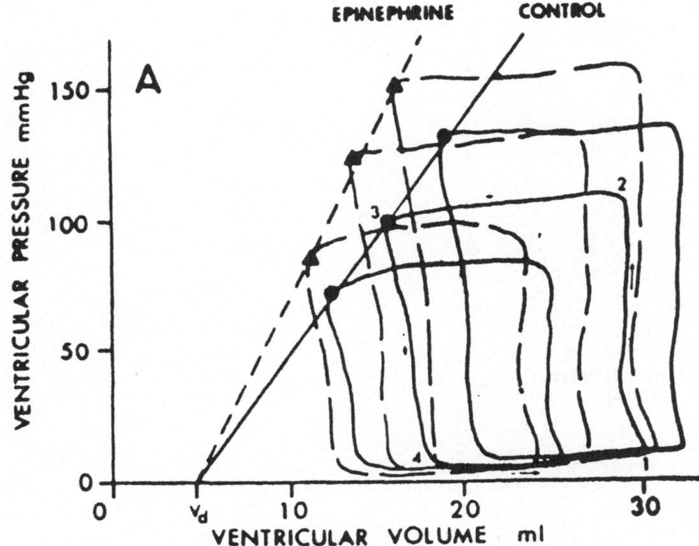

Abb. 2. Suga-Diagramm. Die Beziehung zwischen endsystolischem Ventrikeldruck und endsystolischem Volumen ist linear. Positiv inotrope Stimulierung z. B. mit Adrenalin erhöht die Steilheit der Beziehung (Aus 21)

1. Die endsystolische Druck-Volumen-Beziehung läßt sich im physiologischen Druckbereich an eine Gerade approximieren (15).

2. Die Steigung der Geraden wie die Steilheit der Maximakurve nimmt bei Inotropiezunahme zu (15).

3. Das endsystolische Volumen ist weitgehend unabhängig von der Vorlast (15).

Ausgehend von diesen Voraussetzungen ist vor allem die Gruppe von SUGA und SAGAWA (19, 20, 21) zu nennen, die in umfangreichen Tierexperimenten an isolierten Hundeherzen die endsystolische Druck-Volumen-Beziehung unter verschiedensten Gesichtspunkten untersucht hat (Abb. 2).

Die Funktion des linken Ventrikels wird als zeitlich veränderliche Elastizität aufgefaßt. Dies wird durch folgende Formel beschrieben:

$$E(t) = \frac{P(t)}{V(t) - Vd(t)}$$

E (t) bezeichnet die Elastizität (Steilheit der Geraden) zu einem beliebigen Zeitpunkt der Systole. P (t) ist der intraventrikuläre Druck, V (t) das intraventrikuläre Volumen.

Da die Gerade nicht durch den Nullpunkt des Koordinatensystems vom Druck (Y-Achse) und Volumen (X-Achse) verläuft, sondern die

4

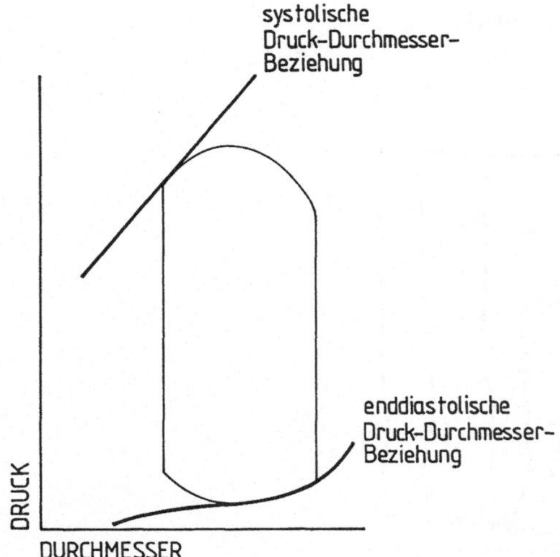

Abb. 3. Druck-Dimensions-Diagramm. Systolische Druck-Durchmesser-Beziehung aus endsystolischem Durchmesser und peripherem systolischem arteriellem Druck. Enddiastolische Druck-Durchmesser-Beziehung aus pulmonal-kapillärem Verschlußdruck und enddiastolischem Durchmesser

X-Achse schneidet, gibt es ein Volumen Vd (t) ("Dead volume"), welches der Ventrikel beim theoretischen Druck von 0 mm Hg besitzt (auch V0 genannt).

Als E wird die maximale Elastizität bezeichnet. Sie wird am Ende der Systole gemessen. Die Steigung der Geraden nimmt unter positiv inotroper Stimulierung mit Adrenalin zu (21) und unter Vagusstimulation ab (19, 20). Die Steigung der Geraden wird durch Vorlaständerungen nicht beeinflußt (19, 20).

Das Suga-Diagramm als Vereinfachung der Frankschen Maximakurven wurde unter anderem zur Diagnostik des Schweregrads der koronaren Herzkrankheit (6, 13), von Vitien (14) in der Klinik und zur Analyse von Schockzuständen im Tierversuch (1, 5) angewendet.

Insbesondere bei der Analyse von Schockzuständen kommen die Autoren zu der Schlußfolgerung, daß allein die endsystolische Druck-Volumen-Beziehung geeignet ist, wegen der Unempfindlichkeit gegenüber veränderten Lastbedingungen, die Herzfunktion zu analysieren (5).

Für die klinische Anwendung der endsystolischen Druck-Volumen-Beziehung auf der Intensivstation ergeben sich jedoch zwei Hauptschwierigkeiten:

1. Es müssen Ventrikeldrucke und Ventrikelvolumina gemessen werden.

2. Der Ventrikeldruck muß manipuliert werden, was Barorezeptorenreflexe und damit Inotropieänderungen provoziert. Zudem
   ist die Druckmanipulation bei kreislaufinstabilen Patienten
   nicht tragbar.

Die Anwendung in der Klinik wird deshalb erst dadurch ermöglicht, daß gezeigt werden konnte, daß auch die Beziehung zwischen peripherem systolischem Druck und endsystolischem Durchmesser linear ist und im Sinne der endsystolischen Druck-Volumen-Beziehung auf Inotropieänderungen reagiert (7) und daß auch
mit dem einfachen Quotienten aus systolischem Blutdruck und endsystolischem Durchmesser Inotropieänderungen auch unter extrem
veränderten Lastbedingungen gemessen werden können (8).

In Verbindung mit der enddiastolischen Druck-Durchmesser-Beziehung (Swan-Ganz-Katheter) hat der Intensivmediziner alle Informationen, um folgende Fragen zu beantworten:

1. Muß ich Volumen geben? (Enddiastolischer Durchmesser als
   Maß.)
2. Muß ich die Inotropie erhöhen? (Steigung der systolischen
   Druck-Durchmesser-Beziehung als Maß.)
3. Muß ich die Nachlast verändern? (Mittlerer arterieller Druck
   als Maß.)

Bestimmung der systolischen Druck-Durchmesser-Beziehung

Der arterielle Blutdruck wird durch eine periphere Radialis-
druckmessung bestimmt. Endsystolische und enddiastolische Durchmesser können durch die Echokardiographie bestimmt werden (bei
beatmeten Patienten transösophageale Echokardiographie als Mittel der Wahl). Die echokardiographisch bestimmten Durchmesser
werden als Maß für das intraventrikuläre Volumen verwendet. Dazu wird ein Querschnitt des linken Ventrikels in Höhe der mittleren Papillarmuskeln eingestellt. Zur Bestimmung der Ventrikel-
durchmesser wird ein eindimensionaler Schnitt durch den größten
anterioposterioren Durchmesser des zweidimensionalen Echokardio-
gramms gelegt und das m-Mode-Echokardiogramm auf einem zweiten
Monitor dargestellt.

Die Gerade der systolischen Druck-Durchmesser-Beziehung schnei-
det die X-Achse. Deshalb sind mindestens zwei verschiedene
Drucke und Durchmesser notwendig, um die Gerade nach folgender
Formel bestimmen zu können:

$$Y = a + b \cdot x$$

(Y = Systolischer Druck, a = Schnittpunkt mit der Y-Achse,
b = Steigung der Geraden - Kontraktilitätsparameter).

Der systolische Druck muß dazu vorübergehend manipuliert werden. In Frage kommen Drucksteigerung oder Druckabsenkung. Die
Druckmanipulation selbst darf die Inotropie nicht verändern. Autonome Blockade zur Aufhebung von Kreislaufreflexen, verursacht
durch die Druckmanipulation (Barorezeptorenreflexe), ist für

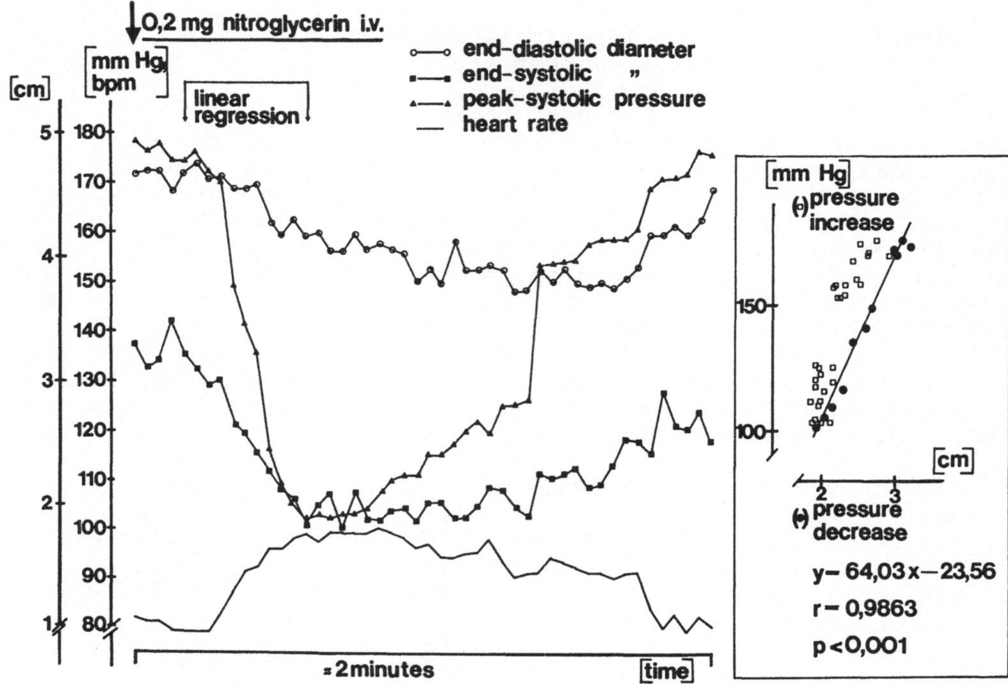

Abb. 4. Bestimmung der systolischen Druck-Durchmesser-Beziehung
im Druckabfall nach Nitroglyzerininjektion. Durch die Barorezeptoren kommt es über sympathische Stimulierung zu Inotropiezunahme im Druckwiederanstieg, nicht jedoch im initialen Druckabfall. Im initialen Druckabfall läßt sich deshalb eine lineare
Beziehung zwischen endsystolischem Durchmesser und systolischem
Blutdruck bilden

die Routine nicht möglich. Da im Gegensatz zur Drucksteigerung
die Reflexantwort der Barorezeptoren bei einer kurzfristigen
Druckabsenkung Zeit benötigt, kann im initialen Druckabfall
(z. B. nach Nitroglyzerininjektion) die Gerade bestimmt werden,
ohne das autonome Nervensystem zu blocken (Abb. 4). Inotropieänderungen durch die Druckmanipulation selbst treten bei diesem
Vorgehen erst spät im Druckwiederanstieg auf (7).

Die Gerade kann aufgrund der linearen Beziehung zwischen systo-
lischem Druck und endsystolischem Durchmesser auch aus nur zwei
Punkten (z. B. höchster und niedrigster systolischer Druck und
Durchmesser) bestimmt werden (Abb. 5).

Die Steigung der Geraden erhöht sich unter positiv inotroper
Stimulierung (z. B. mit Dobutamininfusion) (7) und fällt unter
negativ inotropem Einfluß (z. B. Inhalationsanästhetika) ab
(8). Die Gerade ist reproduzierbar.

Bei einer Reihe von Patienten ist es nicht zulässig, den Blutdruck abzusenken, ohne die Patienten durch die Hypotonie zu ge-

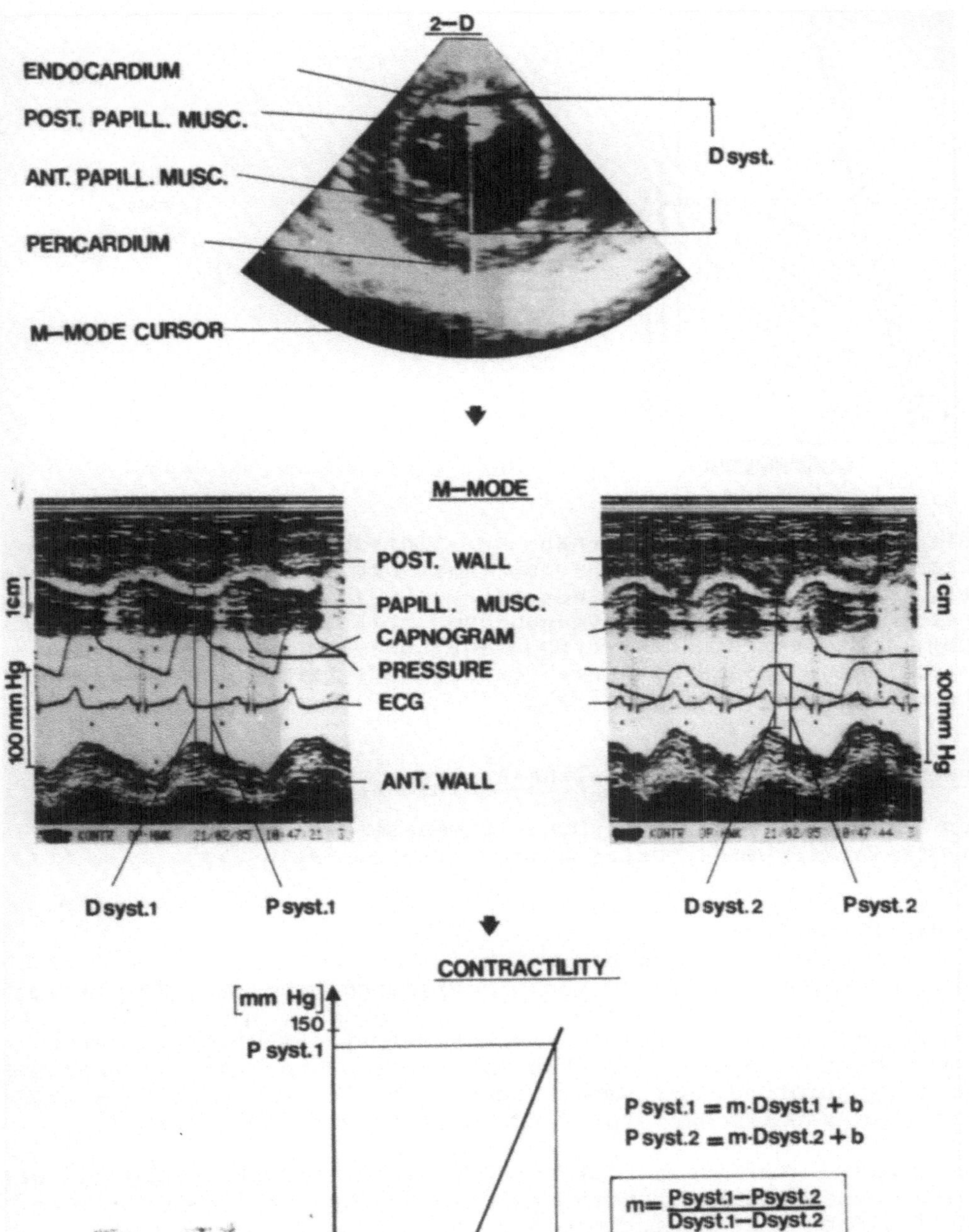

$$m = \frac{Psyst.1 - Psyst.2}{Dsyst.1 - Dsyst.2}$$

Abb. 5. Bestimmung der systolischen Druck-Durchmesser-Beziehung aus zwei Punkten von systolischem Druck und endsystolischem Durchmesser. (Vor und beim niedrigsten Druck nach Drucksenkung mit Nitroglyzerin)

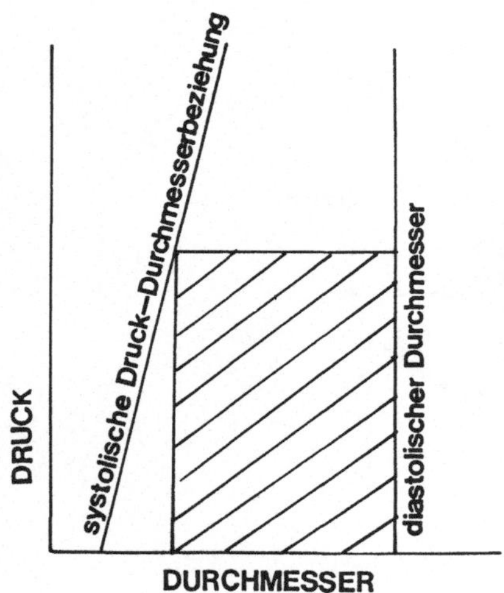

Abb. 6. Druck-Durchmesser-Diagramm

fährden. In diesen Fällen kann der einfache Quotient aus systolischem Blutdruck und endsystolischem Durchmesser berechnet werden. Dieser Quotient ist zwar nachlastabhängig im Sinne eines Anstiegs bei Nachlaststeigerung und Abfalls bei Nachlastminderung; trotzdem kann dieser Quotient selbst bei extremen Lastunterschieden, anders als die Verkürzungsfraktion, Inotropieänderungen nachweisen (7).

Anwendung der Druck-Dimensions-Analyse (Abb. 6)

Zur Veranschaulichung der Druck-Dimensions-Analyse für die klinische Praxis werden drei häufig vorkommende Zustände beschrieben:

1. die Hypovolämie,
2. die Myokardinsuffizienz,
3. die Hypotonie aufgrund von niedrigem peripherem Widerstand.

Die Hypovolämie zeigt sich im Druck-Dimensions-Diagramm in einem verminderten diastolischen Durchmesser und einer unveränderten oder aufgrund der sympathischen Stimulierung erhöhten Steilheit der systolischen Druck-Durchmesser-Beziehung (Abb. 7).

Die Myokardinsuffizienz ist durch eine verminderte Steigung der systolischen Druck-Durchmesser-Beziehung bei enddiastolischer Prallfüllung gekennzeichnet (Abb. 8).

Eine niedrige Nachlast zeigt sich in einer unveränderten Steigung der systolischen Druck-Durchmesser-Beziehung bei normaler enddiastolischer Füllung, hoher Verkürzung und niedrigem systolischem Blutdruck (Abb. 9).

Eine hohe Nachlast zeigt sich in einer unveränderten Steigung der systolischen Druck-Durchmesser-Beziehung bei normaler enddiastolischer Füllung, niedriger Verkürzung und hohem systolischem Blutdruck (Abb. 10).

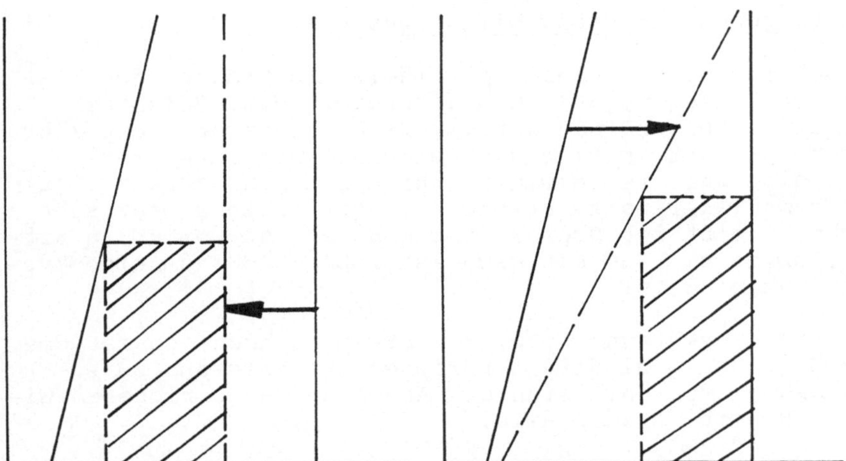

Abb. 7 (links). Veränderungen bei Hypovolämie: verminderter dia-
stolischer Durchmesser bei normaler Steigung

Abb. 8 (rechts). Veränderungen bei Myokardinsuffizienz: Es
liegt eine maximale enddiastolische Füllung bei verminderter
Steilheit der systolischen Druck-Durchmesser-Beziehung vor

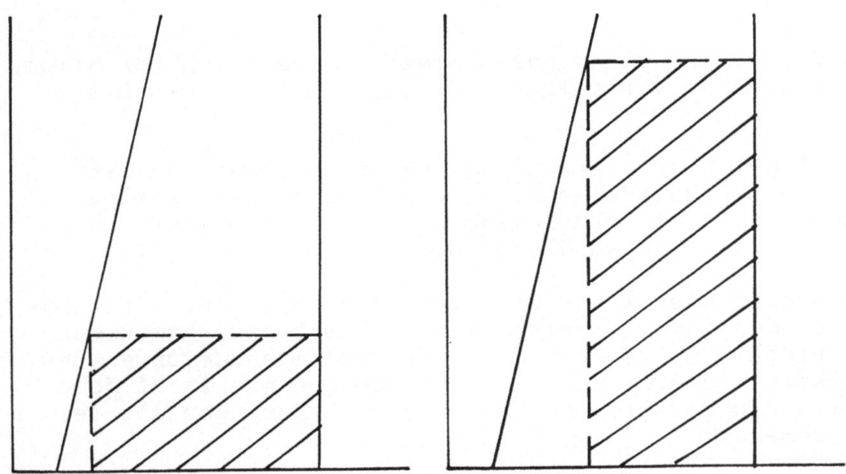

Abb. 9 (links). Veränderungen bei niedriger Nachlast: Das
Druck-Dimensions-Diagramm ist durch eine annähernd normale enddiastolische Füllung und normale Steigung der systolischen
Druck-Durchmesser-Beziehung bei hoher relativer Verkürzung und
niedrigem systolischem Druck gekennzeichnet

Abb. 10 (rechts). Veränderungen bei hoher Nachlast: Das Druck-
Dimensions-Diagramm ist durch eine unveränderte oder erhöhte
Steigung der systolischen Druck-Durchmesser-Beziehung gekennzeichnet. Die relative Verkürzung ist niedrig, die enddiastolische Füllung normal, der systolische Blutdruck hoch

Praktisches Vorgehen der Druck-Dimensions-Analyse

Als erster Schritt sollte eine Hypovolämie als Ursache des Schocks ausgeschlossen werden. Man infundiert dazu Volumenersatzmittel, bis sich der enddiastolische Durchmesser nicht mehr steigern läßt bzw. der Anstieg des pulmonal-kapillären Verschlußdrucks eine weitere Volumenzufuhr nicht mehr zuläßt. Ist damit eine Normalisierung zu erreichen, ist das therapeutische Ziel erreicht. Bleibt der Schock bestehen, so ist weiter zu differenzieren, ob es sich um ein Nachlastproblem oder um eine Myokardinsuffizienz handelt.

Ist die relative Verkürzung hoch, die Steigung hoch, so ist die Ursache des Schocks im niedrigen peripheren Widerstand zu sehen. Als Maßnahme empfiehlt sich die Anhebung des peripheren Widerstands, z. B. mit Noradrenalin.

Ist die Verkürzung niedrig und die Steigung ebenfalls niedrig, so liegt eine verminderte Inotropie vor, die durch Katecholaminzufuhr zu behandeln ist.

Im Falle einer niedrigen Verkürzung und normaler oder erhöhter Steigung ist die Ursache des Schocks primär in der erhöhten Nachlast zu sehen. Man wird sich dann für eine Therapie mit Vasodilatatoren entscheiden.

Grenzen des Konzepts

Die Grenzen der Druck-Dimensions-Analyse ergeben sich vor allem aus den vorgenommenen Vereinfachungen des Druck-Volumen-Diagramms.

An erster Stelle ist die Verwendung von Durchmessern anstatt von Volumina zu nennen. Veränderungen des Durchmessers können Veränderungen des Ventrikelvolumens nur dann wiedergeben, wenn der Gesamtventrikel sich annähernd normal kontrahiert (17).

Bei schweren regionalen Wandbewegungsstörungen (z. B. Herzwandaneurysma) ist der in einer bestimmten Schnittebene gemessene Durchmesser nicht mehr repräsentativ für Volumenänderungen des Gesamtventrikels. In diesen Fällen ist die Querschnittsfläche möglicherweise ein besseres Maß für Volumenänderungen als der einfache Durchmesser.

Bei einem Teil der Patienten ist der periphere arterielle Druck nicht geeignet, um Ventrikeldruckänderungen zu reflektieren. Es kann angenommen werden, daß bei Patienten mit Aortenstenose oder Stenosen der Arteria subclavia der gemessene periphere systolische Blutdruck ungeeignet ist.

Schließlich sind als ungeeignet für die transösophageale Echokardiographie diejenigen Patienten zu bezeichnen, bei denen Erkrankungen der Speiseröhre, der Kardia oder des Magens mit erhöhter Perforationsgefahr vorliegen. Hier muß auf andere Methoden der linksventrikulären Dimensionsmessung (z. B. transthorakale Echokardiographie, Radionuklidventrikulographie) ausgewichen werden.

Es darf bei allen Betrachtungen über methodische Probleme der "exakten Messung" nicht vergessen werden, daß die Betrachtung des Kontraktionsablaufs und der Füllung allein unter Verzicht auf alle Messungen Informationen über die Herzfunktion liefert, welche der erfahrene Betrachter unmittelbar in therapeutische Maßnahmen umsetzen kann. Das Druck-Dimensions-Diagramm wird dabei nicht verlassen, sondern nur die Messung durch den visuellen Eindruck ersetzt.

Ein ungelöstes Problem ist die Normalisierung der systolischen Druck-Durchmesser-Beziehung, d. h. die Antwort auf die Frage: Was ist eine "normale" Steigung der systolischen Druck-Durchmesser-Beziehung.

Zur Zeit können nur Veränderungen durch akute Interventionen gemessen werden (intraindividueller Vergleich). Dies bedeutet, daß durch Interventionen (Volumenzufuhr, Inotropika) das individuelle therapeutische Konzept ausgetestet werden muß. Wünschenswert wäre, durch eine einzige Messung ohne Interventionen bestimmen zu können, welche Störung der Herzfunktion vorliegt.

Zusammenfassung

Aufgrund der veränderten Lastbedingungen bei Intensivpatienten ist mit konventionellen Meßmethoden oft schwer zu entscheiden, ob eine Kreislauffunktionsstörung durch Hypovolämie, Myokardinsuffizienz oder veränderten peripheren Widerstand bedingt ist. Es wird deshalb vorgeschlagen, die Druck-Dimensions-Analyse unter Verwendung von Ventrikeldurchmessern und peripheren arteriellen Drucken einzusetzen, da damit in Analogie zum Druck-Volumen-Diagramm klar zwischen Vorlast, Nachlast und Kontraktilität unterschieden werden kann. Die Inotropie wird in diesem vereinfachten Druck-Volumen-Diagramm durch die Steilheit der systolischen Druck-Durchmesser-Beziehung beschrieben. Die Nachlast ergibt sich aus dem mittleren oder systolischen arteriellen Druck. Die Vorlast wird durch den enddiastolischen Durchmesser des linken Ventrikels gemessen. Auch ohne Messung eignet sich diese Druck-Dimensions-Analyse in Verbindung mit der Betrachtung des Kontraktionsablaufs, um ohne großen Aufwand zumindest in Akutsituationen die Ursache der Kreislaufinsuffizienz zu bestimmen.

Literatur

1. ALYONO, D., RING, W. S., CHAO, R. Y. N., ALYONO, M. M., CRAMBLEY, A. J., LARSON, E. V., ANDERSON, R. W.: Characteristics of ventricular function in severe hemorrhagic shock. Surgery 94, 250 (1983)

2. CALVIN, J. E., DRIEDGER, A. A., SIBBALD, E. J.: Does the
   pulmonary capillary wedge pressure predict left ventricular
   preload in critically ill patients. Crit. Care Med. 9, 437
   (1981)

3. DOWNING, S. E., SONNENBLICK, E. H.: Cardiac muscle mechanics and ventricular performance: force and time parameters. Amer. J. Physiol. 207, 705 (1964)

4. FRANK, O.: Die Wirkung von Digitalis (Helleborein) auf das
   Herz. Sitzungsberichte der Gesellschaft für Morphologie und
   Physiologie zu München, Band H 2, p. 14 (1897)

5. GOLDFARB, R. D.: Cardiac mechanical performance in circulatory shock: a critical review of methods and results. Circulat. Shock 9, 633 (1982)

6. GOTSMAN, M. S., SOLD, I., WEISS, A. T., SAPOZNIKOV, D.,
   FREIMAN, I., SHEFER, A., ROZENMAN, Y., HASIN, Y.: Left ventricular function in acute myocardial infarction: Assessment by nuclear angiography. Herz 11, 176 (1986)

7. HEINRICH, H.: Die systolische Druck-Durchmesser-Beziehung
   als Inotropiemaß der linken Herzkammer. Klinische Untersuchungen an Patienten in Narkose. Habilitationsschrift, Ulm
   1986

8. HEINRICH, H., FONTAINE, L., FÖSEL, Th., SPILKER, D., WIN-
   TER, H., AHNEFELD, F. W.: Vergleichende echokardiographi-
   sche Untersuchungen zur negativen Inotropie von Halothan,
   Enfluran und Isofluran. Anaesthesist 35, 465 (1986)

9. HILD, R., SICK, L.: Das Druck-Volumen-Diagramm des isolierten spontan schlagenden Katzenherzens. Z. Biol. 107, 51
   (1985)

10. HOLT, J. P.: Regulation of the degree of emptying of the
    left ventricle by the force of ventricular contraction.
    Circulat. Res. 5, 281 (1957)

11. JACOB, R., WEIGAND, K. H.: Die endsystolischen Druck-Volu-
    men-Beziehungen als Grundlage einer Beurteilung der Kontrak-
    tilität des linken Ventrikels in situ. Pflügers Arch. 289,
    37 (1966)

12. KISSLING, G.: Dynamik und Leistungsfähigkeit des linken Ven-
    trikels im akuten und chronischen Versuch. Habilitations-
    schrift, Tübingen 1976

13. MEHMEL, H. C., STOCKINS, B., RUFFMANN, K., von OLSHAUSEN,
    K., SCHULER, G., KÜBLER, W.: The linearity of the end-systo-
    lic pressure-volume relationship in man and its sensitivity
    for assessment of left ventricular function. Circulation
    63, 1216 (1981)

14. MEHMEL, H. C., SCHWARZ, F., RUFFMANN, K., von OLSHAUSEN, K., KÜBLER, W.: End-systolic pressure-volume and end-systolic stress-volume relationship on patients with aortic stenosis and with normal valvular function. Basic Res. Cardiol. 78, 338 (1983)

15. MONROE, R. G., FRENCH, G. N.: Left ventricular pressure-volume relationships and myocardial oxygen consumption in the isolated heart. Circulat. Res. 9, 362 (1961)

16. QUINONES, M. A., GAASCH, W. H., ALEXANDER, J. K.: Influence of acute changes in preload, afterload, contractile state and heart rate on ejection and isovolumic indexes of myocardial contractility in man. Circulation 53, 293 (1976)

17. SLINKER, B. K., GLANTZ, S. A.: The accuracy of inferring left ventricular volume from dimension depends on the frequency of information needed to answer a given question. Circulat. Res. 56, 161 (1985)

18. SONNENBLICK, E. H.: Force-velocity relations in mammalian heart muscle. Amer. J. Physiol. 202, 931 (1962)

19. SUGA, H.: Analysis of left ventricular pumping by its pressure-volume coefficient. Jap. J. med. Elec. Biol. Eng. 7, 406 (1969)

20. SUGA, H.: Left ventricular time-varying pressure-volume ratio on systole as an index of myocardial inotropism. Jap. Heart J. 12, 153 (1971)

21. SUGA, H., SAGAWA, K., SHOUKAS, A. A.: Load independence of the instantaneous pressure-volume ratio of the canine left ventricle and effects of epinephrine and heart rate in the ratio. Circulat. Res. 32, 314 (1973)

22. ULLRICH, K. J., RIECKER, G., KRAMER, K.: Das Druck-Volumen-Diagramm des Warmblüterherzens. Pflügers Arch. 259, 481 (1954)

Akutes Lungenversagen im Rahmen des Multiorganversagens

Von H. Burchardi

Im Rahmen des Multiorganversagens spielt die akute, fortschreitende Insuffizienz der Atemfunktion, das "akute Lungenversagen" (ALV) oder "Adult respiratory distress syndrome" (ARDS), eine zentrale Rolle; unter den versagenden Vitalfunktionen ist sie bei weitem am häufigsten.

1   Pathogenese

Das akute Lungenversagen ist die Reaktion der Lunge auf unterschiedlichste Schädigungen; besonders häufig handelt es sich hierbei um nicht-pulmonale Ursachen:

- nicht-thorakales Trauma (Polytrauma),
- abdominelle Infektionen (auch Pankreatitis),
- Sepsis,
- Intoxikationen (Bromcarbamide, Paraquat, Bleomycin),
- Verbrennungen und anderes.

Es zeigt, daß die Lunge als ein "Zielorgan" zahlreichen Schadenseinflüssen aus dem Gesamtorganismus ausgesetzt ist; dieses macht sie so störungsanfällig. Andererseits kann sie mit der vitalen Aufgabe des Gasaustausches die Funktionsfähigkeit zahlreicher anderer Organsysteme beeinflussen; das erklärt ihren großen Stellenwert im Multiorganversagen und gibt der Behandlung der pulmonalen Insuffizienz eine so hohe Priorität.

Die häufige Kombination des Lungenversagens mit traumatischem und operativem Schock hat in den 70er Jahren zu der irreführenden Bezeichnung "Schocklunge" geführt. Heute sind wahrscheinlich Sepsis und Bakteriämie häufigste Ursachen für die Entstehung eines akuten Lungenversagens.

In einer prospektiven Studie (31) über 207 Patienten aus einer Risikogruppe entstand bei 47 Patienten ein ARDS; dabei wurde deutlich, daß die Sepsis und deren Folgen auch einen besonders großen Anteil an der Mortalität haben.

Diese nicht-pulmonale Pathogenese wurde lange als ein Charakteristikum des akuten Lungenversagens angesehen. Doch inzwischen ist unbestritten, daß auch primär pulmonale Schäden (wie Thoraxtrauma, Lungenkontusion, Aspiration, aber auch Viruspneumonien und bakterielle Pneumonien (23) und andere) ebenfalls in das Vollbild des akuten Lungenversagens münden können.

Tabelle 1. Multiorganversagen. Kombination von
Funktionsversagen: Häufigkeiten und Mortalität (32)

	Anzahl	Anteil (%)	Mortalität (%)
Atemsystem allein	153	31	41
Atemsystem + 1 weiteres Organ	143	29	56
Atemsystem + 2 weitere Organe	97	20	72
Atemsystem + 3 weitere Organe	68	14	84
Atemsystem + 4 weitere Organe	29	6	100

Mortalität

Die Mortalität des akuten Lungenversagens ist eng verbunden mit
dem Ausmaß weiterer, begleitender Organinsuffizienzen. Sind
auch andere lebenswichtige Organsysteme betroffen, so steigt
die Mortalität zunehmend an (Tabelle 1). Besonders schwerwie-
gend ist die Kombination von Ateminsuffizienz und Niereninsuffizienz: Sie weist alleine eine Mortalität von 85 % auf (32).
Beim Multiorganversagen steigt dann die Mortalität bis auf
100 % an.

2 Definition und klinisches Bild

Die klinische Definition des akuten Lungenversagens ist schwierig und unpräzise. Eindeutig ist nur die Morphologie mit den
charakteristischen frühen Befunden, unter anderem der pulmonalen Leukostase und des interstitiellen Lungenödems. Den weiteren Verlauf kennzeichnen unter anderem hyaline Membranen und
die fortschreitende, schwere interstitielle Fibrosierung. Diese
morphologischen Phänomene sind bemerkenswert konstant, unabhängig von der pathogenetisch auslösenden Ursache. Es scheint, als
ob die Lunge auf diese verschiedenen Schädigungen stets nur in
der gleichen, ihr typischen Weise reagieren kann.

Die klinischen Symptome sind dagegen untypisch und vieldeutig:
Die große Funktionsreserve der Lunge führt dazu, daß ohnehin
die klinische Symptomatik erst dann deutlich wird, wenn die
Schädigung fortgeschritten ist; dieses macht eine sichere Frühdiagnose unmöglich. Die dann einsetzenden, zunehmenden Funk-
tionsstörungen sind uncharakteristisch: progressive Gasaustauschstörungen für O_2 (Zunahme der intrapulmonalen Shuntdurchblutung und andere $\dot{V}_A/\dot{Q}$-Inhomogenitäten) ebenso wie für CO_2 (Anstieg der Totraumventilation) sowie die fortlaufende Verminde-
rung der Compliance. Noch am zuverlässigsten gelingt die Diagnose mit Hilfe der Röntgenaufnahme der Lunge: Die homogenen, ausgedehnten Infiltrationen in der ersten Zeit deuten auf das interstitielle Ödem hin, die nachfolgende interstitielle Fibrosierung wird durch die später typische netzartige Verschattung
nachgewiesen.

Zur Abgrenzung gegenüber andersartigen pulmonalen Krankheitsbil-
dern erscheint mir der Definitionsvorschlag nach PONTOPPIDAN
(33) hilfreich: Er definiert das akute Lungenversagen als eine

Tabelle 2. Stadieneinteilung des akuten Lungenversagens

Initiale Phase: (24 – 48 h)	Klinik: keine Symptome Morphologie: pulmonale Leukostase
Exsudative Phase: (Erste Woche)	Klinik: Gasaustauschstörung für O_2 und CO_2; PEEP effektiv Röntgen: Zeichen des interstitiellen Ödems Morphologie: interstitielles Ödem
Proliferative Phase: (Ab zweiter Woche)	Klinik: schwere Gasaustauschstörung für O_2 und CO_2; PEEP ineffektiv Röntgen: Zeichen der interstitiellen Fibrose Morphologie: interstitielle Fibrose

pulmonale Insuffizienz mit einer begleitenden Störung der Kapillarpermeabilität; als solche unterscheidet sie sich von infektiösen Erkrankungen (z. B. einer einfachen Bronchopneumonie etc.), aber auch vom kardialen (Hochdruck-)Ödem. Dennoch sichert auch diese Definition nicht die frühe Diagose, da der Nachweis der Permeabilitätsstörung klinisch schwierig ist.

So bleiben in der Klinik, auch durch gleichzeitige Überlagerung mit anderen pulmonalen Schädigungen (z. B. Bronchopneumonien) oft Zweifel an der Sicherheit der Diagnose; wegen dieser definitorischen und diagnostischen Schwierigkeiten sind auch alle statistischen Analysen über dieses Krankheitsbild unsicher.

3 Klassifikation des akuten Lungenversagens (ALV)

Stadieneinteilung

Für die tägliche Arbeit des Klinikers ist es oft sehr nützlich, den progressiven Verlauf des ALV in Stadien aufzuteilen. Eine Reihe von Einteilungsvorschlägen sind bislang bekannt, die nach den unterschiedlichsten Kriterien differenzieren. Nach meiner Erfahrung hat sich eine Stadieneinteilung bewährt, die sowohl nach morphologischen als auch nach klinischen Gesichtspunkten aussagefähig ist (Tabelle 2).

Dabei muß berücksichtigt werden, daß das Zeitraster in dieser Aufteilung nur einen groben Anhaltswert liefert. Tatsächlich variieren diese Zeiten je nach klinischer Situation erheblich.

Einteilung nach Schweregrade

Nützlicher für die klinische Arbeit und für die Bewertung des ALV in Behandlungsstatistiken ist die Aufteilung nach Schweregraden. Praktikabel ist eine Klassifikation des Massachusetts General Hospital (33) (Tabelle 3).

Einteilung nach dem Therapiebedarf

Noch nützlicher für den Kliniker erscheint mir eine Schweregrad-aufteilung, die den erforderlichen Behandlungsaufwand berück-sichtigt. Ein solches Konzept berücksichtigt der "Step-by-step-approach" nach KOLLER (24). Diese Klassifikation macht es erfor-derlich, daß die Behandlungsmaßnahmen weitgehend standardisiert sind; dieser Zwang zu standardisierten Richtlinien der Therapie könnte dabei sogar vorteilhaft sein: Er bietet die Möglichkeit einer durchdachten Behandlungsstrategie.

4 Diagnostik

Frühdiagnostik

Wir alle wissen, daß die Therapie des ALV nur dann erfolgreich ist, wenn sie früh und intensiv eingesetzt wird. Damit bekommt die Frühdiagnostik des ALV einen entscheidenden Stellenwert. Doch gerade hier liegt in der Klinik die Problematik. Die große Funktionsreserve des Atmungssystems hat zur Folge, daß die Lä-sion der Lunge bereits fortgeschritten sein kann, bevor sich die ersten klinischen Symptome manifestieren. Darüber hinaus sind diese Symptome meist unspezifisch und vieldeutig.

So gibt es bislang keine zuverlässige Frühdiagnostik des ALV. Die unspezifischen Zeichen der beginnenden Störung der Gasaus-tauschfunktion können viele Ursachen haben. Auch der an sich ty-pische frühe Anstieg des pulmonalen Gefäßwiderstandes hilft in der Praxis nicht weiter; das invasive Verfahren eignet sich grundsätzlich nicht für eine Frühdiagnostik; darüber hinaus ist auch dieses Zeichen natürlich vieldeutig.

Ähnliches gilt für die Bestimmung des extravasalen Lungenwas-sers mit Hilfe der Doppeldilutionstechnik: Da das interstitiel-le Lungenödem eine frühe Veränderung im ALV ist, wäre dieses Verfahren sicher grundsätzlich für eine Frühdiagnostik geeig-net; auch hier jedoch behindert die Invasivität des Verfahrens (besonderer arterieller Katheter) den routinemäßigen Einsatz bei allen gefährdeten Patienten.

Die Parameter der Atemmechanik, insbesondere die Compliance, sind eher für die Verlaufsdiagnostik in den späteren Phasen ge-eignet.

Spezielle Verfahren zur Frühdiagnostik

Die Verbesserung der Verfahren zum Nachweis einer Komplement-aktivierung durch CRADDOCK und HAMMERSCHMIDT (11) und die Ein-sicht in die Bedeutung des Komplementsystems für die Entwick-lung des ALV (17, 20, 39) erweckten die Hoffnung, hiermit eine Möglichkeit zur Frühdiagnostik in die Hand zu bekommen. Nach

Tabelle 3. Schweregrade des akuten Lungenversagens (Nach 33)

ALV-Schweregrad	Röntgen-Thorax	Intubation und PEEP	Oxygenation
Risikogruppe ohne klinischen Befund	minimal	nicht oder kurzfristig	kurzfristig
Leicht	geringe Infiltrate	mit oder ohne Intubation CPAP oder CMV + PEEP	$FIO_2 < 0,5$
Mittelgradig	einseitige oder beidseitige Infiltrate	Intubation > 24 h CPAP oder CMV/IMV + PEEP	$FIO_2 \geq 0,5$
Schwer	beiderseits diffuse Infiltrate	Intubation und CMV + PEEP	$PaO_2 < 50$ mm Hg bei: $FIO_2 = 1,0 > 8$ h oder: $FIO_2 \geq 0,6 > 48$ h

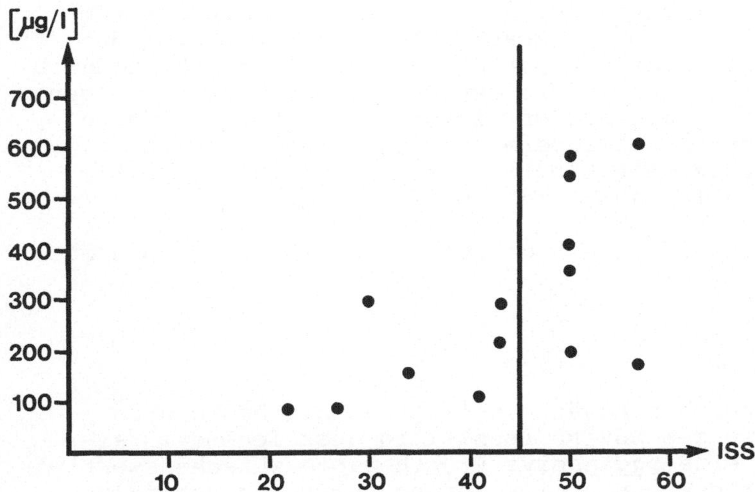

Abb. 1. Bestimmung der Plasmakonzentrationen von Elastase-α1-
Antitrypsin-Komplexen (Elastase-α1-PI, Merck Immunoassay) bei
14 polytraumatisierten Patienten am Unfalltag: Korrelation mit
dem Schweregrad (ISS) Trauma (27).
ISS = "Injury severity score": Committee on Injury Scaling: The
Abbreviated Injury Scale, 1980 Revision, Morton Grove, Illi-
nois. American Association for Automotive Safety, 1980

anfänglich optimistischen Berichten (17) erfüllte sich diese Er-
wartung allerdings nicht. Eigene Messungen der Komplement-(C5a)-
Aktivierung mit Hilfe der Granulozytenaggregometrie bei 21 Patienten mit Polytrauma und weiteren sechs Patienten mit Sepsis
ergaben, daß von zehn Patienten mit schwerem ALV nur bei fünf
zu irgendeinem Zeitpunkt eine signifikante Komplementaktivie-
rung feststellbar war (46).

Die entscheidende Bedeutung überschießend freigesetzter leuko-
zytärer Proteasen für das Entstehen des ALV wird heute nicht
mehr bezweifelt (40). Einfache Labormethoden (Immunoassay, Firma Merck) zum Nachweis von Elastase-Inhibitor-Komplexen könnten
sich daher grundsätzlich für eine labormedizinische Frühdiagnostik verwenden lassen (21). Bei Patienten mit Sepsis wurden
sehr hohe Plasmakonzentrationen an Elastase-Inhibitor-Komplexen
gefunden (13). Nach eigenen Untersuchungen an 14 polytraumatisierten Patienten korreliert dieser Parameter gut mit dem Schweregrad des Polytrauma (ISS) (Abb. 1) (27). Dennoch bleibt abzu-
warten, ob der Parameter für eine wirkliche Frühdiagnostik geeignet ist.

Auch die Messung der Membranpermeabilität in der Lunge könnte
in Zukunft interessante Ansätze zur verbesserten Frühdiagnostik
bieten: Die Verfahren beruhen auf der Messung von Clearancezei-
ten bzw. Transferraten nuklearmedizinischer Tracersubstanzen
beim Durchtritt durch die pulmonal-kapilläre Membran (z. B.
113m In-Transferrin (16) oder 99m Tc-Albumin (41, 42); hiermit

ließe sich das "kardiogene" (d. h. Hochdruck-)Lungenödem vom "nicht-kardiogenen" (d. h. Permeabilitätsödem) unterscheiden. Offenbar wird im ALV jedoch nicht nur die Kapillarmembran durchlässig; immer mehr Hinweise sprechen dafür, daß auch die Alveolarmembran frühzeitig geschädigt wird (1, 34, 36). So könnte auch die Messung der Alveolarpermeabilität sinnvoll werden; hierbei wird die pulmonale Clearance (z. B. von 99m Tc-DTPA) aus dem Bronchoalveolarraum gemessen (22).

Die klinische Aussagefähigkeit dieser Verfahren muß jedoch noch geprüft werden.

Verdachtsdiagnose

Trotz dieser zahlreichen Ansätze gelingt es bis heute noch nicht, die Diagnose des ALV so frühzeitig ausreichend zu sichern, wie es für eine aggressive Frühtherapie wünschenswert wäre. Wir sind daher gezwungen, mit der konsequenten Behandlung bereits dann zu beginnen, wenn deutliche Verdachtsmomente auf die Entwicklung eines ALV schließen lassen: Wenn also z. B. bei einem schweren Polytrauma mit ausgedehnten Gewebezertrümmerungen oder im Rahmen schwer beherrschbarer Infektionen oder einer Sepsis eine sonst nicht erklärbare akute Ateminsuffizienz hinzukommt. PONTOPPIDAN (33) empfiehlt, im Zweifelsfall das Vorliegen eines ARDS anzunehmen, wenn zum akuten Abfall des Quotienten PaO_2/FIO_2 unter 300 mm Hg weitere klinische Symptome hinzukommen, wie:

- Tachypnoe bzw. Dyspnoe,
- Intubation und Beatmung mit einer $FIO_2 > 0,5$ erforderlich,
- Verminderung der statischen Compliance,
- multiple, diffuse Infiltrate im Röntgenbild der Lunge,
- gegebenenfalls Veränderungen im Blutgerinnungssystem (10).

Insgesamt bleibt die frühe Diagnose des ALV bislang immer noch der Erfahrung, dem Gespür und der Subjektivität des Klinikers überlassen.

Verlaufsbeobachtung

Günstiger steht es um die Verlaufskontrolle des ALV.

Gasaustausch

Bei der Beurteilung des Gasaustausches für O_2 muß die O_2-Konzentration im Beatmungsgemisch (FIO_2) berücksichtigt werden. Da die Höhe der alveoloarteriellen O_2-Partialdruckdifferenz ($AaDO_2$) von der FIO_2 abhängt und somit nicht immer auf den ersten Blick zu beurteilen ist, hat sich die Errechnung des $AaDO_2$-Quotienten (5) bewährt.

Demgegenüber gibt die Errechnung der intrapulmonalen Shuntdurchblutung ($\dot{Q}_S/\dot{Q}_T$) meist wenig zusätzliche Information, zumal sie unter anderem die Entnahme von gemischtvenösem Blut erfordert und hohe Anforderungen an die Meßgenauigkeit von O_2-Gehalt bzw. Hämoglobingehalt und O_2-Sättigung stellt.

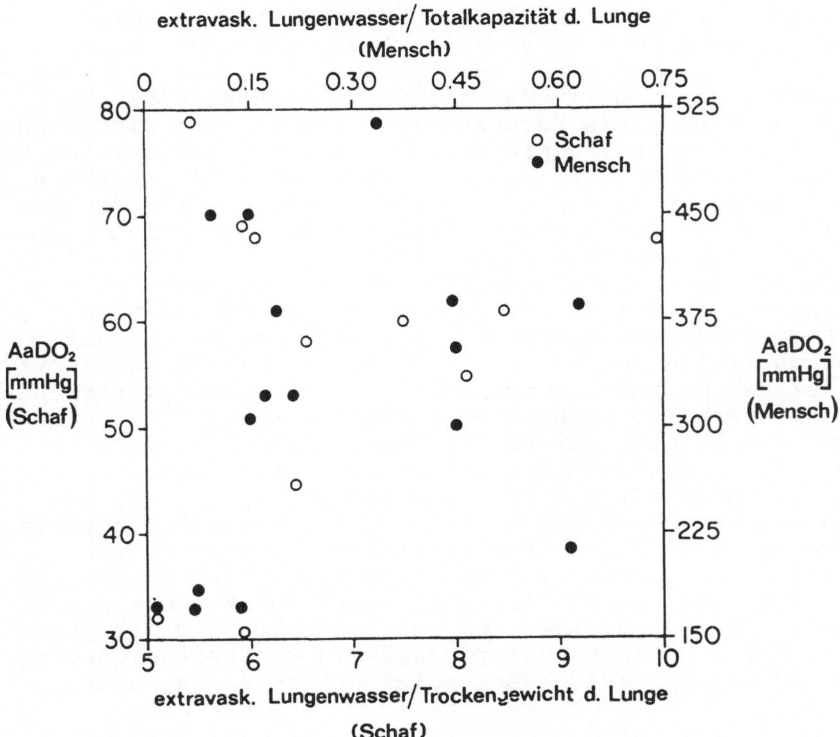

Abb. 2. Zusammenhänge zwischen dem Gasaustausch für O_2 (alveoloarterielle O_2-Druckdifferenz, $AaDO_2$) und dem extravaskulären
Lungenwasser.
In-vivo-Messungen (Doppelindikatortechnik) bei ARDS-Patienten
und tierexperimentelle Messungen post mortem (Feucht-/Trocken-
gewicht) am Schaf nach E.-coli-Endotoxin-induziertem (d. h.
nichtkardialem) Lungenödem (Nach 7)

Sehr aufschlußreiche, differenzierte Einblicke in die Funktion
des pulmonalen Gasaustausches ermöglicht das 6-Inertgas-Verfah-
ren (28, 44), das jedoch methodisch sehr subtil ist und ausschließlich für wissenschaftliche Fragestellungen einsetzbar
ist.

Die relativ einfach zu bestimmende Totraumventilation kann im
weiteren Verlauf ein aufschlußreicher Parameter sein. Er quan-
tifiziert den perfusionsbedingten Anteil des "Mismatching", ist
also ein Parameter zur Beurteilung der Gasaustauschstörungen
für CO_2. Er ist jedoch, wie alle anderen Parameter auch, nicht
spezifisch, sondern reagiert auf eine Vielfalt von Veränderungen (z. B. auch im Bereich der Kreislauffunktion).

Bemerkenswert ist, daß die Parameter für den Gasaustausch für O_2
in keiner Weise mit dem Ausmaß des interstitiellen Ödems (also
dem EVLW) korrelieren: BRIGHAM und Mitarbeiter (7) konnten weder in tierexperimentellen Untersuchungen noch an Patienten mit

ALV Zusammenhänge zwischen der AaDO$_2$ und dem EVLW bzw. dem
Feucht-/Trockengewicht der Lungen nachweisen (Abb. 2). Dagegen
korrelierte die AaDO$_2$ mit einem speziellen "Permeabilitäts-Oberflächen-Produkt" (Permeability surface area product) ([8]): Mit
Hilfe von ^{14}C-Harnstoff als Permeabilitätstracer läßt sich quantifizieren, wie groß der Tracertransport in den permeabilitätsgestörten Bereichen ist. Sofern nämlich permeabilitätsgestörte
Bereiche ohnehin nicht perfundiert werden, sind sie für den Gasaustausch nicht schädlich. Dieses läßt sich mit der Dilutionsme-
thode zur Bestimmung des EVLW nicht erfassen, da hiermit lediglich die Gesamtmenge an extravaskulärem Wasser gemessen wird
(und diese auch nicht vollständig). Die bessere Korrelation
durch das "Permeabilitäts-Oberflächen-Produkt" deutet darauf
hin, daß der physiologische Reflex der hypoxischen Vasokonstriktion (HPV) für die Gasaustauschfunktion unter pathologischen Bedingungen möglicherweise wichtig sein könnte, indem er die Perfusion durch geschädigte, permeabilitätsgestörte Alveolarbereiche reduziert (sogenanntes mikrovaskuläres "De-recruitment"
([7])). Werden die geschädigten Areale dagegen perfundiert, so
könnte der Gasaustausch in diesem Bereich unter Umständen beeinträchtigt werden. ZAPOL und Mitarbeiter ([45]) konnten zeigen,
daß der Reflex der hypoxischen pulmonalen Vasokonstriktion, zumindest im frühen Stadium des ALV, noch wirksam ist. Das würde
auch bedeuten, daß die pharmakologische Auschaltung dieses Re-
flexes (z. B. durch Dopamin) unter Umständen ungünstige Folgen
haben müßte; in der Tat ist dieses gelegentlich zu beobachten.

Ein einfaches, aber klinisch recht aufschlußreiches Phänomen
ist die Wirksamkeit des PEEP. Gelingt es, mit PEEP bzw. PEEP-Erhöhung den Gasaustausch für O$_2$ und den intrapulmonalen Shunt zu
verbessern, so liegen noch "rekrutierbare" Alveolarbezirke vor;
das ARDS ist noch in seinem exsudativen Stadium, in dem die Behandlung wirksam ist. Im späteren Stadium der interstitiellen
Fibrosierung jedoch verbessert sich der Gasaustausch für O$_2$
durch PEEP-Erhöhung nicht mehr; die pathologischen Alveolarbezirke lassen sich nicht mehr eröffnen; der Shunt bleibt "fixiert". Diese aufschlußreiche Korrelation zwischen Funktionsver-
halten und Morphologie haben LAMY und Mitarbeiter ([26]) erstma-
lig beschrieben; sie wurde später vielfach bestätigt.

Atemmechanik
Im Verlaufe des ALV wird das ventilierbare Lungenvolumen zunehmend reduziert. Die oben beschriebene unterschiedliche alveolä-
re "Rekrutierbarkeit" im Verlaufe des ALV führt zu charakteristischen Veränderungen der Lungendehnbarkeit (Compliance), die
als Meßparameter zur Überwachung des Krankheitsverlaufes geeignet ist. Dabei ist jedoch die übliche Messung der dynamischen
Compliance (aus endinspiratorischem Druck und Volumen innerhalb
des Beatmungszyklus) weniger informativ. Bessere Aussagefähigkeit und differenziertere Information bietet die Messung der
(semi-)statischen Compliance.

Hierfür sind verschiedene Methoden einsetzbar: Entweder wird
das Volumen (z. B. mit einer Spritze), unter Umständen in kleinen Volumenschritten ("Pneumoloop") ([4], [30]), in- und exspi-
riert, oder es wird die Volumenveränderung mit einem sehr niedrigen in- und exspiratorischen Flow erreicht ([29]).

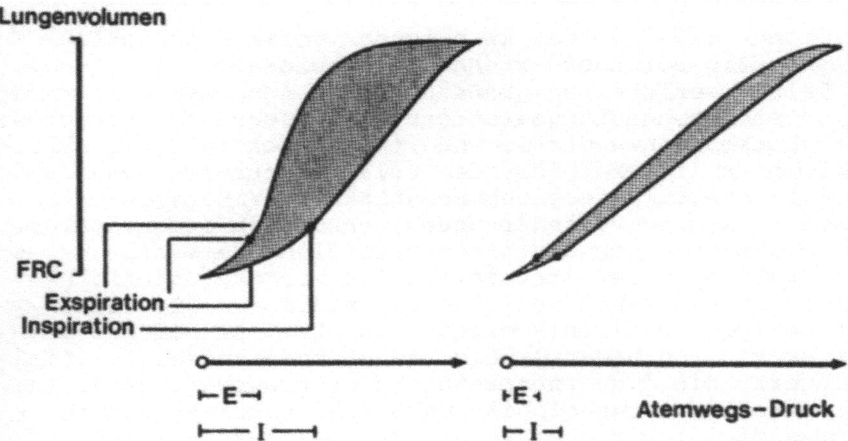

Abb. 3. Druck-Volumen-Schleifen bei ARDS, (links) im frühen
(24 - 48 h) und (rechts) im späteren (fünf bis zehn Tage) Stadium. Die peripheren "Öffnungs-"(I) und "Verschluß-"(E)Drucke
sind schematisch eingetragen.
Die "Rekrutierbarkeit" der Alveolen im frühen Stadium, z. B.
durch das interstitielle Ödem, manifestiert sich in der deutlichen Hysterese der PV-Schleife (Nach 43)

Wird der Munddruck (= Tubusdruck) als Bezugsgröße gewählt, so
erhält man die Gesamtcompliance des Thorax-Lungen-Systems. Zur
Messung der eigentlichen Lungencompliance muß der transpulmona-
le Druck (also Munddruck - Pleuradruck (= Ösophagusdruck)) gemessen werden. Die Messung des Ösophagusdrucks als Annäherung
an den Pleuradruck ist allerdings am liegenden Patienten problematisch, auch erschweren Artefakte durch die Herzaktion die
Auswertung.

Die charakteristischen Veränderungen der Compliance im Verlaufe
des ALV lassen sich am besten mit solchen Messungen der (semi-)
statischen Compliance als in- und exspiratorische Druck-Volumen-Schleifen beschreiben (Abb. 3). In der frühen Phase des ALV
ist nur die inspiratorische Compliance erniedrigt; eine langsam
einsetzende, S-förmige Steigerung am Beginn der Inspiration (gegebenenfalls ein "Inflection point" (12, 19, 38)) kennzeichnet
die Eröffnung (Recruitment) im FRC-Niveau verschlossener Alveolen ("Closing volume"). Die exspiratorische Compliance der nun
geblähten Lunge ist deutlich besser, quasi normal, so daß die
Druck-Volumen-Schleife eine ausgeprägte Hysterese zeigt.

Im weiteren Verlauf des ALV verschwindet diese Hysterese; sowohl die inspiratorische als auch die exspiratorische Compliance sind erniedrigt; ein S-förmiger Inspirationsbeginn ist kaum
noch nachweisbar; es zeigt, daß es in dieser Lunge kaum noch er-
öffnungsfähige Alveolarbereiche gibt; die morphologischen Veränderungen sind fixiert.

<u>Sonstiges</u>
Eine wesentliche Hilfe bei der klinischen Verlaufskontrolle
sind die regelmäßig durchgeführten Röntgenaufnahmen der Lunge.
Zwar sind die Schwierigkeiten groß, unter den ungünstigen Bedingungen der Intensivbehandlungsstation beim liegenden, beatmeten
Patienten technisch einwandfreie und in der Qualität gleichbleibende Aufnahmen zu liefern. Für die Verlaufskontrolle sind jedoch gute, miteinander vergleichbare Aufnahmen außerordentlich
wichtig. Ihre typischen Veränderungen, von den diffusen, milch-
glasartigen Verschattungen des interstitiellen Ödems bis zu den
netzartigen Kontrasten der interstitiellen Fibrose, häufig be-
gleitet von atelektatischen Bezirken, kennzeichnen die einzelnen Stadien des progressiven Verlaufs des ALV. Allerdings werden sie oft auch durch anderweitige (z. B. pneumonische) Infiltrate überlagert, die die Interpretation erschweren. Auffallend
ist ferner, daß die röntgenologischen Befunde nur selten mit
dem Funktionsausfall, mit dem Ausmaß der Gasaustauschstörung
korrelieren. Dennoch bleibt die qualitativ gute Röntgenaufnahme
der Lunge ein wichtiger Kontrollparameter im Verlauf des ALV.

Die Einführung eines Rechtsherzkatheters (Swan-Ganz) hat heute
ihren festen Platz als invasives Überwachungsverfahren in der
Intensivmedizin.

Der Katheter dient nicht nur zur Überwachung der systemischen
(Herzminutenvolumenmessung) und der pulmonalen Hämodynamik (Pul-
monalarteriendruck, pulmonal-kapillärer Verschlußdruck), sondern auch zur Entnahme von gemischtvenösem Blut (z. B. für die
Bestimmung des intrapulmonalen Shunt).

Die Veränderungen der pulmonalen Hämodynamik beim ALV werden
durch verschiedene Einflüsse verursacht: sowohl durch die primäre Lungenschädigung als auch durch deren sekundäre Folgen (z. B.
interstitielle Fibrose), aber auch als funktionelle Antwort auf
die (regionale) Hypoxämie durch den Reflexmechanismus der hypoxischen pulmonalen Vasokonstriktion (HPV); schließlich und
nicht zuletzt als Folge unserer intensivmedizinischen Maßnahmen
(z. B. Beatmung). Im Rahmen des Multiorganversagens wirken noch
weitere systemische Einflüsse (besonders humorale Faktoren,
freigesetzte vasoaktive Substanzen etc., z. B. infolge einer
Sepsis) auf den pulmonalen Kreislauf und auf die kardiale Funktion ein.

Das bedeutet, daß in kritischen Situationen die Einführung eines Swan-Ganz-Katheters durchaus indiziert sein kann, insbesondere wenn eine subtile Diagnose der Hämodynamik für die gezielte Therapie (z. B. für den Einsatz von Katecholaminen oder Vasodilatatoren (<u>45</u>)) erforderlich wird. Das zeigt aber auch, daß
diese Parameter keine spezifische Überwachung der pulmonalen Insuffizienz bieten, sondern eher zur maximalen Intensivüberwa-
chung des Gesamtorganismus zu zählen sind. Dabei wird die Indikation zu diesem sehr invasiven Verfahren in den einzelnen Zen-
tren unterschiedlich dringend befürwortet.

Tabelle 4. Beatmungsregime: "Step-by-step-approach" (Nach 24)

Stufe	PEEP (cm H_2O)	I : E	FIO_2	PIF (PEEP x I : E x FIO_2)
I	5 - 15	1 : 2	0,21 - 0,4	0,5 - 3,0
II	10 - 15	1 : 1	0,4	4,0 - 6,0
III	10 - 15	2 : 1	0,4	8,0 - 12,0
IV	15	2 : 1	0,4 - 1,0	12,0 - 30,0

Grenzwerte für Therapiestufen

Grenzwerte für eine abgestufte, klinisch praktikable Behandlungsstrategie beim ALV wurden 1983 von der Arbeitsgruppe um BENZER (24) vorgestellt (Tabelle 4).

Wenn auch das Prinzip dieses Konzepts überzeugt, so mag man doch über die Eckwerte der einzelnen Behandlungsstufen unterschiedlicher Ansicht sein. Nach meiner Ansicht ist ein PEEP von 15 cm H_2O als Eckwert in der Regel zu hoch; ein PEEP von 10 - 12 cm H_2O erscheint mir realistischer.

Insgesamt ist es wohl wichtig zu betonen, daß diese Behandlungsstrategie lediglich als Richtlinie gedacht sein kann; in der individuellen Anpassung mag unter Umständen erheblich von diesen Richtlinien abgewichen werden.

5 Auswirkungen der Organinsuffizienz

Die zentrale Bedeutung der Gasaustauschfunktion der Lunge hat zur Folge, daß die schwere respiratorische Insuffizienz natürlich Konsequenzen für den Gesamtorganismus hat: sowohl durch die arterielle Hypoxämie als auch (in geringerem Maße) durch eine eventuelle Hyperkapnie. Dennoch ist es eine klinische Erfahrung, die vor kurzem durch eine Untersuchung von MONTGOMERY und Mitarbeitern (31) bestätigt wurde, daß die Ateminsuffizienz und insbesondere die arterielle Hypoxämie doch meistens nicht die eigentliche Todesursache ist. Die Ateminsuffizienz ist letztlich oft noch kompensierbar; die Patienten versterben jedoch an den Folgen des Multiorganversagens, der Sepsis etc.

Bei den Folgen der Organinsuffizienz dürfen wir jedoch nicht die Auswirkungen vergessen, die unsere aggressive Therapie selber hervorruft. Dieses gilt insbesondere für die Auswirkungen der Respiratortherapie, die mit dem erhöhten intrathorakalen Druck und mit der erhöhten inspiratorischen O_2-Konzentration zusammenhängen.

Der hohe intrathorakale Druck führt zu den bekannten Folgen des Barotraumas mit bronchopleuralen Lecks, Pneumothorax, Spannungspneumothorax etc. Doch auch ohne tatsächliche Läsion kann der hohe intrathorakale Druck sehr früh schon eine Verschlechterung der Gasaustauschfunktion, eine Verstärkung des sogenannten "Mismatching" bewirken, die wir beachten müssen.

Der hohe Druck in den noch dehnbaren Alveolen beeinträchtigt
dort die Kapillarperfusion und behindert somit die Gasaustauschfunktion in diesem Bereich; bei völliger Sistierung der Perfusion resultiert hier eine Totraumventilation. Die Perfusion
wird dadurch in Alveolarbereiche zurückgedrängt, die nicht mehr
(oder nicht ausreichend) ventiliert werden; venöse Beimischung
bzw. intrapulmonaler Rechts-links-Shunt sind die Folge. So
nimmt bei erhöhtem intrathorakalem Druck das "Mismatching" erheblich zu, bis schließlich bei weiterer Verschlechterung der
Lungenfunktion Ventilation und Perfusion nicht mehr zusammen-
wirken können; spätestens dann ist die Grenze der Respiratortherapie erreicht.

Um aus dieser fatalen Interaktion zwischen Lungenfunktion und
Respiratortherapie herauszukommen, wurde das Konzept der "Mo-
tionless lung" (15) entwickelt: Bei schwerer respiratorischer
Insuffizienz wird der Gasaustausch für CO_2 von einer extrakor-
poralen Membranlunge aufrechterhalten, während die Lunge selbst
"zur Erholung" stillgelegt wird. Durch den hiermit wesentlich
erniedrigten intrathorakalen Druck wird das "Mismatching" oft
fast schlagartig verbessert und die Oxygenierungsfunktion der
Lunge wieder so sehr effektiv, daß eine apnoische Oxygenation
ausreicht. Zur Erhaltung ihrer mechanischen Eigenschaften wird
sie jedoch mit einem PEEP von etwa 10 cm H_2O offengehalten und
sehr langsam (2 - 4 AZ/min) ventiliert.

Auch die Folgen der erhöhten O_2-Konzentration auf die Lungen
müssen wohl wesentlich konkreter berücksichtigt werden, als dieses bisher der Fall war. Zum einen entstehen hierdurch Resorp-
tionsatelektasen, die die Gasaustauschfunktion weiter verschlechtern. Darüber hinaus gibt es heute eine Anzahl neuer Erkenntnisse über die Wirkungsmechanismen der O_2-Toxizität, die
auch für die Klinik Beachtung verdienen.

Sauerstoff in hohen Konzentrationen bewirkt:

- Inaktivierung der alveolären Proteaseninhibitoren, so daß
  freigesetzte granulozytäre Proteasen ungehemmt ihre gewebs-
  schädigende Wirksamkeit entfalten können (9).

- Schädigung der Alveolarmakrophagen, die Chemotaxine ausschüt-
  ten und damit zur Verstärkung der pulmonalen Granulozytose
  beitragen (14, 35).

- Schädigung der mukoziliären Clearancefunktion, wodurch bron-
  chopleurale Infektionen begünstigt werden (37).

- Störung der Migration der Alveolarmakrophagen, wodurch wiederum Infektionen gefördert werden (6).

- Verstärkung der Adhäsion gramnegativer Bakterien an das Bron-
  chialepithel, was ebenfalls zu Infektionen beiträgt (18).

6 Spezifische Therapie

Grundstrategie in der Behandlung des akuten Lungenversagens ist der frühe Einsatz einer entschiedenen effektiven Therapie. Die "spezifische" Therapie des ALV ist auch heute noch die Atmungs- und Beatmungsbehandlung im differenzierten, abgestuften Einsatz ihrer Verfahren. Eine spezifische medikamentöse Therapie zeichnet sich, trotz vieler ermutigender Ansätze, bislang nicht ab.

Eine konsequente Beatmungsbehandlung ist durch die Probleme der Frühdiagnostik deutlich erschwert, dennoch kann auch in Zweifelsfällen z. B. die CPAP-Spontanatmung konsequent eingesetzt werden. Der effektive Nutzen einer wirklichen Frühbeatmung (von einer "prophylaktischen" Beatmung sollte nicht gesprochen werden) hat sich bislang noch nicht eindeutig beweisen lassen, dennoch wird sie von vielen erfahrenen Intensivmedizinern empfohlen.

Das sehr differenzierte Spektrum der modernen Beatmungsbehandlung sollte dabei bewußt unter stufenweiser Steigerung der Maßnahmen eingesetzt werden; so läßt sich durch Einsatz von inspiratorischer Flow-Assistenz (IFA), verschiedener Stufen der Intermittent mandatory ventilation (IMV) mit Adaptation des CPAP-Niveaus bis hin zu den Behandlungsstufen der kontrollierten Beatmung ("Step-by-step-approach") die Atemtherapie subtil anpassen. Ziel der frühen Phase ist es, den Gasaustausch zu normalisieren, die Alveolen offenzuhalten (bzw. erneut zu eröffnen) und die inspiratorische O_2-Konzentration nicht zu stark ansteigen (z. B. $FIO_2 \leq 0,5$) zu lassen. Im weiteren Verlauf wird es dann ferner wichtig sein, die Nebenwirkungen auf den Kreislauf in noch tolerierbaren Grenzen zu halten.

Angesichts des bereits früh vorliegenden Permeabilitätsschadens muß die Flüssigkeitszufuhr sorgfältig bilanziert werden. Die Zufuhr muß reduziert werden, damit der hydrostatische Druck in den Pulmonalgefäßen möglichst niedrig ist. Jede (auch kurzfristige) Überwässerung führt in der permeabilitätsgestörten Lunge zum interstitiellen Ödem und damit zur Verschlechterung des Gasaustausches. Andererseits muß er noch so hoch sein, daß ein ausreichendes Herzzeitvolumen zustande kommt. Unter erhöhtem PEEP bzw. CPAP ist dabei ein größeres Blutvolumen zur Aufrechterhaltung des Herzzeitvolumens erforderlich, das nach Reduktion des PEEP-Niveaus wieder abgebaut werden muß.

Bei Patienten mit zusätzlich weiteren gestörten Vitalfunktionen im Rahmen des Multiorganversagens müssen natürlich auch die Nebeneffekte der Beatmungstherapie besonders beachtet werden, z. B. die Gefahr der venösen Stauung durch den erhöhten intrathorakalen Druck bei Schädel-Hirn-Trauma mit Hirnödem oder der Einfluß der Beatmung und der reduzierten Flüssigkeitszufuhr auf die Nierenfunktion (hier hat allerdings meines Erachtens der Gasaustausch höhere Priorität; die Nierenfunktion kann dann durch Dopamin, Diuretika und gegebenenfalls sogar Hämofiltration unterstützt werden).

Konsequenzen für die Infusions- und Ernährungstherapie

Mit der parenteralen oder enteralen Ernährung beeinflussen wir
allerdings auch die Anforderungen an das respiratorische System. Nach Untersuchungen von ASKANAZI und Mitarbeitern (3)
steigert sowohl ein erhöhtes Angebot an Glukose als auch an
Stickstoff den Ventilationsbedarf um bis zu 120 %. LAABAN und
Mitarbeiter (25) konnten nachweisen, daß bei höherer Kalorienzufuhr in der Ernährung der Spontanatmungsanteil an der IMV
steigt, daß also der eigene Atemantrieb aufgrund des erhöhten
Ventilationsbedarfs gesteigert ist. Damit verschlechtern sich
die Bedingungen der Respiratorentwöhnung. Beim "Weaning" sollte
man daher mit der Kalorienzufuhr eher zurückhaltend sein.

Allerdings lassen Befunde von ASKANAZI und Mitarbeitern (2) mit
CO_2-Antwortkurven vermuten, daß ein höheres Stickstoffangebot
durch Aminosäuren in der parenteralen Ernährung den Atemantrieb
verbessern könnte.

Zusammenfassung

Im Rahmen des Multiorganversagens ist das akute Lungenversagen
eindeutig am häufigsten; es hat wider Erwarten jedoch nicht den
höchsten Anteil an der Mortalität. Das klinische Bild ist zwar
typisch, die Einzelsymptome sind jedoch vieldeutig, so daß eine
Frühdiagnose sehr schwierig ist. Da die Therapie meist nur bei
frühem, entschlossenem Einsatz intensivmedizinischer Maßnahmen
erfolgreich sein kann, ist der Arzt hier meist auf eine Verdachtsdiagnose angewiesen. Der weitere Verlauf des Lungenversagens läßt sich durch die üblichen intensivmedizinischen Überwachungsverfahren, aber auch durch Quantifizierung des Therapie-
aufwandes meist gut dokumentieren. Bei der Beatmungsbehandlung
sollte das gesamte Spektrum der heute sehr differenzierten Verfahren ausgenutzt werden. Ein überzeugender medikamentöser The-
rapieansatz liegt bis heute nicht vor.

Literatur

1. ANDERSON, R., HOLLIDAY, R., DRIEDGER, A., LEFCOE, N., REID,
   B., SIBBALD, W.: Documentation of pulmonary capillary permeability in the adult respiratory distress syndrome accom-
   panying septic shock. Amer. Rev. resp. Dis. 119, 869 (1979)

2. ASKANAZI, J., WEISSMAN, C., LaSALA, P. A., MILIC-EMILI, J.,
   KINNEY, J. M.: Effect of protein intake on ventilatory dri-
   ve. Anesthesiology 60, 106 (1984)

3. ASKANAZI, J., WEISSMAN, C., ROSENBAUM, S. H., HYMAN, A. I.,
   MILIC-EMILI, J., KINNEY, J. M.: Nutrition and the respiratory system. Crit. Care Med. 10, 163 (1982)

4. BAUM, M., BENZER, H., BLÜMEL, G., BOLCIC, J., IRSIGLER, K.,
   TÖLLE, W.: Die Bedeutung der Oberflächenspannung in der

Lunge beim experimentellen posttraumatischen Syndrom. Z. Exp. Chirurg. $\underline{4}$, 359 (1971)

5. BENZER, H., HAIDER, W., MUTZ, N., GEYER, A., GOLDSCHMIED, W., PAUSER, G., BAUM, M.: Der alveolo-arterielle Sauerstoff-quotient = "Quotient" = $\dfrac{PAO_2 - PaO_2}{PAO_2}$. Anaesthesist $\underline{28}$, 533 (1979)

6. BOWLES, A. L., DAUBER, J. H., DANIELE, R. P.: The effect of hyperoxia on migration of alveolar macrophages in vitro. Amer. Rev. resp. Dis. $\underline{120}$, 541 (1979)

7. BRIGHAM, K. L.: Fluid and solute transport in the acutely injured lung. In: Acute respiratory failure (eds. W. M. ZAPOL, K. J. FALKE), p. 209. New York: Dekker 1985

8. BRIGHAM, K., KARIMAN, K., HARRIS, T., HEFLIN, C., YOUNG, S., LUCAS, S., SNELL, J.: Lung water and permeability-surface area in humans during acute respiratory failure (abstr.). Amer. Rev. resp. Dis. $\underline{121}$, 426 (1980)

9. BRUCE, M. C., BOAT, T. F., MARTIN, R. J., DEARBORN, D. G., FANAROFF, A.: Inactivation of alpha-1-proteinase inhibitor in infants exposed to high concentrations of oxygen (abstr.). Amer. Rev. resp. Dis. $\underline{123}$, Suppl. 166 (1981)

10. CARVALHO, A. C. A., BELLMAN, S. M., SAULLO, V. J., QUINN, D. A., ZAPOL, W. M.: Altered factor VIII in acute respiratory failure. New Engl. J. Med. $\underline{307}$, 1113 (1982)

11. CRADDOCK, P. R., HAMMERSCHMIDT, D., WHITE, J. C., DALMASSO, A. P., JACOB, H. S.: Complement (C5a)-induced granulocyte aggregation in vitro. J. clin. Invest. $\underline{60}$, 260 (1977)

12. DEMEDTS, M., CLEMENT, J., STANESCU, D. C., van de WOESTIJNE, K. P.: Inflection point on transpulmonary pressure-volume curves and closing volume. J. appl. Physiol. $\underline{38}$, 228 (1975)

13. DUSWALD, K. H., JOCHUM, M., SCHRAMM, W., FRITZ, H.: Released granulocytic elastase: an indicator of pathochemical alterations in septicemia after abdominal surgery. Surgery $\underline{98}$, 892 (1985)

14. FOX, R. B., SHASBY, D. M., HARADA, R. N., REPINE, J. E.: A novel mechanism for pulmonary oxygen toxicity: phagocyte mediated lung injury. Chest $\underline{80}$, Suppl. 3S - 4S (1981)

15. GATTINONI, L., PRESENTI, A., PELIZZOLA, A., RIVA, C., GARI-BOLDI, G., PIROVANO, E., GIOVANETTI, A. M.: Extracorporeal carbon dioxide removal in acute respiratory failure. Ann. Chir. Gynaec. $\underline{71}$, Suppl. 196, 77 (1982)

16. GORIN, A., KOHLER, J., DeNARDO, G.: Noninvasive measurement of pulmonary transvascular flux in normal man. J. clin. Invest. $\underline{66}$, 869 (1980)

17. HAMMERSCHMIDT, D. E., WEAVER, L. J., HUDSON, L. D., CRAD-
    DOCK, P. R., JACOB, H. S.: Association of complement acti-
    vation and elevated plasma-C5a with adult respiratory di-
    stress syndrome: Pathophysiological relevance and possible
    prognostic value. Lancet 1980 1, 947

18. HIGUCHI, J. H., COALSON, J. J., JOHANSON, W. G. jr.: Effect
    of hyperoxia on tracheal mucosal adherence, lower respira-
    tory tract colonization and infection (abstr.). Amer. Rev.
    resp. Dis. 121, Suppl. 353 (1980)

19. INGRAM, R. H., O'CAIN, C. F., FRIDY, W. W.: Simultaneous
    quasi-static lung pressure-volume curves and "closing vo-
    lume" measurements. J. appl. Physiol. 36, 135 (1974)

20. JACOB, H. S., MOLDOW, C. F., FLYNN, P. J., WEISDORF, D. J.,
    VERCELLOTTI, G. M., HAMMERSCHMIDT, D. E.: Therapeutic rami-
    fications of the interaction of complement, granulocytes,
    and platelets in the production of acute lung injury. Ann.
    N. Y. Acad. Sci. 384, 489 (1982)

21. JOCHUM, M., DUSWALD, K. H., NEUMANN, S., WITTE, J., FRITZ,
    H.: Proteinases and their inhibitors in septicemia: Basic
    concepts and clinical implication. In: Proteases: Potential
    role in health and disease (eds. W. H. HÖRL, A. HEIDLAND),
    p. 391. New York: Plenum Press 1984

22. JONES, J. G., MINTY, B. D., ROYSTON, D.: The physiology of
    leaky lungs. Brit. J. Anaesth. 54, 705 (1982)

23. KELLER, R., PERRUCHOUD, A.: Primäre Pneumonie und ARDS. In:
    Akutes Atemnotsyndrom des Erwachsenen (eds. G. WOLFF, R.
    KELLER, P. M. SUTER), p. 102. Berlin, Heidelberg, New York:
    Springer 1980

24. KOLLER, W., BENZER, H., DUMA, S., MUTZ, N., PAUSER, G.: Ein
    Modell zur einheitlichen Behandlung und Therapieauswertung
    beim schweren ARDS. Anaesthesist 32, 576 (1983)

25. LAABAN, J. P., LEMAIRE, F., BARON, J. F., TRUNET, P., HARF,
    A., BONNET, J. L., TEISSEIRE, B.: Influence of caloric in-
    take on the respiratory mode during mandatory minute volume
    ventilation. Chest 87, 67 (1985)

26. LAMY, M., FALLAT, R. L., KOENINGER, E., DIETRICH, H.-P.,
    RATLIFF, J. L., EBERHART, R. C., TUCKER, H. J., HILL, J.
    D.: Pathologic features and mechanisms of hypoxemia in
    adult respiratory distress syndrome. Amer. Rev. resp. Dis.
    114, 267 (1976)

27. LANGE, K., BURCHARDI, H., HÖRL, W.-H., STOKKE, T., ZÖHL,
    J.: Freisetzung granulozytärer Elastase durch Mehrfach-
    verletzungen. Anaesthesist 34, Suppl. 261 (1985)

28. LEMAIRE, F., HARF, A., TEISSEIRE, P.: Oxygen exchange
    across the acutely ill lung. In: Acute respiratory failure

(eds. W. M. ZAPOL, K. J. FALKE), p. 521. New York: Dekker
1985

29. MANKIKIAN, B., LEMAIRE, F., BENITO, S., BRUN-BUISSON, C.,
    HARF, A., MAILLOT, J. P., BECKER, J.: A new device for mea-
    surement of pulmonary pressure-volume curves in patients on
    mechanical ventilation. Crit. Care Med. 11, 897 (1983)

30. MATAMIS, D., LEMAIRE, F., HARF, A., BRUN-BUISSON, C., ANS-
    QUER, J. C., ATLAN, G.: Total respiratory pressure volume
    curves in the adult respiratory distress syndrome. Chest
    86, 54 (1984)

31. MONTGOMERY, A. B., STAGER, M. A., CARRICO, C. J., HUDSON,
    L. D.: Causes of mortality in patients with the adult respi-
    ratory distress syndrome. Amer. Rev. resp. Dis. 132, 485
    (1985)

32. National Heart, Lung, and Blood Institute, Division of Lung
    Diseases: Extracorporeal support for respiratory insuffi-
    ciency: A collaborative study. NIH, Bethesda, Maryland 1979

33. PONTOPPIDAN, H., HÜTTEMEIER, P. C., QUINN, D. A.: Etiology,
    demography, and outcome. In: Acute respiratory failure
    (eds. W. M. ZAPOL, K. J. FALKE), p. 1. New York: Dekker
    1985

34. PROBST, K., MILLEN, J. E., GLAUSER, F. L.: The effects of
    endogenous and exogenous histamine on pulmonary alveolar
    membrane permeability. Amer. Rev. resp. Dis. 117, 1063
    (1978)

35. REPINE, J. E.: Neutrophils, oxygen radicals, and acute pul-
    monary edema. In: Acute respiratory failure (eds. W. M. ZA-
    POL, K. J. FALKE), p. 347. New York: Dekker 1985

36. RINALDO, J. E., ROGERS, R. M.: Adult respiratory-distress
    syndrome. Changing concepts of lung injury and repair. New
    Engl. J. Med. 306, 900 (1982)

37. SACKNER, M. A., LANDA, J., HIRSCH, J., ZAPATA, A.: Pulmo-
    nary effects of oxygen breathing: a 6-hour study in normal
    men. Ann. intern. Med. 82, 40 (1976)

38. SALMON, R. B., PRIMIANO, F. P. jr., SAIDEL, G. M., NIEWOEH-
    NER, D. E.: Human lung pressure-volume relationships: alveo-
    lar collapse and airway closure. J. appl. Physiol. 51, 353
    (1981)

39. SHAW, J. O., FERRIGNI, K. S., WETSEL, R. A., ANDREWS, C.
    P., KOLB, W. P.: C5 cleaving enzyme(s) in the air spaces of
    patients with acute respiratory distress syndrome. Amer.
    Rev. resp. Dis. 123, 51a (1981)

40. SPRAGG, R. G., COCHRANE, C. G.: Human neutrophil elastase
    and acute lung injury. In: Acute respiratory failure (eds.
    W. M. ZAPOL, K. J. FALKE), p. 379. New York: Dekker 1985

41. SUGERMAN, H. J., TATUM, J. L., BURKE, T. S., STRASH, A. M.,
    GLAUSER, F. L., FAIRMAN, R. P., GREENFIELD, L. J.: Gamma
    scintigraphic analysis of albumin flux in patients with
    ARDS (abstr.). Amer. Rev. resp. Dis. 125, 279 (1982)

42. SUGERMAN, H. J., TATUM, J. L., STRASH, A. M., HIRSCH, J.
    I.: Effects of pulmonary vascular recruitment on gamma scin-
    tigraphy and pulmonary capillary protein leak. Surgery 90,
    388 (1981)

43. SUTER, P. M.: Assessment of respiratory mechanics in ARDS.
    In: Acute respiratory failure (eds. W. M. ZAPOL, K. J. FAL-
    KE), p. 507. New York: Dekker 1985

44. WAGNER, P. D., SALTZMAN, H., WEST, J. B.: Measurement of
    continuous distributions of ventilation-perfusion ratios:
    Theory. J. appl. Physiol. 36, 588 (1974)

45. ZAPOL, W. M., RIE, M. A., FRIKKER, M., SNIDER, M. T.,
    QUINN, D. A.: Pulmonary circulation during adult respira-
    tory distress syndrome. In: Acute respiratory failure (eds.
    W. M. ZAPOL, K. J. FALKE), p. 241. New York: Dekker 1985

46. ZÖHL, J., STOKKE, T., BURCHARDI, H.: Untersuchungen der Kom-
    plement-(C5a)-Aktivität mit Granulozytenaggregometrie im
    Plasma polytraumatisierter Patienten. Anaesthesist 34
    Suppl. 330 (1985)

Niere – Einzelorganinsuffizienz im Rahmen einer Intensivtherapie

Von H. Köhler

1 Einleitung

Die Nieren haben exkretorische und inkretorische Aufgaben. Bei
Ausfall der exkretorischen Nierenfunktion kommt es in erster Linie zur mangelhaften Ausscheidung von Wasser, Natrium, Kalium,
Wasserstoff sowie von nieder- und mittelmolekularen Urämietoxi-
nen mit den entsprechenden klinischen Folgeerscheinungen. Ist
die inkretorische Nierenfunktion gestört, kommt es zur unzureichenden Bildung von aktivem Vitamin D und von Erythropoetin sowie zur Aktivierung des Renin-Angiotensin-Aldosteron-Systems
mit der entsprechenden Symptomatik (Tabelle 1). Störungen der
exkretorischen Nierenfunktion werden rascher klinisch manifest
als inkretorische Ausfälle. Überwässerung, Hyperkalämie und Azidose können innerhalb von Tagen auftreten, die urämiebedingte
Anämie im Rahmen des akuten Nierenversagens zeigt sich oft erst
in der polyurischen Phase, drei bis vier Wochen nach Beginn der
akuten Erkrankung. Die renale Osteopathie wird noch viel später
apparent, oft erst nach Jahren und ist deshalb Ausdruck einer
chronischen Niereninsuffizienz. Vital bedrohliche Störungen können sowohl bei akuter als auch bei chronischer Niereninsuffizienz auftreten. Für die Klinik ist die Unterscheidung zwischen
akuter und chronischer Niereninsuffizienz von vorrangigem In-
teresse, da sich hieraus Konsequenzen für die Behandlung und
die Prognose ableiten. In bestimmten Fällen entscheidet sich dabei, ob der Beginn oder die Weiterführung einer Intensivbehandlung gerechtfertigt ist.

2 Akute Niereninsuffizienz

Der Begriff der akuten Niereninsuffizienz im weiteren Sinne beinhaltet die akute "prärenale, renale und postrenale" Niereninsuffizienz. Sie entsteht rasch, betrifft primär gesunde Nieren
und ist im wesentlichen reversibel (Tabelle 2).

2.1 Akute prärenale Niereninsuffizienz

Unter akuter prärenaler Niereninsuffizienz verstehen wir eine
akute, meist oligurische Niereninsuffizienz mit Anstieg harnpflichtiger Substanzen auf dem Boden einer renalen Hypoperfusi-
on infolge einer prärenalen Zirkulationsstörung. Nach Beseitigung der prärenalen Zirkulationsstörung kommt es zur raschen
Normalisierung der Nierendurchblutung und der Nierenfunktion.
Die Ursachen einer prärenalen Zirkulationsstörung können eine
Hypovolämie (z. B. Dehydratation, Plasma-, Blutverlust), eine
Hypotonie (z. B. Sepsis, anaphylaktischer Schock) oder eine kar-

Tabelle 1. Die Nierenleistung und ihre Störungen

---

1. Exkretorische Nierenfunktion

Natrium, Wasser	Überwässerung, Flüssigkeitslunge, Herzinsuffizienz, Hochdruck, Hirnödem
Kalium	Hyperkalämie (Arrhythmie)
Wasserstoff	renale Azidose
Urämietoxine einschließlich harnpflichtiger Substanzen	Perikarditis, Polyneuritis, Blutungsneigung, Immundefekt

2. Inkretorische Nierenfunktion

Aktives Vitamin D	renale Osteopathie
Erythropoetin	renale Anämie
Renin-Angiotensin-Aldosteron-System	renale Hypertonie
Kallikrein-Kinin-Prostaglandin-System	Blutdruckdepression, Nierendurchblutung

---

diale Insuffizienz (z. B. Myokardinfarkt, Arrhythmie, Herzbeuteltamponade) sein (8). Eine der prärenalen Niereninsuffizienz verwandte Störung stellt das sogenannte hepatorenale Syndrom dar, eine funktionelle Niereninsuffizienz, die bei fortgeschrittener Leberzirrhose auftreten kann und meist mit Aszites einhergeht. Das hepatorenale Syndrom zeigt viele Gemeinsamkeiten mit der prärenalen Niereninsuffizienz, unter anderem eine niedrige Urinnatriumausscheidung und eine hohe Urinosmolarität, läßt aber eine unmittelbare Reversibilität vermissen. Die probatorische Volumengabe führt zu keiner Besserung der Nierenfunktion. Neben den experimentellen Befunden ist dies ein zusätzlicher Hinweis darauf, daß die Pathogenese des hepatorenalen Syndroms komplexerer Natur ist (1, 2).

Im Mittelpunkt der Pathogenese der prärenalen Niereninsuffizienz steht die renale Minderdurchblutung. Die glomeruläre Filtrationsrate (GFR) ist zunächst nicht wesentlich eingeschränkt. Eine Reihe von Mechanismen zur Kompensation der prärenalen Zirkulationsstörung verstärkt die renale Vasokonstriktion und führt damit zur weiteren Abnahme der Nierendurchblutung und schließlich auch der GFR:

1. Aktivierung des Renin-Angiotensin-Aldosteron-Systems (RAAS).
2. Vermehrte Katecholaminfreisetzung.
3. Zunahme der renalen Sympathikusaktivität.
4. Außerdem findet sich eine gesteigerte ADH-Sekretion, die nonosmolar über arterielle Barorezeptoren ausgelöst wird, wobei als adäquater Reiz eine Abnahme der extrazellulären Flüssigkeit um mindestens 10 % erforderlich ist. Diese nonosmolare ADH-Stimulation dominiert gegenüber dem osmolaren Sekretions-

Tabelle 2. Klassifikation der akuten Niereninsuffizienz (NI)
(Das ANV im engeren Sinn entspricht 2 a und b)

1. Akute prärenale Niereninsuffizienz

2. Akute "renale" Niereninsuffizienz

    a) zirkulatorisch-ischämische NI (Schockniere)

    b) nephrotoxische NI

    c) akute Glomerulonephritis, akute interstitielle Nephritis,
       Vaskulitiden, Hyperurikämie, Hyperkalzämie, Nierengefäß-
       verschluß

3. Akute postrenale Niereninsuffizienz

---

reiz für ADH, der bereits bei einer Osmolaritätsänderung von
1 % einsetzt.

Die erhöhte Natrium- und Wasserresorption mit dem Ergebnis eines natriumarmen, hochkonzentrierten Urins findet ihre Erklärung in folgenden Mechanismen:

1. Zunahme der Filtrationsfraktion (FF), d. h. des Verhältnis-
   ses von GFR zu renalem Plasmafluß, das normalerweise 20 % beträgt. Eine erhöhte Filtrationsfraktion bedeutet ein im Vergleich zur Durchblutung hohes Filtrat, eine Zunahme des post-
   glomerulären, peritubulären onkotischen Drucks und damit eine
   vermehrte proximal-tubuläre Natrium- und Wasserreabsorption.

2. Umverteilung der Nierendurchblutung zugunsten der juxtamedul-
   lären Nephrone, die aufgrund ihrer langen Henleschen Schlei-
   fe mehr Natrium resorbieren. Dieser Mechanismus ist umstritten ($\underline{4}$, $\underline{5}$, $\underline{13}$).

3. Erhöhte distal-tubuläre Natriumresorption aufgrund des sekundären Aldosteronismus.

4. Gesteigerte nonosmolare ADH-Sekretion mit vermehrter Wasser-
   rückresorption in den Sammelrohren.

Die Abnahme des renalen Blutflusses und der glomerulären Filtrationsrate führt in aller Regel zur Oligurie (Urinvolumen < 400
ml/d) und zum Anstieg der harnpflichtigen Substanzen. Der Harnstoff im Serum zeigt im Vergleich zum Kreatinin einen überpro-
portionalen Anstieg mit einem Harnstoff-N/Kreatinin-Quotienten
von über 20. Der Grund liegt darin, daß die tubuläre Harnstoffreabsorption diureseabhängig ist und ihr Minimum bei 2 ml/min
hat ($\underline{12}$). Bei prärenaler Niereninsuffizienz mit Oligurie und
niedrigem Harnfluß kommt es aufgrund einer längeren tubulären
Kontaktzeit zur vermehrten tubulären Harnstoffreabsorption. Neben dem Harnstoff-N/Kreatinin-Quotienten hilft das Urinsediment
in der Differenzierung. Bei prärenaler Niereninsuffizienz ist
es im wesentlichen unauffällig und enthält neben hyalinen Zylin-
dern gelegentlich feingranulierte Zylinder, beim akuten Nieren-

Tabelle 3. Urindiagnostik bei oligurischer Niereninsuffizienz

	Prärenale Niereninsuffizienz	Akutes oligurisches Nierenversagen
U-Na (mval/l)	< 20	> 40
U osm (mosm/kg)	> 500	< 350
U/P osm	> 1,3	< 1,1
U/P Harnstoff-N	> 8	< 3
U/P Krea	> 40	< 20
RFI (U-Na: U/PKrea)	< 1	> 1
Frakt. Na-Exkretion (%)	< 1	> 1

versagen sind dagegen grobgranulierte und tubuläre Epithelzylinder die Regel.

Zur Unterscheidung zwischen prärenaler und renaler Niereninsuffizienz sind außerdem die in Tabelle 3 aufgeführten Parameter geeignet. Wenn sich aus der prärenalen funktionellen Niereninsuffizienz mit natriumarmem, hochkonzentriertem Urin eine strukturelle, tubuläre Schädigung entwickelt, verliert der Tubulus die Fähigkeit, Natrium zu reabsorbieren oder einen für die Harnkonzentrierung erforderlichen Gradienten im Nierenmark aufzubauen. Dadurch findet sich beim akuten Nierenversagen eine Zunahme der Urinnatriumausscheidung und eine Abnahme der Urinosmolarität. Die Aussagekraft der Urinosmolarität wird erhöht, wenn sie auf die Serumosmolarität bezogen wird. Bei alleiniger Bestimmung der Urinosmolarität läßt sich nicht erkennen, ob aufgrund einer eingeschränkten GFR die Serumosmolarität zunimmt und ein hyperosmolarer, aber dennoch isotoner Urin ausgeschieden wird, der dann möglicherweise falsch im Sinne einer noch bestehenden Konzentrierungsfähigkeit der Niere gedeutet wird. Ein weiteres brauchbares Maß für die tubuläre Schädigung sind der sogenannte Renal failure index (RFI) und die fraktionelle Natriumexkretion, die in Prozent des filtrierten Natriums ausgedrückt wird:

$$FE_{Na} = \frac{U_{Na} \; / \; P_{Na}}{U_{Krea} \; / \; P_{Krea}} \times 100 \; (\%)$$

Allerdings ist zu berücksichtigen, daß diese Laborparameter keine absolute Trennung zwischen prärenaler und renaler Niereninsuffizienz erlauben. Ca. ein Drittel der Patienten mit prärenaler Niereninsuffizienz liegen mit ihrer Urinnatriumkonzentration zwischen 20 und 40 mval/l (3, 10) und 10 % zeigen eine fraktionelle Natriumexkretion über 1 % (10). Ursachen hierfür können eine ausgeprägte Glukosurie, eine Diuretikabehandlung bzw. ein Tubulusschaden sein. Bei einigen Patienten mit akutem Nierenversagen auf dem Boden einer ausgeprägten Hypovolämie, Herzinsuffizienz oder Leberinsuffizienz kann das Urinnatrium unter 20 mval/l liegen. Auch aus den Urinbefunden wird deutlich, daß zwischen akuter prärenaler Niereninsuffizienz und oligurischem akutem Nierenversagen ein fließender Übergang besteht. Bindeglieder sind das polyurische akute Nierenversagen und die von MILLER et al. (11) beschriebene "polyurische prärenale Niereninsuffizienz", die durch einen fehlenden osmotischen Gradienten im Nierenmark mit verminderter tubulärer Wasserresorption zustande kommen dürfte.

2.2 Akute "renale" Niereninsuffizienz

2.2.1 Akutes Nierenversagen (ANV) im engeren Sinn

Das ANV im engeren Sinn entsteht als Folge einer zirkulatorisch-ischämischen oder nephrotoxischen Schädigung. Prinzipiell kann jede prärenale Niereninsuffizienz in ein zirkulatorisch-ischämisches ANV (Schockniere) übergehen, wenn die prärenale Störung lange genug bestehen bleibt. Geht der renale Blutfluß (RBF) auf ein Drittel des Normwertes zurück, sinkt die GFR auf nahezu nicht meßbare Werte ab. Eine Abnahme der GFR wird bereits frühzeitig in der Entstehungsphase des ANV gemessen. Im weiteren Verlauf kann die GFR bis auf Werte zwischen 0 - 10 ml/ min abfallen. Für die Aufrechterhaltung der GFR-Reduktion kommen in erster Linie die folgenden vier Mechanismen in Frage:

1. Mechanische Obstruktion: Im Experiment findet sich mit zunehmender Dauer der Ischämie eine tubuläre Verstopfung durch Proteine aus Zell- und Bürstensaumtrümmern sowie eine proximale Erhöhung des intratubulären Drucks. Umstritten bleibt, inwieweit die tubuläre Obstruktion kausale Bedeutung für die GFR-Abnahme hat oder deren Folge ist. Neuere Befunde weisen darauf hin, daß eine Gefäßkompression über eine Markhyperämie zur tubulären Kompression von außen beiträgt (9).

2. Die persistierende Vasokonstriktion durch ein aktiviertes Renin-Angiotensin-System dürfte besonders für die Initialphase des ANV von Bedeutung sein. Nach dieser Vorstellung verliert der ischämisch oder nephrotoxisch geschädigte proximale Tubulus die Fähigkeit, Natrium zu reabsorbieren. Die distale Natriumkonzentration im Macula-densa-Segment nimmt deshalb zu und stellt den adäquaten Reiz für die lokale Reninfreisetzung dar. Allerdings ist die Blockade des Renin-Angiotensin-Systems mit unterschiedlichen Maßnahmen nicht in der Lage, RBF und GFR zu verbessern.

3. Eine Rückdiffusion durch ein Leck im frühproximalen Tubulus scheint im Frühstadium des akuten Nierenversagens möglich. Hinweise sind eine hohe GFR trotz Anurie sowie Clearanceuntersuchungen mit Substanzen von unterschiedlichem Molekulargewicht.

4. Eine Abnahme der glomerulären Permeabilität dürfte für die Pathogenese des Nierenversagens eher von untergeordneter Bedeutung sein.

Faßt man diese Konzepte zusammen, so dürfte die Bedeutung des aktivierten Renin-Angiotensin-Systems vor allem in der Initialphase liegen. Für den weiteren Verlauf, d. h. für die Aufrechterhaltung des ANV, scheint der tubulären Obstruktion die größere Bedeutung zuzukommen.

Tabelle 4. Klinik des akuten Nierenversagens (schockbedingt oder nephrotoxisch)

I.   Schädigungsphase (Stunden bis Tage)

II. Oligoanurie (zwei bis neun Monate, $\bar{x}$ = 10 Tage)

   - Natrium-Wasser-Retention: Flüssigkeitslunge, Hirnödem, Herzinsuffizienz, Hochdruck

   - Hyperkalämie: Serumkalziumanstieg 0,3 - 0,5 mval/d, beim hyperkatabolen ANV bis 3 mval/d

   - Anstieg harnpflichtiger Substanzen: Kreatinin (1 - 3 mg%/d), Harnstoff (20 - 50 mg%/d; bei Hyperkatabolismus, Fieber, Steroidgabe bis 200 mg%/d), Harnsäure, "Urämietoxine"

   - Klinik: Übelkeit, Brechreiz, gastrointestinale Blutung, gesteigerte neuromuskuläre Erregbarkeit und Bewußtseinsstörungen

III. Polyurie (ca. drei Wochen)

IV. Restitution (Monate bis zwei Jahre)

Nach der eingetretenen Schädigung nimmt das ANV einen eigengesetzlichen, stadienhaften Verlauf (Tabelle 4). In über 10 % findet sich keine Oligoanurie, sondern primär eine Polyurie. In der Regel handelt es sich hier um eine weniger ausgeprägte Schädigung mit besserer Prognose. Es wurde deshalb versucht, ein oligurisches Nierenversagen durch medikamentöse Maßnahmen in ein polyurisches ANV umzuwandeln. Eine Verbesserung der Prognose hat sich dadurch bisher nicht zeigen lassen. Die wesentlichen therapeutischen Maßnahmen - Flüssigkeitsbilanzierung, Ernährung und "prophylaktische Dialyse" - sind in Tabelle 5 zusammengefaßt.

Klinisch kommt es in den meisten Fällen zu einer Erholung der Nierenleistung. Langzeituntersuchungen haben jedoch gezeigt, daß häufig eine Defektheilung erfolgt (<u>6</u>). So findet sich:

1. eine weitgehende Normalisierung der GFR bei 40 % der Patienten,
2. eine komplette klinische Heilung mit normalen harnpflichtigen Substanzen, aber eingeschränkter GFR bei ca. 50 % der Patienten,
3. eine chronische, kontrollbedürftige Niereninsuffizienz in ca. 10 %,
4. eine terminale Niereninsuffizienz mit der Notwendigkeit einer Nierenersatztherapie dagegen nur sehr selten.

<u>2.2.2 Akute renale Niereninsuffizienz durch glomeruläre, interstitielle und vaskuläre Veränderungen</u>

Eine Reihe von glomerulären, interstitiellen und vaskulären Nierenerkrankungen kann ebenfalls unter dem klinischen Bild einer

Tabelle 5. Therapie des ANV

Flüssigkeitsbilanzierung
    500 ml/d + Ersatz von Verlusten
    (Gewichtsabnahme ca. 300 g/d)

Ernährung
    Kalorienzufuhr > 35 kcal/kg x d
    Kein Kalium
    Natriumzufuhr nach extrarenalem Verlust

    Ohne Dialyse: Eiweiß ca. 0,5 - 0,6 g/kg x d
    Mit Dialyse: erhöhter Eiweißbedarf
                  Kohlenhydratlösung 10 - 70 %
                  essentielle Aminosäuren 0,4 g/kg x d

"Prophylaktische Dialyse"
    Harnstoff-N < 100 mg/dl

---

akuten Niereninsuffizienz verlaufen (Tabelle 2). In unklaren
Fällen ist hier eine Nierenbiopsie erforderlich, da sich aus ihrem Ergebnis eine spezifische Behandlung ableiten kann. Von dif-
ferentialdiagnostischer Bedeutung sind unter anderem Allgemein-
symptome im Rahmen von Systemerkrankungen, das Ausmaß einer Ei-
weiß- und Zellausscheidung im Urin und der Verlauf der Erkrankung.

2.3   Akute postrenale Niereninsuffizienz

Die akute postrenale Niereninsuffizienz ist Folge einer Obstruktion der Harnwege. Nach Beseitigung der Obstruktion kommt es
zum raschen Einsetzen der Diurese und zum Abfall der harnpflichtigen Substanzen. Charakteristisch ist die totale Anurie (kein
Tropfen!) oder ein Wechsel zwischen Anurie und Polyurie. Ursachen der Harnwegsobstruktion sind unter anderem Urolithiasis,
Papillennekrosen, Tumore, operative Ligatur, retroperitoneale
Fibrose. Bei jeder akuten Niereninsuffizienz muß eine mögliche
postrenale Obstruktion ausgeschlossen werden, was in der Regel
mit Hilfe der Sonographie möglich ist.

3   Chronische Niereninsuffizienz (CNI)

Unter chronischer Niereninsuffizienz verstehen wir einen fortschreitenden, irreversiblen Ausfall funktionstüchtiger Nephrone
auf dem Boden unterschiedlicher Nierenerkrankungen. Die häufigsten zur terminalen Niereninsuffizienz führenden Nierenkrankheiten sind in Tabelle 6 aufgeführt. Die Pathogenese der CNI ist
dementsprechend heterogen. Mit fortschreitender Niereninsuffizienz treten die Symptome der Grundkrankheit zunehmend in den
Hintergrund und die uniforme, urämische Symptomatik beherrscht
das klinische Bild. Anhand von GFR, Retentionswerten, klinischen Zeichen der Niereninsuffizienz und therapeutischer Konse-

Tabelle 6. Häufigkeit der einzelnen Nierenkrankheiten bei Patienten mit terminaler Niereninsuffizienz (EDTA 1977)

Glomerulonephritis	33,1 %
Interstitielle Nephritis	20,9 %
Analgetikaniere	3,7 %
Zystenniere	9,5 %
Hereditäre Nierenerkrankungen	2,8 %
Vaskuläre Nierenerkrankungen	7,5 %
Multisystemerkrankungen	7,7 %
Andere Nierenerkrankungen	4,1 %
Unklare Genese	10,7 %

quenz lassen sich vier Stadien der chronischen Niereninsuffizienz unterscheiden (Abb. 1). Das Stadium I mit voller Kompensation oder "eingeschränkter Leistungsbreite" entspricht dem sogenannten "Kreatinin-blinden Bereich" und läßt sich nur mit Clearanceuntersuchungen erfassen. Im Rahmen einer Intensivtherapie ist dieses Stadium ohne Bedeutung. Im Stadium II können bereits Zeichen der Niereninsuffizienz und auch Störungen der Medikamentenelimination vorliegen. Stadium III ist dadurch gekennzeichnet, daß deutliche urämische Symptome vorliegen, eine Nierenersatztherapie aber noch umgangen werden kann. Im Stadium IV sind Dialyse oder Transplantation unabdingbar.

4 Diagnostisches Vorgehen bei Niereninsuffizienz

Die einzelnen diagnostischen Maßnahmen sind in Tabelle 7 zusammengefaßt (7). Dabei sind vor allem folgende Fragen zu beantworten:

1. Welcher Grad der Niereninsuffizienz liegt vor? Hilfreich ist das Serumkreatinin als Schätzgröße der GFR. Zusätzlich gilt es, die urämische Symptomatik zu beurteilen, da bei Überwässerung, Hyperkalämie, schwerer Azidose oder Perikarditis eine Dialyse unabhängig von der zugrundeliegenden Störung erforderlich werden kann. Das Ausmaß der Diurese allein ist nur bedingt verwertbar, da beim manifesten ANV eine Norm- oder Polyurie vorliegen kann und da bei fortgeschrittener chronischer Niereninsuffizienz aufgrund einer osmotischen Überlastung des Einzelnephrons eine Zwangspolyurie mit normalen oder erhöhten Urinvolumina entstehen kann.

2. Liegt eine akute oder chronische Niereninsuffizienz vor? Wichtige Informationen liefern Anamnese, Blutbild, Kalzium und Nierengröße (Tabelle 8). Die Unterscheidung wird besonders in den Fällen schwierig, wo zu einem vorbestehenden Nierenleiden eine akute Schädigung hinzukommt. Definitionsgemäß sollte man dann von der akuten Verschlechterung eines chronischen Nierenleidens sprechen.

3. Liegt eine akute prä- oder postrenale Niereninsuffizienz vor? Die Beantwortung dieser Frage ist besonders wichtig, da

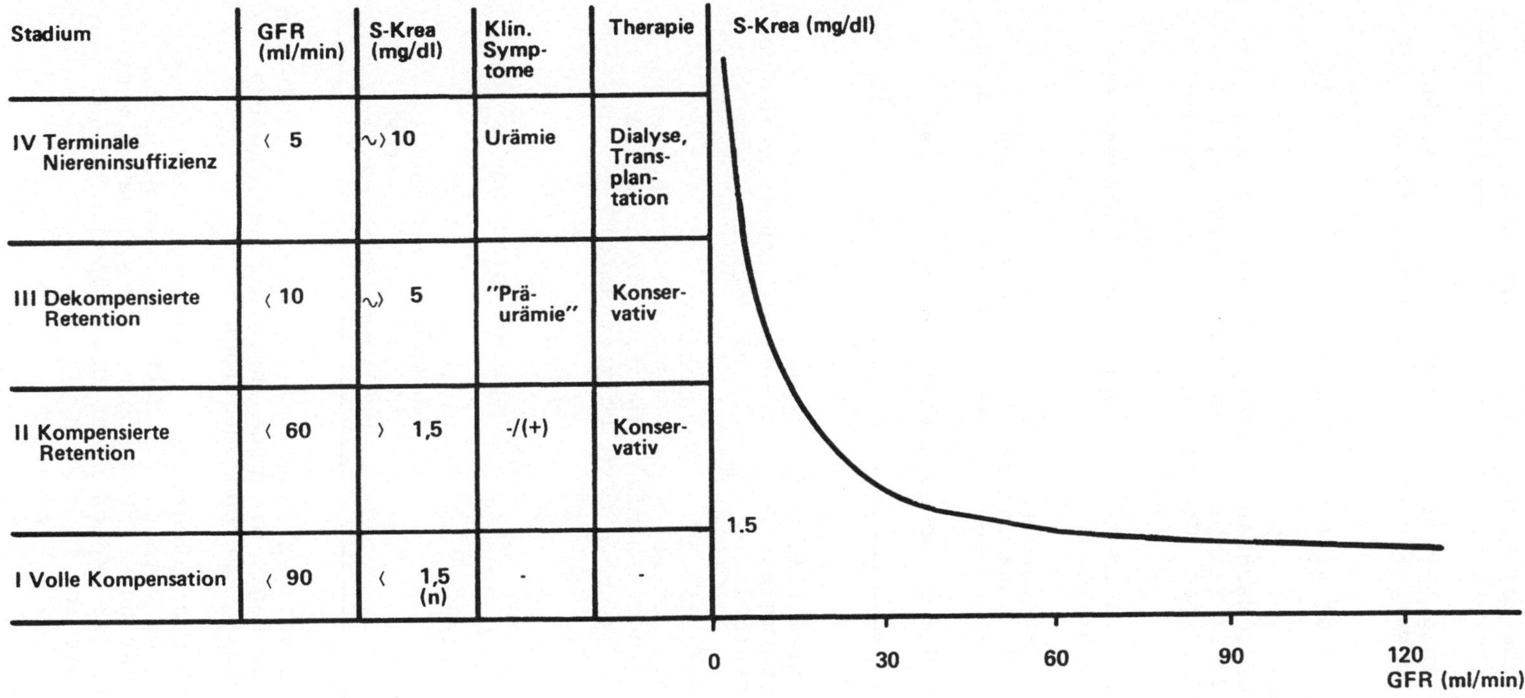

Abb. 1. Stadien der chronischen Niereninsuffizienz

Tabelle 7. Diagnostische Maßnahmen bei Niereninsuffizienz

1. Klinischer Befund:
   Hypovolämie, Hypotonie, Herzinsuffizienz, Ödeme, Überwässerung, Hautveränderungen, Nierentumor, Augenhintergrund, EKG

2. Urinvolumen:
   Bei CNI und Oligoanurie keinen Blasenkatheter!

3. Blutuntersuchungen:
   Kreatinin, Harnstoff, Harnsäure, Phosphat, Kalium, Kalzium,
   Blutbild, Säuren-Basen-Status, Gesamteiweiß, Osmolalität, ge-
   gebenenfalls Thrombozyten, Gerinnung, Myoglobin, Hämoglobin

4. Urin:
   Natrium, Osmolalität, Kreatinin, Eiweiß- und Zellausscheidung, Sediment, Mikrobiologie

5. Sonographie, Nierenleertomogramm:
   Nierengröße, Aufstau, Konkremente, Nierenverkalkungen

Tabelle 8. Unterscheidung zwischen akuter und chronischer
Niereninsuffizienz

	Akute NI	Chronische NI
Anamnese	akutes Ereignis, vorher normales Serumkreatinin	chronische Nierener- krankung, früher erhöhtes Serumkreatinin
Anämie	fehlt anfänglich (Ausnahme: extra- renalbedingte Anämie)	vorhanden (Ausnahme: Zystennieren, Tumor, Hydronephrose, Polyzythämie)
Hypokalzämie	fehlt	vorhanden
Osteopathie	fehlt	(später vorhanden)
Nierengröße	normal groß	klein (Ausnahme: Plasmozytom, Amyloidose, Diabetes mellitus, Nephrosklerose)

der weitere Verlauf von der raschen Behebung der zugrundeliegenden Störung abhängt. Wichtige Informationen liefern
klinische Untersuchung, ZVD und Sonographie.

4. Liegt ein zirkulatorisch-ischämisches oder nephrotoxisches
   ANV vor? Ein initialer Versuch mit hochdosiertem Furosemid
   (1 - 2 g/d) und niedrigdosiertem Dopamin (1 - 3 µg/kg x min)
   ist gerechtfertigt, der jedoch nicht die frühzeitige und häufige Dialyse verzögern darf.

Tabelle 9. Therapie der Niereninsuffizienz (NI)

Akute Niereninsuffizienz	
Prärenale NI	Beseitigung der prärenalen Zirkulationsstörung
Renale NI ANV im engeren Sinn	Dopamin-Furosemid? Frühzeitige und häufige Dialyse
glomeruläre, inter- stitielle, vaskuläre Erkrankungen	Unterschiedlich nach Grundleiden
Postrenale NI	Beseitigung der postrenalen Obstruktion
Chronische Niereninsuffizienz	
Stadium I	Keine Therapie erforderlich
Stadium II - III	Konservative Therapie der NI, Behandlung der Grundkrankheit
Stadium IV	Nierenersatz (künstlich oder natürlich)

5. Besteht der Verdacht auf eine Glomerulonephritis, eine akute interstitielle Nephritis, eine Vaskulitis oder eine andere unter dem Bild der akuten Niereninsuffizienz verlaufende Nierenerkrankung? In unklaren Fällen ist die Nierenbiopsie angezeigt.

6. Liegt eine chronische Niereninsuffizienz vor? Hier gilt es, die zugrundeliegende Nierenerkrankung und das Ausmaß der Niereninsuffizienz festzustellen. In Abhängigkeit vom Stadium der chronischen Niereninsuffizienz ist die Vorbereitung auf eine chronische Hämodialysebehandlung, unter anderem die Anlage einer BC-Fistel bei Serumkreatininwerten um 8 ± 2 mg/dl erforderlich.

5   Therapie der Niereninsuffizienz

Die Behandlung der Niereninsuffizienz richtet sich nach der zugrundeliegenden Störung und der klinischen Symptomatik (Tabelle 9). Liegen ausgeprägte urämische Symptome vor, so kann ohne Rücksicht auf die zugrundeliegende Störung eine Akutbehandlung erforderlich sein. Prinzipiell werden chronische Störungen viel besser toleriert als akute Veränderungen, da dem Organismus ausreichend Zeit bleibt, unter Umständen Jahre bis Jahrzehnte, um sich zu adaptieren. Dies zeigt sich unter anderem bei der renalen Anämie. Viele chronisch Nierenkranke sind an Hb-Werte um 6 g% oder Hämatokritwerte von 15 - 20 % gut adaptiert. Eine Korrektur mit Bluttransfusionen kann den Patienten durch Hypervolämie und Hyperkalämie akut gefährden. Im Unterschied hierzu

wird der Patient mit akuter Niereninsuffizienz und vergleichsweise nur mittelgradiger Anämie, z. B. mit Hb-Werten um 8 g%,
häufig transfusionsbedürftig sein, da er keine Möglichkeiten
hatte, Anpassungsmechanismen zu entwickeln.

Eine frühzeitige Behandlung von Störungen, die im Rahmen einer
akuten Niereninsuffizienz auftreten, gilt sowohl für die konservativen Maßnahmen (Ausgleich der Anämie, der Azidose, der Überwässerung und andere) als auch für die Dialysebehandlung. Dialy-
seindikationen sind therapierefraktäre Überwässerung, Hyperkalämie, Azidose oder Perikarditis. Bei der Indikationsstellung
gilt es, den Gesamtzustand des intensivtherapiepflichtigen Patienten zu berücksichtigen. Dies kommt in den folgenden Beispie-
len zum Ausdruck, wo der frühzeitige Einsatz einer Dialyse den
Zustand des Patienten verbessern und die Durchführung von weiteren Therapiemaßnahmen erleichtern kann:

1. Günstige Beeinflussung einer respiratorischen Insuffizienz
   bei Hyperhydratation. Dies kann eine entscheidende Maßnahme
   sein, um ein Multiorganversagen zu verhindern.
2. Erleichterung der Entwöhnung vom Respirator durch Beseitigung einer Überwässerung.
3. Möglichkeit einer hochkalorischen, parenteralen Ernährung
   oder der Zufuhr von Medikamenten ohne Gefahr der Hypervolämie.
4. Gabe von Bluttransfusionen bei Patienten mit akuter Niereninsuffizienz ohne Gefahr der Hypervolämie oder Hyperkalämie.

Im Unterschied hierzu ist beim chronisch Nierenkranken mit ausreichender Restdiurese therapeutische Zurückhaltung geboten,
auch wenn die harnpflichtigen Substanzen vergleichsweise höher
liegen. Hier kann eine diuretische Behandlung, der Ausgleich einer Hypovolämie oder die Behebung einer Herzinsuffizienz die
vernünftigste Therapie sein. Eine sehr frühzeitig eingeleitete
Dialysebehandlung führt zum Rückgang der Diurese, weil die osmo-
tisch aktiven Substanzen durch die Dialyse entfernt werden.
Außerdem kann sich die Nierenrestfunktion verschlechtern, wenn
durch wiederholte Dialysen ein Dehydratationszustand herge-
stellt wird.

Literatur

1. CORATELLI, P., PASSAVANTI, G., MUNNO, I., FUMAROLA, D.,
   AMERIO, A.: New trends in hepatorenal syndrome. Kidney int.
   28, 143 (1985)

2. DIBONA, G. F.: Renal neural activity in hepatorenal syndrome. Kidney int. 25, 841 (1984)

3. ESPINEL, C. H., GREGORY, A. W.: Differential diagnosis of
   acute renal failure. Clin. Nephrol. 13, 73 (1980)

4. HOLLENBERG, N. K., EPSTEIN, M., ROSEN, S. M., BASCH, R. I.,
   OKEN, D. E., MERILL, J. P.: Acute oliguric renal failure in

man. Evidence for preferential renal cortical ischemia. Medicine (Baltimore) <u>47</u>, 455 (1968)

5. HOLLENBERG, N. K., SANDOR, T., CONTROY, M., ADAMS, D. F., SOLOMON, H. S., ABRAMS, H. L., MERRILL, J. P.: Xenon transit through the oliguric human kidney. Analysis by maximum likelihood. Kidney int. <u>3</u>, 177 (1973)

6. KENNEDY, A. C.: Long-term follow-up of renal function after recovery from acute tubular necrosis. In: Acute renal failure (ed. V. ANDREUCCI), p. 481. Boston: Martinus Nijhoff 1984

7. KÖHLER, H.: Erkrankungen der Nieren und Harnwege. In: Internistische Therapie (eds. WOLFF, WEIHRAUCH), 6. Aufl., p. 647. München, Wien, Baltimore: Urban & Schwarzenberg 1986

8. LEVINSKY, N. G., ALEXANDER, E. A., VENKATACHALAM, M. A.: Acute renal failure. In: The kidney (eds. B. M. BRENNER, F. C. RECTOR), 2nd edition, p. 1181. Philadelphia, London, Toronto: Saunders 1981

9. MASON, J., THIEL, G.: Workshop on the role of renal medullary circulation in the pathogenesis of acute renal failure. Nephron <u>31</u>, 289 (1982)

10. MILLER, T. R., ANDERSON, R. G., LINAS, S. L., HENRICH, W. L., BERNS, A. S., GABOW, P. A., SCHRIER, R. W.: Urinary diagnostic indices in acute renal failure. Ann. intern. Med. <u>89</u>, 47 (1978)

11. MILLER, P. D., KREBS, R. A., NEAL, B. J., McINTYRE, D. O.: Polyuric prerenal failure. Arch. intern. Med. <u>140</u>, 907 (1980)

12. MOLLER, E., McINTOSH, J. F., VAN SLYKE, D. D.: Studies of urea excretion. II. Relationship between volume and the rate of urea excretion by normal adults. J. clin. Invest. <u>6</u>, 427 (1929)

13. OFSTAD, J., AUKLAND, K.: Renal circulation. In: The kidney (eds. D. W. SELDIN, G. GIEBISCH), p. 471. New York: Raven Press 1985

Beurteilung der Leberfunktion durch metabolische Parameter

Von G. Kleinberger

<u>Einleitung</u>

Unter einem Coma hepaticum versteht man eine neuropsychiatrische Störung mit Bewußtlosigkeit, die als Folge einer Lebererkrankung auftritt. Diese Definition gilt in der Regel nur für einen beschränkten zeitlichen Bereich der Krankheitsphase eines leberinsuffizienten Patienten und ist in keiner Weise in der Lage, das Wesen dieser Erkrankung zu charakterisieren. Die Folge ist, daß klinisch und wissenschaftlich tätige Ärzte mit diesem Begriff großzügig umgehen und Stadieneinteilungen der Bewußtlosigkeit definieren, in denen die Patienten eine launenhafte Verstimmung, eine verminderte Merkfähigkeit oder verwaschene Sprache aufweisen (Grad I des Coma hepaticum) (3). Die Umbenennung des Coma hepaticum in die "hepatische Enzephalopathie" bringt die Vielfalt des Krankheitsbildes auch nicht zum Ausdruck (1, 2).

Es wird daher zweckmäßig sein, den Begriff des Coma hepaticum bzw. der hepatischen Enzephalopathie für die Beschreibung der neuropsychiatrischen Störungen eines leberkranken Patienten zu reservieren und in bezug auf die Funktion der Leber eine graduelle Abstufung der Funktionsminderung der Leber vorzunehmen. Eine solche Vorgangsweise wurde bereits bei anderen Organinsuffizienzen (Herz- und Niereninsuffizienz) gewählt. Bis heute gibt es noch keine allgemein akzeptierte Graduierung der Leberinsuffizienz. Die Ursache liegt in der Schwierigkeit, das Ausmaß der Leberinsuffizienz unter klinischen Alltagsbedingungen zu quantifizieren. Darüber hinaus ist es schwierig, Teilfunktionen der Leber (Synthese- bzw. Exkretionsleistungen) zu erfassen. Im folgenden soll auf die Möglichkeit hingewiesen werden, die Leberfunktion durch metabolische Parameter zu beurteilen, die auf Intensivstationen jederzeit verfügbar sind.

<u>Verlaufsformen der Leberinsuffizienz</u>

Eine schwere Leberinsuffizienz kann sich bei bislang gesunden Personen innerhalb von wenigen Wochen, nicht selten auch in wenigen Tagen nach Beginn der Lebererkrankung entwickeln (3). Ein solches fulminantes Leberversagen ist charakterisiert durch eine Lebernekrose, die mit einer vorübergehenden starken Erhöhung der Serumaktivität der Transaminasen, LDH und GLDH einhergeht.

Eine schwere Leberinsuffizienz tritt jedoch viel häufiger bei Patienten auf, bei denen die Lebererkrankung bereits seit mehr als einem Jahr besteht. Hierbei kann das Leberversagen (der Leberausfall) entweder akut durch eine Belastung (Ösophagusvarizenblutung, Diätfehler, Alkoholexzeß oder einen chirurgischen

Eingriff) oder allmählich als Endstadium der Lebererkrankung auftreten.

Als Mischformen werden jene Zustandsbilder bezeichnet, bei denen eine chronische Lebererkrankung vorliegt und das Leberversagen durch eine Lebernekrose ausgelöst wird. Hierbei soll die Serumaktivität der Transaminasen über 500 U/l ansteigen (3).

Bei kritisch kranken Patienten kann eine schwere Leberfunktionsstörung auch ohne primäre Lebererkrankung auftreten (4). Am Krankenbett ist es dann wichtig, in einer Gesamtschau die Art der Leberfunktionsstörung zu bestimmen.

Metabolische Störungen bei Leberinsuffizienz

Störungen der Osmolalität

Die Leber eliminiert Intermediärprodukte des Stoffwechsels durch deren vollständigen Abbau oder durch die Synthese von höhermolekularen Substanzen, die sie an das Blut oder an die Galle abgibt. Ferner werden in der Leber Abbauprodukte des Stoffwechsels durch Konjugierungsvorgänge in eine nierengängige Form umgewandelt und dadurch deren renale Elimination erst ermöglicht. Bei Versagen dieser Mechanismen akkumulieren klein- und mittelmolekulare Substanzen und führen zu einer Zunahme der Osmolalität im Plasmawasser (6).

Bei 17 Patienten mit akutem und 27 Patienten mit chronischem Leberversagen wurde die Osmolalität im Serum täglich mehrmals gemessen und hierbei Werte bis 380 bzw. 382 mosmol/kg H_2O gefunden, wie sie nur bei hyperosmolarem Koma auftreten (Abb. 1). Die Höchstwerte der Serumosmolalität betrugen bei den Patienten mit akutem Leberversagen im Mittel 330 $\pm$ 7,5 mosmol/kg H_2O und bei den Patienten mit chronischem Leberversagen 324 $\pm$ 7,8 mosmol/kg H_2O.

Die Zunahme der Serumosmolalität bei Patienten mit Leberversagen ist mitunter ein überraschender Befund, der nicht durch die Serumkonzentration der Elektrolyte (K, Na, Cl), der Blutglukose bzw. des Harnstoffstickstoffs erklärt werden kann. Zieht man die Summe der molaren Konzentration dieser Substanzen von der gemessenen Osmolalität im Serum ab, dann bleibt bei den untersuchten Patienten eine Restosmolalität, die bei den Patienten mit akutem Leberversagen 57,8 und bei den Patienten mit chronischem Leberversagen 36,3 mosmol/kg H_2O betrug. Diese Restosmolalität ist ein gutes Maß für die endogene Intoxikation der Patienten (6).

Störungen der Elektrolythomöostase

Bei chronischen Lebererkrankungen treten durch Ernährungsfehler, Diuretika oder einen sekundären Aldosteronismus Störungen des Elektrolytstoffwechsels auf, die die Entstehung einer hepatischen Enzephalopathie begünstigen.

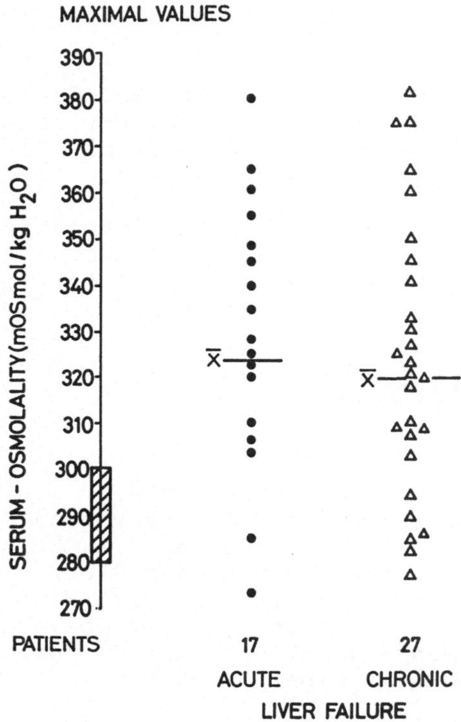

Abb. 1. Höchstwerte der Serumosmolalität (mosmol/kg H_2O) von Patienten mit akutem Leberversagen (n = 17) bzw. chronischem Leberversagen (n = 27)

In der Abb. 2 ist das Elektrolytverhalten im Serum von 70 Patienten mit Coma hepaticum dargestellt. Die Elektrolytwerte, die im Normalbereich lagen, sind in den vollen Säulen enthalten und die pathologischen Werte in leeren Säulen. Die Abbildung zeigt, daß nur zwei (2,9 %) Patienten eine erhöhte Natriumkonzentration im Serum aufwiesen. Ein Leberversagen geht also üblicherweise mit normalen bzw. subnormalen Natriumwerten einher.

Störungen des Kohlenhydratstoffwechsels

Bei schwerer Leberinsuffizienz kommt es häufig zu hypoglykämischen Reaktionen (6). Bei Patienten mit akutem Leberversagen haben wir in 52 % und bei chronischem Leberversagen in 28,3 % Blutglukosewerte unter 3,9 mmol/l (70 mg/100 ml) gemessen. Die Hypoglykämie kann bei diesen Patienten einerseits durch den verzögerten Abbau des Insulins in der Leber und andererseits durch ein Versagen der Glukoneogenese entstehen. Die Einschränkung der Glukoneogenese wird besonders dann zu diskutieren sein, wenn bei einer Hypoglykämie gleichzeitig eine Hyperlaktatämie besteht. Laktat ist ein wesentlicher Präkursor der Glukose und steigt bei Störungen der Glukoneogenese im Serum an. Die erhöhten Laktatwerte sind in der Regel mit einer Alkalose kombiniert (5).

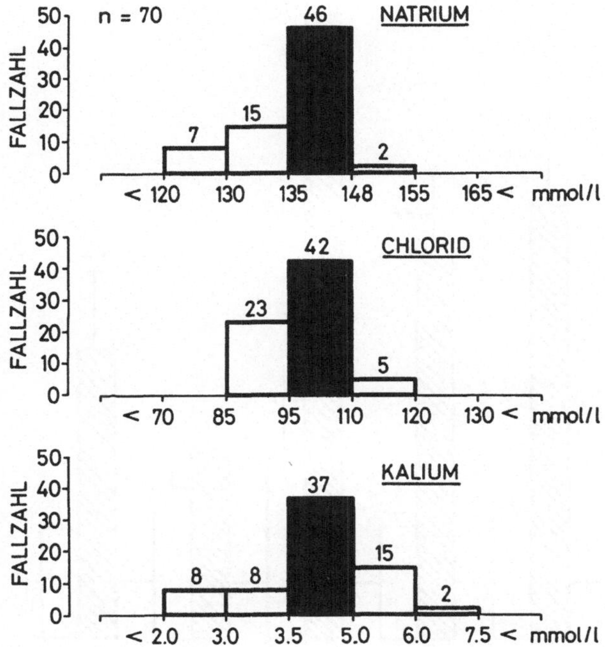

Abb. 2. Verteilung der Serumkonzentration der Elektrolyte Na, Cl und K bei der Aufnahmeuntersuchung von Patienten mit Coma hepaticum (n = 70). Die Normalwerte sind in den vollen und die pathologischen Werte in den leeren Säulen enthalten

Heute ist die Bestimmung der Laktatkonzentrationen im Serum Routine. So kann die oben angeführte Restosmolalität weiter definiert werden. Auch nach Abzug des Laktats wird bei einigen Patienten noch immer eine Differenz zwischen der errechneten und kryoskopisch gemessenen Osmolalität im Serum bestehen. Die Ursache wird dann in einer Störung des Aminosäurenstoffwechsels zu suchen sein.

Störungen des Aminosäurenstoffwechsels

Die Leber nimmt im Aminosäurenstoffwechsel eine zentrale Stellung ein. Sie hat nicht nur die Aufgabe, Aminosäuren zu synthetisieren, sondern auch überschüssige Aminosäuren durch deren Umwandlung oder Abbau zu entfernen. Durch diese Funktion übt die Leber einen regulativen Einfluß auf die Konzentration der freien Aminosäuren im Plasma aus. Bei Leberinsuffizienz kommt es in Situationen, bei denen das Aminosäurenangebot die Abbaurate der Leber überschreitet, zu einem Anstieg der freien Plasmaaminosäuren (6, 7). Da bestimmte Aminosäuren extrahepatisch abgebaut werden, entwickelt sich ein mehr oder weniger typisches Plasmaaminogramm (6, 7). Die individuellen Abweichungen und Variationen im Verlaufe der Erkrankung werden durch die Restfunktion der Leber, die zusätzlichen Begleiterkrankungen und das variierende Angebot der einzelnen Aminosäuren, die exogener oder endogener Herkunft sein können, bestimmt.

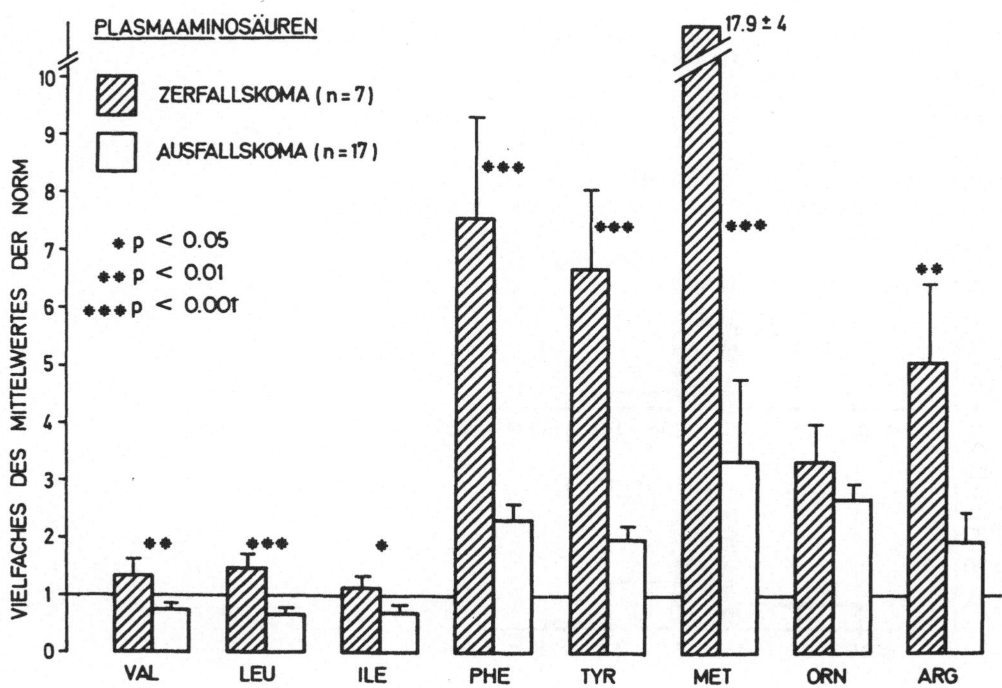

Abb. 3. Plasmakonzentration von Aminosäuren vor Beginn der parenteralen Ernährung bei Patienten mit akutem Leberversagen (n = 7, schraffierte Säulen) bzw. chronischem Leberversagen (n = 17, leere Säulen). Die Werte wurden zur besseren Übersichtlichkeit als Vielfaches des Mittelwertes der Norm angegeben

In der Abb. 3 ist das mittlere Plasmaaminogramm von sieben Patienten mit akuter Lebernekrose und 17 Patienten mit Leberzirrhose, die sich im Stadium IV der hepatischen Enzephalopathie befanden, dargestellt. Es ist erkennbar, daß die verzweigtkettigen Aminosäuren Valin, Leuzin und Isoleuzin bei beiden Patientengruppen normal oder erniedrigt sind und daß die aromatischen Aminosäuren (Phenylalanin und Thyrosin) und die schwefelhaltige Aminosäure Methionin sowie Ornithin und Arginin erhöht sind.

In zahlreichen Untersuchungen wurde hervorgehoben, daß die Gesamtkonzentration der Aminosäuren bei Patienten mit akutem Leberversagen wesentlich höher liegt als bei Patienten mit chronischem Leberversagen. Aus dieser Beobachtung wurde von einigen Autoren geschlossen, daß Patienten mit akutem Leberversagen keine Aminosäuren infundiert bekommen sollen. Diese Annahme ist jedoch nicht für alle Patienten mit akutem Leberversagen in jeder Erkrankungsphase akzeptabel.

Die Abb. 4 zeigt einen 23jährigen Patienten mit einer fulminanten Hepatitis B, dessen Plasmaaminogramm bei der Aufnahmeuntersuchung das typische Lebermuster zeigte. Während einer mehrtägigen parenteralen Ernährung mit Glukose (35 kcal/kg KG/d) fiel die Konzentration der Plasmaaminosäuren ab und erreichte bei

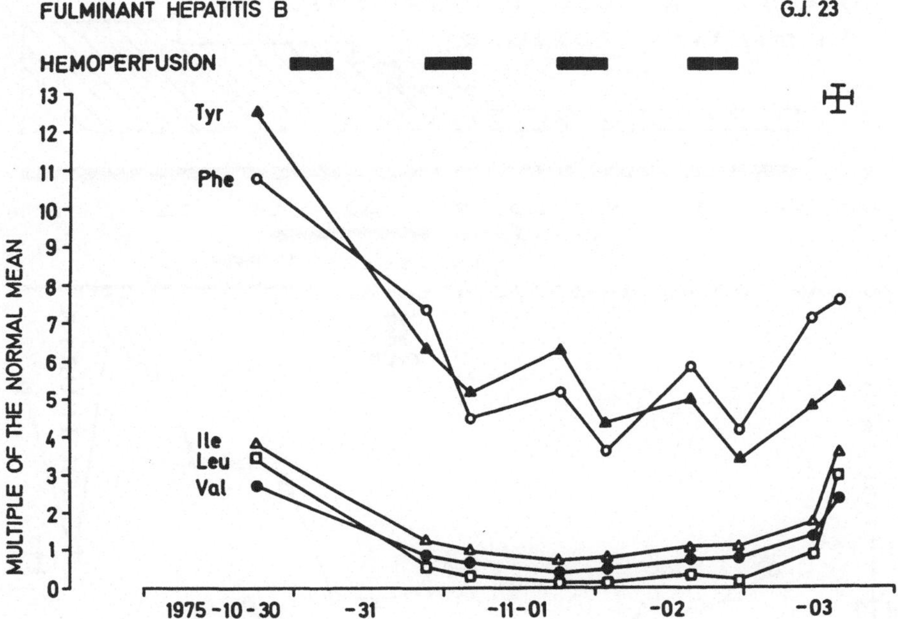

Abb. 4. Konzentration der verzweigtkettigen Aminosäuren Valin,
Leuzin und Isoleuzin bzw. der aromatischen Aminosäuren Phenylalanin und Thyrosin bei einem 23jährigen Patienten mit fulminanter Hepatitis B. Die Werte wurden zur besseren Übersichtlichkeit als Vielfaches des Mittelwertes der Norm angegeben

den verzweigtkettigen Aminosäuren sehr niedrige Werte. Dieser
Abfall der Plasmaaminosäurenkonzentration unter ausschließli-
cher Kohlenhydratzufuhr (7) wurde auch von anderen Arbeitsgrup-
pen bestätigt (11). Andererseits wurde gezeigt, daß bei Patienten mit schwerer Hepatitis die parenterale Ernährung den Krankheitsverlauf günstig beeinflußt (9).

Es wäre daher sehr wertvoll, wenn ein Parameter verfügbar wäre,
der leicht erhebbar ist, um den Zeitpunkt und die Dosis der Aminosäurenzufuhr bei Patienten mit akutem Leberversagen zu bestimmen. Da es noch einige Zeit nur Kliniken mit leistungsfähigen
Forschungslaboratorien vorbehalten bleiben wird, die Konzentration der Plasmaaminosäuren zur Festlegung von Art und Dosis der
zu infundierenden Aminosäuren zu bestimmen, müssen indirekte Parameter herangezogen werden. Solche sind die Differenzosmolali-
tät und die Bestimmung der Harnstoffproduktionsrate.

Nach unserer Erfahrung soll bei einem Patienten mit Leberversagen (akut oder chronisch) von der Aminosäurenzufuhr Abstand ge-
nommen werden, wenn die Differenz zwischen der kryoskopisch bestimmten und der aus den Serumkonzentrationen errechneten Osmolalität mehr als 15 mosmol/kg KG beträgt. Die Berechnung der Osmolalität soll auf mmol-Basis nach der Formel (Na + 5) x 2 +
Blutglukose + Harnstoff + Laktat erfolgen.

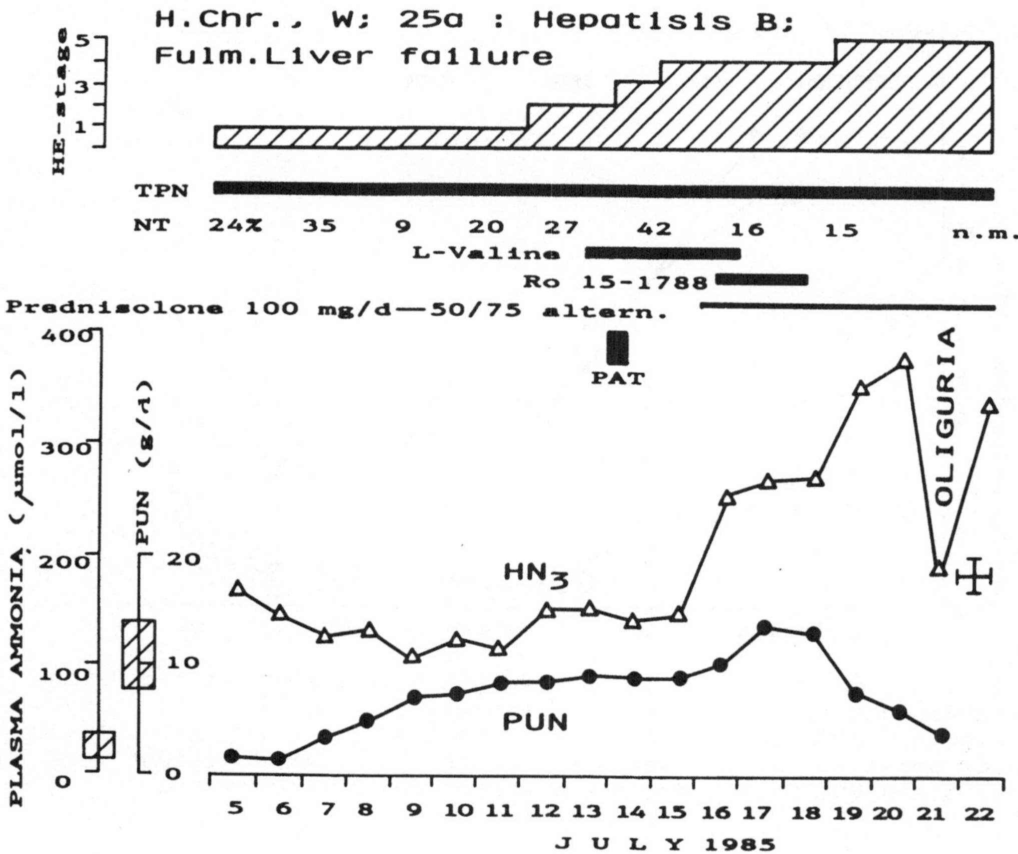

Abb. 5. Krankheitsverlauf einer 25jährigen Patientin mit fulminanter Hepatitis B

In der speziellen Situation, in der die Plasmakonzentration des
Ammoniaks pathologisch erhöht ist (über 100 µmol/l), kann angenommen werden, daß die Harnstoffbildung in der Leber einen sub-
maximalen Wert erreicht. Diese submaximale Harnstoffproduktion
ist ein Maß für die Aminosäurenelimination der Leber.

Die Abb. 5 zeigt eine Patientin mit fulminanter Hepatitis B,
die im Stadium I der hepatischen Enzephalopathie zur stationären Aufnahme kam. Bei der Aufnahmeuntersuchung war die Plasmakonzentration des Ammoniaks 180 µmol/l und die Harnstoffproduktionsrate betrug unter 1 g/d. Diese niedere Harnstoffproduktionsrate blieb auch am zweiten Tag unverändert und stieg danach ganz langsam in den subnormalen Bereich von 8 g/d an. Die
schlechte Leberfunktion führte zu einer allmählichen Intoxikation der Patientin und einer Verschlechterung der neuropsychiatrischen Symptomatik. Diese konnte weder durch die Zufuhr von
L-Valin noch durch die kontinuierliche intravenöse Zufuhr des
Benzodiazepinantagonisten Ro 15-1788 (0,5 mg/h) therapeutisch
beeinflußt werden. Eine zusätzliche Infektion mit Verschlechte-

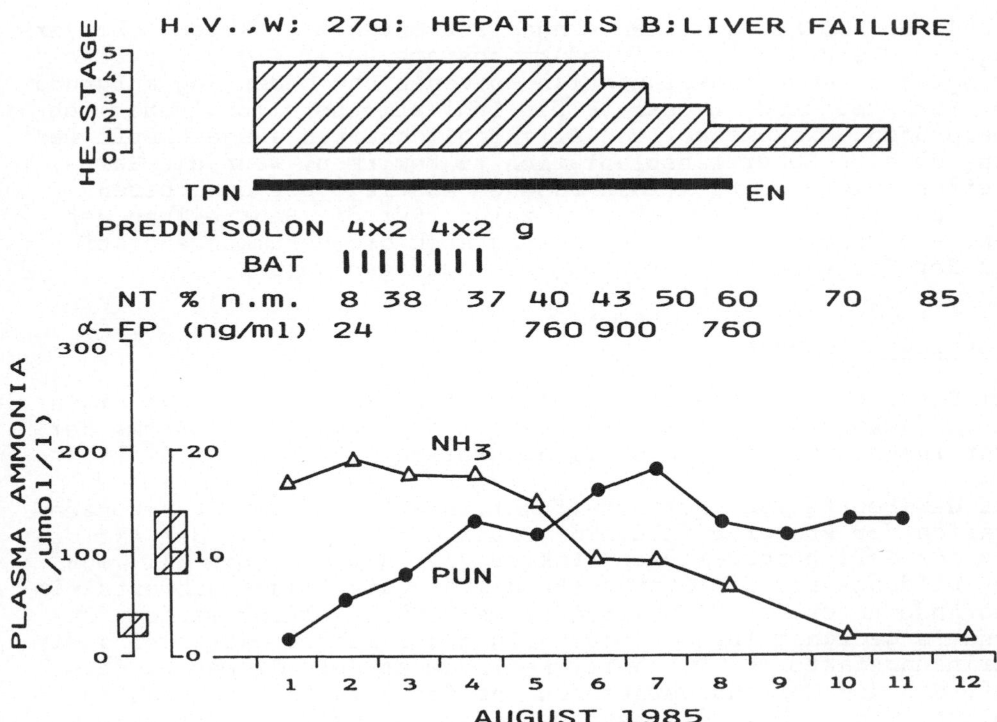

Abb. 6. Krankheitsverlauf einer 27jährigen Patientin mit fulminanter Hepatitis B

rung der Kreislaufsituation führte dann schließlich zu einem
neuerlichen Abfall der Harnstoffproduktionsrate und zum Exitus
der Patientin.

Die Abb. 6 zeigt eine Patientin mit fulminanter Hepatitis B,
die zum Zeitpunkt der Aufnahme bewußtlos war und bezüglich des
Ammoniaks und der Harnstoffproduktionsrate der Vorpatientin ver-
gleichbar war. Die tägliche Bestimmung der Harnstoffproduktionsrate zeigte einen raschen Anstieg in den Normalbereich, und es
kam zu einer Verminderung der Ammoniakkonzentration im Plasma.
Gleichzeitig bildeten sich die neuropsychiatrischen Symptome
der hepatischen Enzephalopathie zurück und die Patientin konnte
erfolgreich behandelt werden.

Der Krankheitsverlauf bei beiden Patientinnen mit einer fulminanten Hepatitis B (Abb. 5 und 6) zeigt, daß die Harnstoffproduktionsrate eine von der Leberfunktion abhängige, wenig schwan-
kende Größe ist. Durch die Umrechnung Harnstoffstickstoff x
6,25 = g Aminosäuren ergibt sie ein ungefähres Maß für die Eli-
minationskapazität der Leber von Aminostickstoff.

Darüber hinaus erlaubt die tägliche Bestimmung der Harnstoffproduktionsrate eine Abschätzung der Prognose des Patienten und
die Planung aufwendiger Therapieverfahren (Lebertransplanta-

tion). So sollte man einen jungen Patienten mit akutem Leberversagen und einer Harnstoffproduktionsrate unter 4 g/d für eine
dringliche Lebertransplantation vorsehen und jeden Tag aufgrund
der Harnstoffproduktionsrate die Indikationsstellung neuerlich
überprüfen. Hierbei sollten alle Möglichkeiten ausgeschöpft werden, um eine Lebertransplantation zu bewirken, wenn die Harnstoffproduktionsrate keinen raschen Anstieg über den oberen
Grenzbereich der Norm (15 g/d) zeigt. Für die Beurteilung der
Synthesekapazität der Leber sollen auch die Serumkonzentrationen der Proteine und Gerinnung herangezogen werden.

Proteinstoffwechsel

Bei Störungen der Leberfunktion kommt es zu einer frühzeitigen
Einschränkung der Proteinsynthese, die sich an der Abnahme der
Proteinkonzentration im Serum nachweisen läßt.

Bei der Beurteilung der Leberfunktion aufgrund der Serumkonzentration der Proteine (Albumin, Cholinesterase) bzw. der Aktivität der Gerinnungsfaktoren (Faktor VII, Antithrombin III) muß
der Bildungsort, die Synthesekapazität, die Plasmahalbwertszeit
und Änderungen des Verteilungsraums berücksichtigt werden. Besonders geeignet für die Beurteilung der Leberfunktion sind die
Gerinnungsfaktoren. Die Wertigkeit dieser Befunde beruht darauf, daß die Gerinnungsfaktoren und deren Inhibitoren nahezu
vollständig in der Leber synthetisiert werden. Die Vitamin-K-
abhängigen Gerinnungsfaktoren der sogenannten Prothrombinkom-
plexe (Faktor II, VII, IX und X) haben im Vergleich zu dem
ebenfalls in der Leber synthetisierten Albumin eine kurze biologische Halbwertszeit. Die kürzeste Halbwertszeit hat der Faktor VII mit 4 - 6 h. Globale Gerinnungstests mit hoher Faktor-
VII-Empfindlichkeit (z. B. der Normotest) sind für die Beurteilung der Syntheseleistung der Leber gut geeignet. Voraussetzung ist, daß kein Vitamin-K-Mangel vorliegt.

Das Antithrombin III wird ebenfalls fast ausschließlich in der
Leberparenchymzelle synthetisiert. Bei Leberzirrhose zeigt seine Plasmaaktivität und -konzentration ein paralleles Verhalten
zur Aktivität des Prothrombinkomplexes (12). Beim akuten Leber-
zerfall sinkt die Aktivität des Antithrombin III entsprechend
seiner biologischen Halbwertszeit von 67 h langsamer ab als der
Faktor VII. Ein Nachteil bei der Beurteilung der Leberfunktion
anhand der Aktivität der Gerinnungsfaktoren im Plasma ist die
Möglichkeit einer gesteigerten intravasalen Gerinnung, die Ursache für eine Unterschätzung der Leberfunktion sein kann (8).

Wenig Aufmerksamkeit wurde bislang dem Verlauf der Konzentration der Immunglobuline im Serum von Patienten mit Leberversagen geschenkt. Dies mag einerseits darauf beruhen, daß bei chronischen Lebererkrankungen die Gammaglobulinkonzentration im Serum erhöht und daher kein Ansatz für eine therapeutische Intervention gegeben ist. Es soll jedoch darauf hingewiesen werden,
daß bei Patienten mit akutem Leberversagen durch Zusammenbruch
der Funktionen des retikuloendothelialen Systems die Synthese
der Immunglobuline stark vermindert und dadurch die serogenen

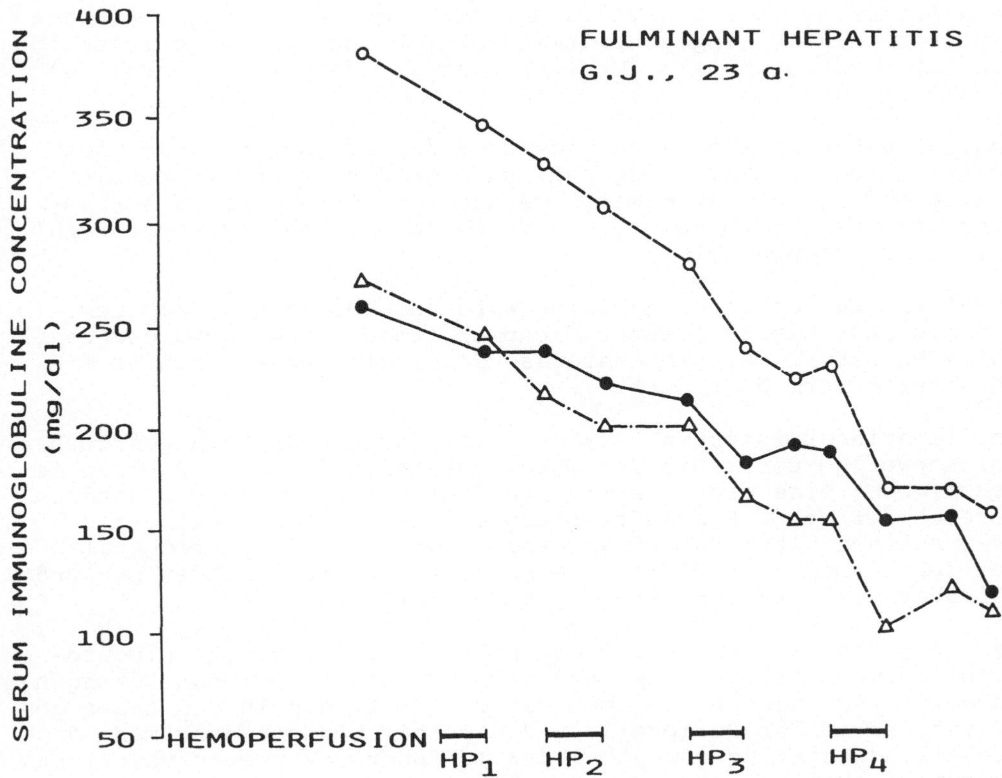

Abb. 7. Verlauf der Serumkonzentration der Immunglobuline IgG
(o---o), IgA (●---●), IgM (-.-) eines 23jährigen Patienten
mit fulminanter Hepatitis B unter einer kontinuierlichen parenteralen Ernährung mit 35 kcal Glukose/kg KG/d

Abwehrmechanismen der Patienten beeinträchtigt werden. Ein Beispiel zeigt die Abb. 7, in der die Konzentrationen der Immunglobuline IgA, IgG und IgM dargestellt sind. Alle drei zeigen einen gleichmäßigen Abfall und signalisieren den Funktionsausfall
der Leber.

Fettstoffwechsel

Im postprandialen Zustand ist die Leber der Syntheseort der Triglyzeride, die durch Veresterung der Fettsäuren mit Alphaglyce-
rophosphat im endoplasmatischen Retikulum gebildet werden. Die
Triglyzeride werden schrittweise durch die Einlagerung von Phos-
pholipiden, Cholesterin und Apolipoproteinen aufgebaut und über
den Golgi-Apparat als naszierende VLDL in das Venenblut abgege-
ben. Das von den Hepatozyten gebildete naszierende VLDL kann
von der hepatischen Lipoproteinlipase nicht hydrolysiert werden. Erst nach Einwirkung einer im Plasma vorhandenen Protease,
die von Apoprotein C einen Teil abspaltet, werden VLDL-Triglyze-
ride durch die extrahepatische Lipoproteinlipase gespalten.

Nach Abgabe des größten Teils an Triglyzeriden entsteht aus den
VLDL ein relativ triglyzeridreiches Lipoprotein, das bereits zu
den LDL gezählt und als IDL (Intermediate density lipoprotein)
bezeichnet wird.

Das IDL unterscheidet sich gegenüber dem LDL durch einen noch
relativ hohen Triglyzeridgehalt und den Gehalt an Apoprotein
C 2. Die Triglyzeride des IDL werden von der hepatischen Lipoproteinlipase hydrolysiert und durch Abspaltung vom Apoprotein
C 2 zu LDL umgewandelt.

Ebenfalls in der Leber gebildet wird das HDL, das in den Gewe-
ben als Cholesterinakzeptor dient und unter Einwirkung der Lezi-
thin-Cholesterin-Alkyltransferase das freie Cholesterin in die
veresterte Form überführt.

Bei leberinsuffizienten Patienten ist der Lipoproteinstoffwech-
sel schwer gestört. Die Gesamtkonzentration der Triglyzeride im
Serum weist eine große Varianz auf und ist im Mittel im unteren
Bereich der Norm. Die Auftrennung der Lipoproteine mit der
präparativen Ultrazentrifuge ergab, daß der Triglyzeridgehalt
der VLDL nahezu einheitlich vermindert war und jene der LDL und
HDL über einen weiten Bereich streuten (10).

Man muß daher annehmen, daß bei Leberinsuffizienz der Lipopro-
teinstoffwechsel sowohl Bildungs- als auch Verwertungsstörungen
aufweist. Am ehesten kann man bei den VLDL, die in der Leber gebildet und in der Peripherie hydrolysiert werden, annehmen, daß
die Bildungsstörung gegenüber der peripheren Verwertungsstörung
überwiegt. Daher findet man bei Patienten mit schwerem Leberversagen niedere Konzentrationen der Triglyzeride und des Choleste-
rins (unter 70 mg/100 ml), die auch während einer vollständigen
parenteralen Ernährung nicht wesentlich ansteigen. Daher können
die Triglyzeride und Cholesterinwerte im Serum ebenfalls einen
Hinweis auf die Leberfunktion geben.

Sogenannte Leberfunktionswerte

Zur Beurteilung der Leberfunktion werden seit vielen Jahren sogenannte Leberfunktionsparameter herangezogen. Diese sind einerseits die Serumaktivitäten der Enzyme GOT, GPT, LDH und GLDH,
die durch den Untergang von Hepatozyten freigesetzt werden und
dadurch in ihrer Aktivität im Serum ansteigen. Die Gammaglut-
amyltransferase und die alkalische Phosphatase werden zur Beurteilung einer Cholestase herangezogen. Als Exkretionsparameter
dient die Konzentration des Bilirubins im Serum.

Die oben erwähnten Parameter sind gut geeignet, um den Untergang von Leberzellen bzw. Exkretionsstörungen der Leber zu beurteilen. Sie sind in keiner Weise geeignet, die Vielzahl der biologischen Funktionen der Leber zu beschreiben oder um die Thera-
pieführung bzw. prognostische Beurteilung der Patienten zu ermöglichen. Dies gilt ganz besonders bei kritisch kranken Patienten, bei denen rasche Schwankungen der Leberfunktion durch eine
Perfusionsstörung der Leber bzw. Septikämien auftreten können.

Die richtige Einschätzung der Funktionsveränderungen der Leber
mag im Einzelfall schwierig sein, sie ist jedoch bei wiederholten Untersuchungen von leberabhängigen Metaboliten durchaus möglich.

Prinzipiell muß berücksichtigt werden, daß die Konzentrationen
der leberabhängigen Metaboliten im Serum erst sehr spät Abweichungen aufweisen. Die Leberfunktion muß auf unter 20 % der
Norm absinken, ehe signifikante Änderungen auftreten.

Bei der Beurteilung der Leberfunktion soll schrittweise vorgegangen werden und zuerst die Proteinsynthese der Leber aufgrund
der Plasmakonzentration der Cholinesterase, des Serumalbumins,
des Prothrombinkomplexes (Normotest) und des Antithrombin III
beurteilt werden. Erst wenn diese Proteine deutlich vermindert
sind, sollen basale Stoffwechselabläufe (Glukoneogenese, Harnstoffproduktionsrate) in die Beurteilung mit einbezogen werden.
Durch die stufenweise Heranziehung der einzelnen Parameter für
die Beurteilung der Leberfunktion entgeht man der Problematik
hepatisch beeinflußter Stoffwechselstörungen.

Zusammenfassung

Als Basis für die Beurteilung der Leberfunktion soll die Aktivität des Prothrombinkomplexes herangezogen werden. Bei einer Aktivität des Prothrombinkomplexes über 25 % der Norm können Parameter der Proteinsynthese und des Lipoproteinstoffwechsels
für die Beurteilung der Leberfunktion Verwendung finden. Bei einer Aktivität des Prothrombinkomplexes unter 25 % der Norm soll
die weitere Graduierung der Leberfunktion mit Hilfe der Harnstoffproduktionsrate erfolgen. Ergänzt werden kann diese Beurteilung durch die Bestimmung des Serumlaktats und der Differenz-
osmolalität.

Literatur

1. BINDER, H.: Die neuropsychiatrische Symptomatik des sogenannten Coma hepaticum. Wien. klin. Wschr. _93_, Suppl. 134 (1981)

2. BINDER, H., KLEINBERGER, G.: Die neuropsychiatrische Symptomatik der hepatischen Enzephalopathie. Leber Magen Darm _12_,
   183 (1982)

3. BRACHTES, D., RICHTER, E., LIEHR, H.: Leberkoma. In: Klinische Hepatologie (eds. H. A. KÜHN, H. WERNZE), p. 5.51.
   Stuttgart: Thieme 1979

4. KLEINBERGER, G.: Leberfunktionsstörungen und -schäden bei
   kritisch kranken Intensivpatienten. Leber Magen Darm _15_, 175
   (1985)

5. KLEINBERGER, G.: Störungen des Laktatstoffwechsels (Laktat-
   azidose). In: Handbuch der Infusionstherapie und Klinische
   Ernährung (eds. H. P. SCHUSTER, G. KLEINBERGER), Bd. 5. Infusionstherapie und klinische Ernährung in der Inneren Medizin, Neurologie und Psychiatrie , p. 154. Basel: Karger
   1985

6. KLEINBERGER, G., GABL, F., FERENCI, P., BINDER, H., PICH-
   LER, M., DRUML, W., GASSNER, A.: Koma bei Stoffwechselstörungen. Intensivmed. 17, 265 (1980)

7. KLEINBERGR, G., KOTZAUREK, R., PALL, H., PICHLER, M., SZE-
   LESS, S.: Parenterale Ernährung bei Coma hepaticum. Leber
   Magen Darm 6, 340 (1976)

8. KLEINBERGER, G., LECHNER, K., PICHLER, M., GASSNER, A.,
   DRUML, W.: Gerinnungsstörungen beim akuten Leberversagen
   und ihre Substitution. Infusionstherapie 6, 137 (1979)

9. KLEINBERGER, G., SCHNEEWEISS, B., DRUML, W., LAGGNER, A.,
   LENZ, K.: Partielle parenterale Ernährung bei schwerer
   Virushepatitis. Leber Magen Darm 14, 78 (1984)

10. KLEINBERGER, G., WIDHALM, K.: Besonderheiten des Energie-
    stoffwechsels und seiner Deckung bei leberinsuffizienten
    Patienten. In: Der Energiestoffwechsel und seine Deckung
    (eds. G. KLEINBERGER, J. ECKART). Klinische Ernährung, Bd.
    7, p. 189. München: Zuckschwerdt 1982

11. ROSSI FANELLI, F., ANGELICO, M., CANGIANO, C., et al.: Ef-
    fect of glucose and/or branched chain amino acid infusion
    on plasma amino acid imbalance in chronic liver failure.
    JPEN 5, 414 (1981)

12. THALER, E., KLEINBERGER, G.: Die hepatische Koagulopathie -
    Grundlagen und therapeutische Ansätze. Leber Magen Darm 12,
    193 (1982)

Einzelorganinsuffizienz im Rahmen einer Intensivtherapie – Gehirn –

Von E. Pfenninger

1 Definition

Unter einer zerebralen Insuffizienz verstehen wir ein plötzlich
oder langsam progredient sich entwickelndes Abweichen in quali-
tativer oder quantitativer Hinsicht vom bisherigen zerebralen
Leistungsverhalten mit der potentiellen Möglichkeit der Reversibilität. Die Abweichungen können dabei entweder in horizontaler
Richtung im Sinne einer qualitativen Veränderung als produktive
oder regressive Symptome imponieren oder in vertikaler Richtung
als eingeschränkte Bewußtseinslage.

Spätestens mit der Erkenntnis, daß die Erhaltung einer intakten
Hirnfunktion über Erfolg oder Mißerfolg einer Intensivtherapie
entscheidet, hat sich die klinische Forschung der Ätiologie,
Diagnose und Behandlungsmöglichkeiten der zerebralen Insuffizienz angenommen, um das Gehirn vor Traumen, schweren Erkrankungen oder Vergiftungen zu schützen (26). Die Entwicklung erfolg-
versprechender Behandlungskonzepte ist jedoch außerordentlich
schwierig, da einerseits fundierte Kenntnisse über die detail-
lierten Funktionsabläufe des Gehirns noch wesentlich lückenhaf-
ter sind als bei anderen Organen, andererseits aber eine Unzahl
von Interaktionen mit anderen Organen besteht (26).

2 Ätiologie der zerebralen Insuffizienz

Ätiologisch läßt sich die zerebrale Insuffizienz in eine primäre und sekundäre Insuffizienz einteilen (Tabelle 1). Bei der
primären Affektion des Zerebrums handelt es sich um Verletzungen, Subarachnoidalblutungen, intrazerebrale Blutungen, benigne
und maligne Wucherungen, aber auch um Entzündungen der Hirnhäu-
te oder des Gehirns selbst. Ätiologisch besonders interessant
sind Beeinträchtigungen, die auf Störungen der Leber oder der
Niere beruhen, da sie über ihre charakteristischen Veränderungen der Körperhomöostase vielleicht Einblick in zerebrale Stoffwechselabläufe vermitteln könnten.

3 Pathophysiologie der zerebralen Insuffizienz

3.1 Primäre zerebrale Insuffizienz

Pathophysiologisch spielt bei der primären zerebralen Insuffizienz, aber auch bei zerebralen Schäden, die durch einen Herz-
Kreislauf-Stillstand ausgelöst wurden, die Ischämie eine domi-
nierende Rolle (34). Sucht man nach der Ursache, warum das Gehirn gegenüber anderen Organen um so viel mehr empfindlicher
auf Sauerstoffmangel reagiert, so lassen sich im wesentlichen
drei Gründe eruieren (14):

Tabelle 1. Ätiologie der zerebralen Insuffizienz

Primäre zerebrale Insuffizienz	
- Schädel-Hirn-Trauma	- Meningitis
- Subarachnoidalblutung	- Enzephalitis
- Tumor	
- Blutung	
- Ischämie	

Sekundäre zerebrale Insuffizienz

- Hypoxydose

- Exogene Intoxikation

- Endogene Intoxikation
  Leber
  Niere
  Zuckerstoffwechsel
  Säuren-Basen-Haushalt
  Endokrine Komata

- Da dem Gehirn Sauerstoffspeicher fehlen, reichen die vorhandenen Energiereserven zur Deckung des energetischen Bedarfs nur für ca. 3 min aus.

- Im Gegensatz zu anderen Organen ist die Energiebereitstellung zur Aufrechterhaltung funktioneller Leistungen durch einen anaeroben Stoffwechsel nicht ausreichend, der hohe Umsatz des Gehirns kann nur durch den oxydativen Abbau exogen zugeführter Substrate aufrechterhalten werden.

- Eine additive Zuschaltung funktionell ruhender Gefäßabschnitte bei kritischer Energieversorgung ist nicht möglich, da bereits im Ruhezustand alle Gefäßbezirke eröffnet sind und als Bedarfsregulation nur eine Weitstellung der zerebralen Gefäße möglich ist. Den zerebralen Gefäßen vorgeschaltet ist jedoch die extrakranielle Zufuhr, die zumindest im Alter häufig Stenosierungen unterliegt (42).

Der Stoffwechsel des Gehirns verbraucht ca. 20 % des vom Körper aufgenommenen Sauerstoffs, und dies ohne äußere Leistung zu produzieren, sondern nur zur Aufrechterhaltung der elektrischen Aktivität (17) und des Strukturumsatzes. Grundvoraussetzung zum Erhalt der elektrischen Aktivität stellt die uneingeschränkte Synthese der energiereichen Phosphate dar (Tabelle 2). Aus den physikalischen und biochemischen Betrachtungen ist ersichtlich, daß hierzu neben Sauerstoff Glukose in ausreichender Form benötigt wird. Außer im hypoglykämischen Koma kann man jedoch davon ausgehen, daß Glukose nicht nur ausreichend, sondern sogar im Überschuß vorhanden ist; dies wirkt sich besonders nachteilig während einer inkompletten Ischämie aus, in der bei Sauerstoffmangel aus Glukose Laktat produziert wird, mit der Folge einer

Tabelle 2. Physikochemische Voraussetzungen zur zerebralen Energiebereitstellung

---

I. $CBF = \dfrac{CPP}{CVR} = \dfrac{MAP - ICP}{CVR}$

II. $CVR = \dfrac{8 \cdot l \cdot}{r^4 \cdot}$

III. $O_2\ DEL = CBF \cdot Hb_a \cdot 1,39 \cdot \dfrac{SaO_2}{100}$

IV. $6\ (O_2) + (Glukose) \qquad 6\ (CO_2) + 7\ (H_2O)$
$$38\ (ATP)$$

---

unter Umständen enormen Ansäuerung und damit Schädigung der Nervenzelle (34). Das zerebrale Sauerstoffangebot ist nicht nur abhängig von der zerebralen Durchblutung, die sich direkt proportional zum zerebralen Perfusionsdruck und umgekehrt proportional zum Gefäßwiderstand verhält, in den der Gefäßdurchmesser in der 4. Potenz eingeht, sondern ebenso spielen die Blutviskosität sowie eine ausreichende Sauerstoffsättigung eine Rolle. Aus diesen theoretischen Überlegungen lassen sich zwanglos therapeutische Ansatzpunkte ableiten.

Wie schon angedeutet, ist vor allem die inkomplette Ischämie bedeutsam, insbesondere wenn sie mit einem erhöhten Blutzuckerspiegel einhergeht; die Arbeitsgruppe um SIESJÖ (35) berichtete von einem exzessiven Laktatanstieg während inkompletter Ischämie bei vorbestehender Hyperglykämie.

Man weiß heute, daß die elektrische Hirnaktivität bei Durchblutungswerten von 15 - 20 ml/min/100 g Hirngewebe erlischt, die evozierten Potentiale unterhalb 15 ml/min/100 g nicht mehr nachweisbar sind und ab 10 ml/min/100 g durch Natriumeinstrom, Kaliumausstrom und vor allem einen verhängnisvollen extra-intrazellulären Kalziumshift die Zellzerstörung beginnt (1). Als wichtigste Erkenntnis der letzten Jahre kam hinzu, daß die genannten Zahlen keine absolute Gültigkeit besitzen, sondern zeitabhängig sind (13). So kann mit zunehmender Zeitdauer eine noch ausreichende Durchblutung kritisch und damit die Integrität der Zelle zerstört werden. Besonders gefährdet sind Patienten im protrahierten Schock, wenn dieser mit einer weiteren Schädigung des Zerebrums vergesellschaftet ist. Der arterielle PO_2 kann zwar unter Normalbedingungen bis auf Werte um 30 mm Hg absinken, allerdings reagieren bestimmte zerebrale Leistungen sehr empfindlich auf einen schon geringen Sauerstoffabfall (Abb. 1). So weisen die Dunkeladaptation und gewisse psychologische Tests schon oberhalb eines PaO_2 von 45 mm Hg wesentliche Einschränkungen auf und ab 40 mm Hg kommt es zu ausgeprägten mentalen Ausfallserscheinungen. Eventuell gehen auch schon leichtere Grade einer Hypoxie mit frühzeitig einsetzender Änderung im Transmitterstoffwechsel einher (Abb. 2).

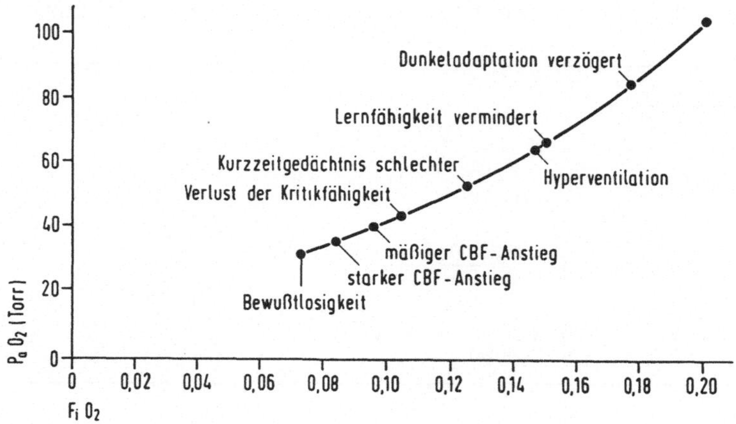

Abb. 1. Veränderung der zerebralen Funktion mit abnehmendem Sauerstoffpartialdruck (35)

3.2 Sekundäre zerebrale Insuffizienz

Veränderter Transmitterstoffwechsel, zerebrale Aminosäurenimbalancen sowie dadurch bedingte Veränderungen der Membran-ATPase und der elektrischen Aktivität sind vermutlich die Kennzeichen einer sekundären zerebralen Insuffizienz. HASSELGREN und FISCHER (12) versuchten 1986 einen einheitlichen Pathomechanismus sowohl für die hepatische, die urämische und auch die septische Enzephalopathie zu finden. Bei allen drei Patientengruppen sind abnorme Plasmaaminosäurenmuster zu finden, teilweise gerade bei denjenigen Aminosäuren, die als Präkursor neuraler Überträgerstoffe gelten. Gemeinsam ist allen drei Erkrankungen auch eine Störung der Blut-Hirn-Schranke, wahrscheinlich bedingt durch die Hemmung der Membran-ATPase. So fanden die Autoren im Hirngewebe erniedrigte Spiegel an Arginin und Serin, während Phenylalanin, Thyrosin, Tryptophan, Methionin, Zystein, Glutamin und Histidin erhöht waren. Für die zerebralen Aminosäurenveränderungen könnte einmal die auch im Plasma zu findende Änderung verantwortlich sein, zum anderen aber durch Störung der Blut-Hirn-Schranke ein verändertes Transportverhalten in das Gehirn bedingt sein.

Für die letztere Hypothese würde sprechen, daß gerade die neutralen Aminosäuren im Gehirn erhöht sind. Bei derart veränderten Aminosäurenmuster im Gehirn nimmt es nicht wunder, daß das Neurotransmitterprofil ebenfalls Alterationen zeigt. Der Serotoninstoffwechsel ist erhöht, während die katecholaminergen Überträger Noradrenalin und DOPAC erniedrigt sind. Falsche Neurotransmitter wie Octopamin werden ebenfalls bei allen drei Erkrankungen gefunden. Durch die Blut-Hirn-Schrankenstörungen ist eine erhöhte Ödemneigung zu befürchten, die sich vor allem während einer Hämodialyse bedrohlich manifestieren kann.

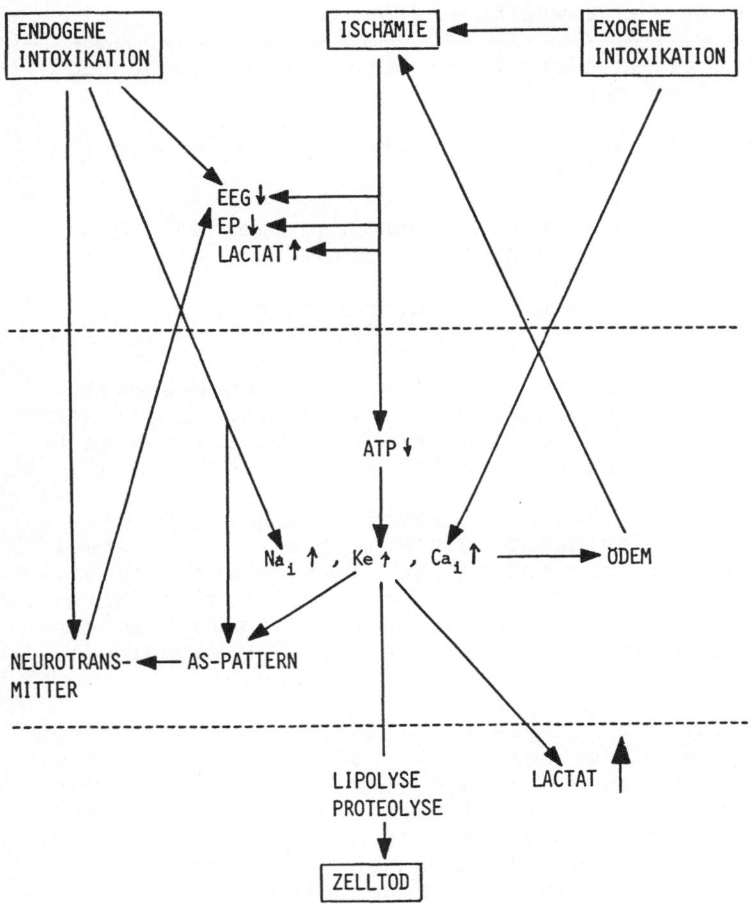

Abb. 2. Pathogenese der zerebralen Insuffizienz. Die drei Stufen von oben nach unten entsprechen den Stadien "Funktionsumsatz", "Erhaltungsumsatz" und "Zelltod"

4 Gradeinteilung der zerebralen Insuffizienz

Die Beurteilung der Schwere der zerebralen Insuffizienz ist beim Intensivpatienten insofern von Wichtigkeit, da sich hierdurch sehr oft ein globaler Eindruck über Entwicklung und Ablauf von Prozessen, mitunter auch extrazerebraler Natur gewinnen läßt, die für den Intensivpatienten lebensbedrohliche Situationen darstellen oder sich dazu entwickeln können. Eine zerebrale Insuffizienz äußert sich in einer Beeinträchtigung des Bewußtseins, signalisiert eine zunehmende Gefährdung des Patienten und zeigt, wie erheblich die Einwirkungen der Grundkrankheit auf die neuronalen Strukturen sind. Einschränkend muß jedoch gesagt werden, daß durch Sedativa und Analgetika die Evaluierung oft erschwert oder gar unmöglich ist. Zur Beurteilung der Bewußtseinslage empfiehlt sich die Anwendung einer einfachen Gradeinteilung, die von allen beteiligten Ärzten auch ohne

Tabelle 3. Einteilung der Bewußtseinsstörung

<u>Bewußtseinsklar</u>	Ungestörte Wahrnehmung der Umgebung und seiner selbst
<u>Durchgangssyndrom</u>	Körperlich begründbare psychopathologische Auffälligkeit
<u>Bewußtseinsgetrübt</u>	Verminderte Wahrnehmung, aber auf Anruf und Schmerzreiz erweckbar
<u>Bewußtlos (Koma)</u>	Unerweckbar auf Schmerzreiz

neurologische Zusatzausbildung, notfalls vom Pflegepersonal, vorgenommen werden kann. Komplexe qualitative Gradeinteilungen sind von geringem Nutzen und sollten einer ausführlichen fachneurologischen Untersuchung vorbehalten sein.

Grundsätzlich unterscheiden wir Bewußtseinsklarheit, Bewußtseinstrübung und Bewußtlosigkeit oder Koma (Tabelle 3). Abweichend von dieser Dreiteilung muß man aber gerade auf Intensivstationen wegen seines häufigen Auftretens zwischen Bewußtseinsklarheit und Bewußtseinstrübung noch ein sogenanntes Zwischenstadium, das Durchgangssyndrom, unterscheiden. Wegen seiner Wichtigkeit soll darauf näher eingegangen werden.

Unter Bewußtseinsklarheit verstehen wir die ungestörte Wahrnehmung der Umgebung und seiner selbst. Bewußtseinstrübung ist ein Zustand verminderter Wahrnehmung, der Patient öffnet zwar die Augen auf Anruf oder Schmerzreiz, ist aber weder zeitlich noch örtlich orientiert. Bewußtlosigkeit oder Koma ist ein Zustand von Unerweckbarkeit auf Anruf oder Schmerz. Das Koma kann man in vier Grade einteilen, beginnend von gezielten Abwehrbewegungen auf Schmerzreize, über ungezielte Abwehrbewegungen, fehlende Abwehrbewegungen bis hin zum Erlöschen der Schutzreflexe. Wenn auch die spontane Atemtätigkeit und die Kreislaufregulation sistieren, droht der Tod unmittelbar einzutreten.

Begriffe wie Benommenheit, Apathie, Somnolenz, Sopor oder Stupor sollten möglichst vermieden werden, weil ihre Interpretation von Untersucher zu Untersucher variiert und ihre Verwendung daher zu Mißverständnissen führen kann (<u>44</u>).

Um Befundänderungen - auch kleinerer Natur - graduell und vergleichend beurteilen zu können, empfiehlt sich die weitergehende Beschreibung des Bewußtseinszustandes z. B. anhand des sogenannten Glasgow-Coma-Scale.

4.1 Das postoperative Durchgangssyndrom

Ein auf Intensivstationen immer wieder anzutreffendes Phänomen stellen postoperative oder postintensivtherapeutische Verwirrtheitszustände dar. Diese psychischen Auffälligkeiten haben vor allem im Rahmen der ausgeweiteten Alterschirurgie und im Rahmen der Gefäß- und Herzchirurgie zugenommen. So fanden LEHMANN und

Mitarbeiter (zit. nach <u>10</u>) psychische Auffälligkeiten bei fast
allen von ihnen untersuchten herzoperierten Patienten, wobei 40 %
der Patienten eine leichte bis mittelschwere Symptomatik mit An-
triebsmangel, Anomalie der Affekte und anamnestische Störungen
boten. Bei einer Kontrollgruppe nach allgemeinchirurgischen
Eingriffen fanden sich lediglich bei 30 % der untersuchten Patienten psychische Alterationen, die Symptome waren bei dieser
Gruppe jedoch allerhöchstens als leicht zu bezeichnen.

In unserem eigenen Krankengut können wir Verwirrtheitszustände
in bis zu 80 % nach abdominellen Aortenersatzoperationen beobachten. Der zeitliche Verlauf postoperativer oder intensivtherapeutischer Störungen ist sehr variabel, er dauert Tage, teilweise auch bis zu Wochen; die Störungen stellen sich Stunden
bis Tage nach einer Operation oder nach Beendigung der Sedie-
rungsmaßnahmen auf der Intensivstation ein. Nach WIECK (<u>42</u>) handelt es sich um ein sogenanntes Durchgangssyndrom, wobei die
psychischen Störungen ausschließlich reversibel und ohne Bewußt-
seinstrübungen sind. Zum Wesen des postoperativen Durchgangssyn-
droms gehört neben der Reversibilität die körperliche Begründbarkeit, es gehört somit in den Formenkreis der Funktionspsychosen.

Die postoperativen Funktionspsychosen bieten ein vielfältiges
Erscheinungsbild, das bei Patienten mit leichtem Durchgangssyndrom oft als depressive Verstimmung imponiert, während bei mit-
telschwerer Symptomatik produktive Erscheinungen - wahnhafte Ge-
danken, aber auch Halluzinationen und illusionäre Verkennung -
zu finden sind. Psychomotorische Unruhezustände sind vor allem
bei der schwersten Verlaufsform zu finden. BENOS (<u>3</u>) konnte
durch systematische psychopathometrische Verlaufsuntersuchungen
zeigen, daß sich die Funktionspsychosen vor allem zur Nachtzeit
verschlechtern.

Ätiologisch ist für das postoperative Durchgangssyndrom ein mul-
tifaktorielles organisches Geschehen anzunehmen, wobei jedoch
bis heute keine eindeutige Vorhersage über das Auftreten getrof-
fen werden kann. Allenfalls lassen sich, wie schon ausgeführt,
besonders prädisponierte Patientengruppen definieren. Als eventuelle auslösende Faktoren lassen sich die zerebrovaskuläre Insuffizienz, Medikamentenüberhang, Schlafentzug, ungewohnte Umgebung und Reizeindrücke, zentrales anticholinerges Syndrom sowie
mildere Verlaufsformen postoperativer endogener Disäquilibrie-
rungssyndrome anschuldigen. Am bedeutendsten dürfte die zerebrovaskuläre Insuffizienz sowie das eventuell in seinem Auftreten
häufig unterschätzte zentrale anticholinerge Syndrom in der ex-
zitatorischen Ausprägungsform sein.

Therapeutisches Grundprinzip der Behandlung eines Durchgangssyn-
droms ist wegen der körperlichen Begründbarkeit einer Funktions-
psychose die kausale Behebung der auslösenden Ursache. Die Anhebung eines abgefallenen Blutdrucks, die Besserung einer pulmonalen Störung der Sauerstoffaufnahme sowie die Beseitigung von
Stoffwechselstörungen stehen ganz im Vordergrund. Das zentrale
anticholinerge Syndrom wird kausal mit Physostigminsalizylat
therapiert. Die sicherlich nur adjuvierende Syndromtherapie muß

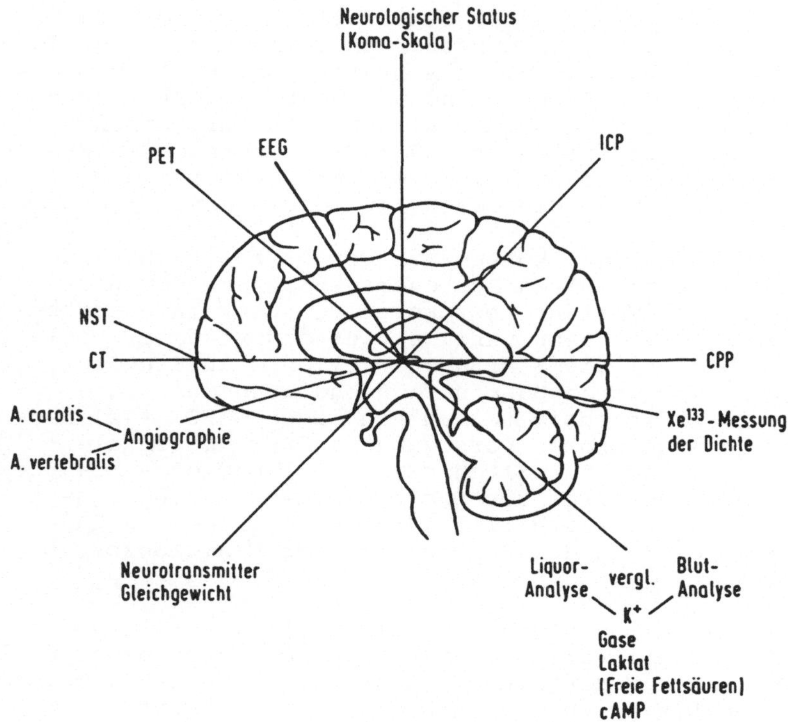

Abb. 3. Diagnostische Möglichkeiten zur Überwachung der zerebralen Funktion (CT = Computertomographie; NST = Nuklearspintomographie; PET = Positronenemissionstomographie) (33)

nach psychiatrischen Zielsymptomen erfolgen. So kann der Einsatz von antriebssteigernden Thymoleptika bei depressiven Zuständen oder von dämpfenden Psychopharmaka bei produktiven Symptomen mit Erregungs- und Verwirrtheitszuständen angezeigt sein (19). Zurückhaltung gegenüber Barbituraten und Hypnotika ist bei der Behandlung von Schlafstörungen angezeigt (19).

5 Überwachung der zerebralen Funktion

Die heute zur Verfügung stehenden Möglichkeiten zur Überwachung der zerebralen Funktion zeigt Abb. 3. Bei der Überprüfung der Hirnfunktion im Rahmen der Intensivtherapie müssen nach WALSER (41) drei Gesichtspunkte bedacht werden:

- Die Auswahl einer geeigneten Methode.
- Das Erfassen der relevanten Parameter.
- Das Umsetzen der gewonnenen Informationen in ärztliches Handeln.

Tabelle 4 zeigt die Problematik, die sich schon bei der Auswahl der geeigneten Methode ergibt. Wenn man noch fordert, daß die gewonnenen Informationen sofort verfügbar, die Methode nicht-in-

Tabelle 4. Vergleich der Eignung zur Langzeitüberwachung
verschiedener Untersuchungsmethoden (<u>41</u>)

	EEG	EP	DS	CT	IXCL	PET
Nicht-invasiv	+	+	+	+	–	+
On-line-Resultat	+	+	+	+	(+)	–
Kontinuierlich durchführbar	+	–	–	–	–	–
Am Krankenbett durchführbar	+	+	+	–	–	–
Einfache Parameter	(+)	+	+	–	–	–
Einfache Wartung	+	+	+	(+)	–	–
	6/6	5/6	5/6	3/6	1/6	1/6

EEG = spontane EEG-Aktivität
EP   = evozierte Potentiale
DS   = Doppler-Sonographie extrakranieller Gefäße
CT   = Computertomographie des Schädels
IXCL = Intrakarotidielle Xenonclearance INGVAR
PET = Positronenemissiotomographie

vasiv und die Untersuchung beliebig oft am Krankenbett wieder-
holbar sein muß, bleiben nur wenige Verfahren übrig.

Zur Funktionsanalyse bewußtseinsgestörter Patienten kommt der
Untersuchung der bioelektrischen Aktivität des Gehirns besondere Bedeutung zu. Dies wird noch akzentuiert, wenn aus extrazere-
bralen Ursachen eine starke Sedierung oder gar Relaxierung notwendig ist (<u>16</u>). Unter bioelektrischen Aktivitäten verstehen
wir zum einen die Spontanaktivität der Neurone, ablesbar als
EEG, zum anderen die Antwort bestimmter, topographisch festge-
legter Neurone auf einen externen Reiz, die sogenannten evozierten Potentiale. Da das herkömmliche EEG für Nichtneurologen wenig aussagekräftig ist, kommt es heute fast ausschließlich in
aufgearbeiteter Form zur Darstellung, am weitesten verbreitet
ist die sogenannte Spektralfrequenzanalyse. Die Arbeitsgruppe
um Frau PICHLMAYR (<u>20</u>, <u>31</u>) beschreibt charakteristische zeitliche Veränderungen unter Hypoxie und Ischämie. Bei einer arteriellen Sauerstoffsättigung von 70 % tritt eine Alpha- und The-
taaktivierung, bei einer Sauerstoffsättigung von 50 % die elektrische Stille ein (<u>18</u>). Eine EEG-Verlangsamung tritt ebenfalls
ein, wenn der zerebrale Blutfluß um 50 % reduziert ist. Wir
selbst zeigten im Tierexperiment mit zunehmendem Hirndruck ganz
charakteristische Desynchronisationserscheinungen mit einer Verschiebung zu niedrigen Frequenzen (Abb. 4). Limitierend wirkt
sich jedoch aus, daß die meisten Intensivpatienten einer mehr
oder minder starken Sedierung bedürfen, die bei einer Barbiturattherapie sogar bis zur Isoelektrik der Hirnströme führen
kann. Auch läßt sich im Spontan-EEG für die meisten verwendeten
Analgetika und Sedativa keine gute Korrelation zum Sedierungs-
grad erstellen, vor allem wenn Medikamentenkombinationen eingesetzt werden.

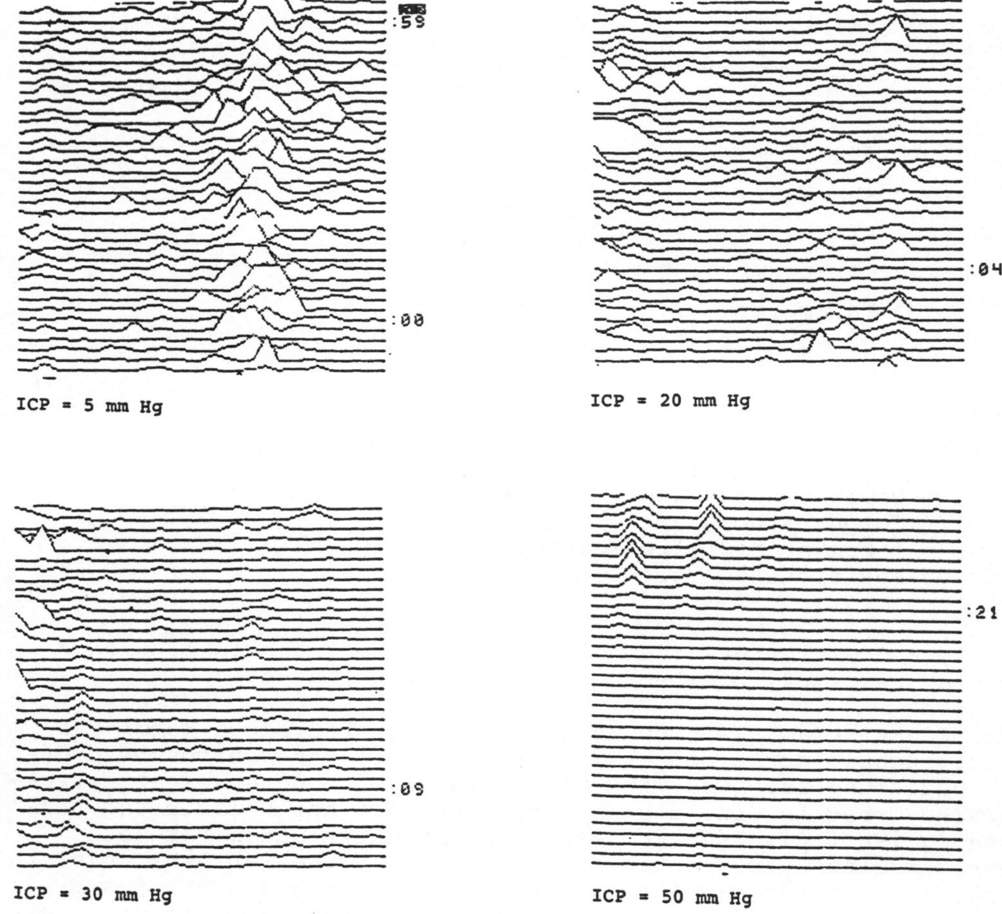

Abb. 4. Zunehmende EEG-Frequenzverschiebung zu niedrigeren Frequenzen mit ansteigendem Hirndruck

Viel mehr Unabhängigkeit gegenüber eingesetzten Medikamenten zeigen dagegen die evozierten Potentiale. Bei der Reizung des Nervus medianus (somatosensorisch evozierte Potentiale) lassen sich sowohl über der Medulla oblongata als auch über dem Gyrus postcentralis ganz charakteristische Potentialschwankungen ableiten, deren einzelne Spitzen bestimmte Kerngebiete repräsentieren. Bei einer akustischen Reizung kann die Erregungsleitung über den Nervus cochlearis durch den ganzen Hirnstamm verfolgt werden, ein Verfahren, das sich besonders für Lokalisation von Hirnstammschäden oder zum Ausschluß des Hirntodes trotz isoelektrischem EEG eignet (16). Bei der Ableitung somatosensorisch evozierter Potentiale hat sich besonders ein Parameter, die zentrale Überleitungszeit (CCT), als resistent gegen äußere Einflüsse wie Sedierung, Hypothermie, Hyperthermie oder auch unterschiedliche Körpergröße erwiesen. Die CCT repräsentiert die Zeitdifferenz zwischen unterer Medulla oblongata und Gyrus postcentralis. Mit 5,6 ± 0,5 ms beim Menschen gelten Ab-

Tabelle 5. Zusammenhang zwischen verlängerter somatosensorischer zentraler Überleitungszeit im Koma und endgültigem Überleben der Patienten[1] (16)

Zentrale Überleitungszeit	"Ausgang"	
	Gut[2]	Nicht gut[3]
Innerhalb von zehn Tagen nach Komabeginn (n = 18)		
Normal	8	2
Verlängert	2	6[4]
		(p = 0,030)
Innerhalb von 35 Tagen nach Komabeginn (n = 24)		
Normal	11	2
Verlängert	0	11[4], [5]
		(p < 0,001)

1) "Verlängerte Überleitungszeit" bedeutet mehr als drei Standardabweichungen über dem Normalwert
2) Gut: keine oder nur leichte Behinderung
3) Nicht gut: verstorben, vegetativer Zustand oder schwerste Behinderung
4) Bei zwei Patienten ließen sich keine Antwortpotentiale ableiten
5) Bei einem Patienten ließ sich rechtsseitig kein Antwortpotential ableiten

weichungen um mehr als den 3s-Bereich als pathologisch und zeigen bei Persistieren eine ungünstige Prognose an. HUME und CANT (16) fanden, daß sowohl nach zehn als auch nach 35 Tagen ein hochsignifikanter Zusammenhang zwischen CCT und Überleben des Patienten besteht (Tabelle 5). Obwohl der Stellenwert beider hirnelektrischer Überwachungsmethoden noch einer genaueren Quantifizierung bedarf, glaube ich, daß sich das Spontan-EEG als kontinuierliche Überwachungsmethode zur raschen Erkennung einer akuten Verschlechterung des Zerebrums eignet, Alarmgrenzen müssen jedoch noch ausgearbeitet werden. Die evozierten Potentiale hingegen, diskontinuierlich abgeleitet, stellen ein gutes prognostisches Kriterium dar.

Untersuchungen von MILLER et al. (27) zeigten, daß mit zunehmendem intrakraniellem Druck die Prognose quoad vitam sich drastisch verschlechtert. Da sich gerichtete und ungerichtete Hirndrucksteigerungen unterschiedlich kombinieren können, gibt es keine klinisch relevanten Frühsymptome für eine Hirndruckerhöhung, hieraus ergibt sich die zwingende Notwendigkeit, den Schädelinnendruck apparativ invasiv zu messen. Durchgesetzt hat sich hierzu die epidurale Druckmessung mit Miniaturdruckaufnehmern, wenn auch in neurochirurgischen Kreisen die Ventrikeldruckmessung noch weit verbreitet ist. Die Indikation zur Hirndruckmessung (Tabelle 6) ergibt sich aus dem Grad der Bewußtseinseinschränkung, aber auch aus Gründen der Nicht-Beurteilbarkeit des Bewußtseins aus extrakraniellen Ursachen (29). Da eige-

Tabelle 6. Indikationen zur Hirndruckmessung

1. Glasgow-Coma-Scale $\leq$ 7
2. Glasgow-Coma-Scale > 7 und Status nach Kraniotomie wegen Epiduralhämatom, Subduralhämatom, größerer Impressionsfrakturen
3. Initiale Bewußtlosigkeit sowie erschwerte neurologische Befunderhebung und Beurteilung
4. Vor Operationen bei initialer Bewußtlosigkeit und erschwerter neurologischer Beurteilung - es sei denn, daß aus vitaler Indikation keine Zeit für eine Sondenplazierung besteht
5. Zunehmende Hirndruckzeichen im CT (kritische Befundbewertung)

ne Untersuchungen (30) gezeigt haben, daß ca. ein Drittel der Patienten mit akutem Schädel-Hirn-Trauma bei Klinikaufnahme behandlungsbedürftig erhöhte Hirndrücke aufwiesen, ist für eine Frühmessung des intrakraniellen Drucks zu plädieren. Ob wegen der bestehenden Störungen der Blut-Hirn-Schranke bei hypoxischer Hirnschädigung oder endogener Intoxikation ebenfalls eine intrakranielle Druckmessung indiziert ist, bleibt weiteren Untersuchungen vorbehalten. Länger bestehende intrakranielle Druckwerte über 25 mm Hg beim Erwachsenen und 20 mm Hg beim Kind halten wir für behandlungsbedürftig.

Es hat sich gezeigt, daß durch die Einführung der Computertomographie die diagnostischen Möglichkeiten auf neurologisch-neurochirurgischem Gebiet erweitert worden sind. Durch die Computertomographie ist es möglich, auf nicht-invasivem Wege pathologische Veränderungen hinsichtlich ihrer genauen Lokalisation und Artdiagnose in vivo nachzuweisen. Die Trefferquote beträgt heute bei den meisten intrakraniellen Prozessen über 98 %.

Die Indikation zur CT-Untersuchung bei einer zerebralen Insuffizienz ist gegeben, wenn nach Einlieferung in die Klinik die vitalen Funktionen gesichert sind und sich der Patient in einer ersten Stabilisierungsphase befindet. Eine CT-Untersuchung sollten alle Patienten erhalten, die bei der Erstuntersuchung ein neurologisches Defizit aufweisen. Im einzelnen sind dies Patienten mit anhaltender Bewußtlosigkeit, Patienten mit einem akuten Schädel-Hirn-Trauma, bei denen der Bewußtseinszustand wegen anderweitigen Gegebenheiten (Intubation, Narkose) nicht beurteilt werden kann, sowie Patienten mit SHT, deren Bewußtseinszustand zwar ad hoc beurteilbar ist, die sich aber einer längerdauernden artifiziellen Bewußtlosigkeit (Narkose) unterziehen müssen.

Ein Kontroll-CT sollte grundsätzlich nach 24 h durchgeführt werden, da sich oftmals erst in diesem Kontroll-CT pathologische Befunde darstellen (Kontusionsherde, zunehmende Einblutungen usw.). Über weitere Kontroll-CT-Untersuchungen muß separat im Einzelfall entschieden werden. Auf alle Fälle ist es unverzüglich dann durchzuführen, wenn ein schneller Hirndruckanstieg festgestellt wird. Nur mit einem Controll-CT kann eine operationsbedürftige intrakranielle Blutung ausgeschlossen werden.

Wir halten somit bei einer zerebralen Insuffizienz eine kontinuierliche Überwachung des intrakraniellen Drucks, des arteriellen Blutdrucks und der Spontan-EEG-Tätigkeit für notwendig. Diskontinuierlich sollten evozierte Potentiale, der klinisch-neuro-
logische Status bestimmt und CT-Untersuchungen durchgeführt werden. Der Stellenwert der zerebralen Blutflußmessung sowie die
Bestimmung biochemischer Kenngrößen im Liquor cerebrospinalis
bedarf noch weiterer Klärung.

6   Therapie der zerebralen Insuffizienz

Als wichtigstes Entscheidungskriterium für eine spezifische zerebrale Therapie ist sicherlich der intrakranielle Druck anzusehen. Je nach Höhe des intrakraniellen Drucks unterscheiden wir
zwei therapeutische Stufen (30). Die erste Stufe beinhaltet die
sogenannte "Basistherapie" (Tabelle 7): Sie umfaßt die kontrollierte Hyperventilation, die Blutdruckstabilisierung, Normo-
bis Hypothermie, adäquate Sedierung sowie eine leichte Oberkörperhochlagerung ohne Abknickung des Kopfes. Der Wert der hochdosierten Steroidtherapie ist nach wie vor umstritten. Man glaub-
te, durch frühzeitige hochdosierte Steroidgabe eine deutliche
Senkung der Letalität nach Schädel-Hirn-Traumen zu sehen. Diskutiert werden eine Verminderung der Liquorproduktionsrate sowie eine Steigerung des Abtransports der interstitiellen Ödemflüssigkeit. Andere Untersuchungen konnten diese Befunde jedoch
nicht bestätigen. Der Wert der Steroidtherapie beim tumorbeding-
ten Ödem ist dagegen unumstritten.

Wenn mit den Basismaßnahmen der intrakranielle Druck nicht unter Kontrolle gehalten werden kann, d. h. die durchschnittli-
chen Mitteldruckwerte über 20 - 25 mm Hg ansteigen, ist eine
"Zusatztherapie" notwendig (Tabelle 8). Wir verstehen darunter
die Gabe von Barbituraten, hyperosmolaren Lösungen, Tris-Puffer
(28) sowie Lidocain. Bedacht werden muß jedoch, daß einige dieser Maßnahmen - im Gegensatz zu den Basismaßnahmen - mehr auf
empirischer Erfahrung als auf einer genauen Kenntnis der zugrundeliegenden pathophysiologischen Mechanismen beruhen. Für sie
alle gilt, daß ihre Wirkungen im Einzelfall nicht vorhersehbar
sind, daß sie deshalb selbstverständlich nur unter kontinuierlicher Kontrolle des intrakraniellen Drucks eingesetzt werden
sollten. Dies gilt insbesondere für hypertone Lösungen, da über
einen Reboundeffekt nach einer initialen Hirndrucksenkung eventuell ein um so höherer Anstieg folgen kann. Besondere Aufmerksamkeit haben in letzter Zeit die Barbiturate gefunden. Über den
Wirkungsmechanismus gibt es verschiedene Vorstellungen (43), wobei der hirndrucksenkende Aspekt sowohl durch mannigfache klinische Erfahrungen als auch durch tierexperimentelle Untersuchungen als gesichert gelten kann. Der Nachteil einer - vor allem
hochdosierten - Barbiturattherapie besteht unter anderem in
schwerer Kreislaufdepression, Abnahme der pulmonalen Compliance
und eventuell auch einer Verschlechterung der Leberfunktion.
Über den Einsatz von Kalziumantagonisten nach Reanimation sowie
von hirnstoffwechselaktivierenden Substanzen bei zerebrovaskulä-
rer Insuffizienz liegen noch zu wenig Erfahrungen vor, um eine
Empfehlung aussprechen zu können. Bei einer Subarachnoidalblu-

Tabelle 7. Basistherapie des akuten Schädel-Hirn-Traumas

- Ausreichende Sedierung
- Mäßige Hyperventilation (PaCO$_2$ 28 - 32 mm Hg)
- Leichte Oberkörperhochlagerung (15° - 30°)
- Eu- bis Hypothermie
- Ausreichender arterieller Sauerstoffpartialdruck (PaO$_2$
  80 - 100 mm Hg)
- Adäquater systemischer Blutdruck (MAP 80 - 100 mm Hg)
- Steroide?

Tabelle 8. Therapie des akuten Schädel-Hirn-Traumas bei intrakraniellen Druckanstiegen

Vollständige Ausschöpfung der Basistherapie!
Barbituratinfusion (z. B. Thiopental 50 - 150 mg/kg/die)

Zusätzliche Druckspitzen abfangen mit:
a) Etomidat 0,1 - 0,2 mg/kg
b) Thiopental 2 - 3 mg/kg
c) Lidocain 1 mg/kg
d) THAM 1 mmol/kg in 5 min
e) Osmodiuretika (z. B. Sorbit 40 %) 1 ml/kg in 5 min
f) Relaxierung?

tung scheinen Kalziumantagonisten die Prognose deutlich verbessern zu können. Bei hepatischer und renaler Enzephalopathie ist die Normalisierung des pathologisch veränderten Aminosäurenmusters anzustreben.

7 Komplikationen der zerebralen Insuffizienz

Bei der mannigfaltigen nervalen Verschaltung fast aller Organe mit dem Gehirn nimmt es nicht wunder, daß sich zentrale Störungen auch auf andere Organe auswirken (Tabelle 9). Von Störungen des Herz-Kreislauf-Systems mit peripherer Vasokonstriktion, Zunahme des HZV und Veränderungen des pulmonalen Widerstandes, EKG-Veränderungen im Sinne eines wandernden Schrittmachers, QT-Veränderungen, Extrasystolie und Tachykardie über Störungen der zentralen Wärmeregulation bis hin zu endokrinen Störungen muß gerechnet werden. Letztere können sich in einem Diabetes insipidus, Diabetes mellitus oder anderen zentralen Hormonausfällen äußern.

7.1 Zentrales Lungenödem

Die wohl am meisten bekannte extrazerebrale Organmanifestation einer zerebralen Insuffizienz stellt das neurogene oder auch zentrogene Lungenödem dar. Lungenödeme wurden nach Schädel-Hirn-Traumen, epileptischen Krampfanfällen, intrazerebralen Blutungen, intrakranieller Drucksteigerung und Subarachnoidalblutungen beschrieben (6). Pathogenetisch führen direkte Schädigungen des Hirnstammes, besonders des Nucleus tractus solita-

Tabelle 9. Beeinflussung extrakranieller Organe durch eine zerebrale Insuffizienz

---

Lunge
- Ödem
- Shunt↑

Herz-Kreislauf
- Arrhythmie
- Extrasystolie
- Hypertonie
- Hypotonie

Blutgerinnung
- Verbrauchskoagulopathie

Niere
- Polyurie

Endokrinium
- Elektrolyte
- Leukozytose
- Anämie

---

rius (9) sowie Kompressionen der Olive (7), aber auch Läsionen im Hypothalamus (21) zum unmittelbaren Auftreten eines neurogenen Lungenödems. Eine generalisierte intrakranielle Druckerhöhung wird ebenso angeschuldigt (Abb. 5). Von allen drei genannten Auslösefaktoren ist bekannt, daß sie zu einer starken Alpharezeptorstimulation führen. Da an den Lungengefäßen die Alpharezeptoren gegenüber den Betarezeptoren überwiegen, kommt es nach einer Adrenalinausschüttung zur Vasokonstriktion (4), ein ähnliches Verhalten finden wir an anderen viszeralen Organen. Zudem konstringieren sich nach einer intrakraniellen Druckerhöhung die pulmonalen Venolen und Venen mehr als die Arterien (23), so daß der pulmonal-kapilläre Druck ansteigt. DAUBER und WEIL (8) konnten nachweisen, daß die sympathikusvermittelte Venenkonstriktion ein Lungenödem bei vorbestehender erhöhter pulmonalvaskulärer Permeabilitätssteigerung stark forcieren kann. Interessanterweise scheint dieser Mechanismus speziesabhängig zu sein. So zeigen Katzen, Schweine und Ratten nach intrakranieller Druckerhöhung oder Schädel-Hirn-Trauma eine weit ausgeprägtere Neigung zur Lungenödembildung als Hunde (22). Die Ursache muß man in der unterschiedlichen sympathischen Innervierung der Lungengefäße sehen.

Ebenso scheint der zerebrale Perfusionsdruck eine gewisse Bedeutung zu besitzen. HOFF et al. (15) zeigten, daß ein Anstieg des extravaskulären Lungenwassers erst unterhalb eines zerebralen Perfusionsdrucks von 50 mm Hg zu verzeichnen war. Obwohl dieses Konzept der pulmonal-kapillären Druckerhöhung und damit über einen erhöhten hydrostatischen Druck sehr einleuchtend ist, zeigen hämodynamische Untersuchungen an Patienten, daß nach einem akuten Schädel-Hirn-Trauma nur ganz selten erhöhte pulmonale Drücke gefunden werden (25). VAN DER ZEE et al. (40) belegten,

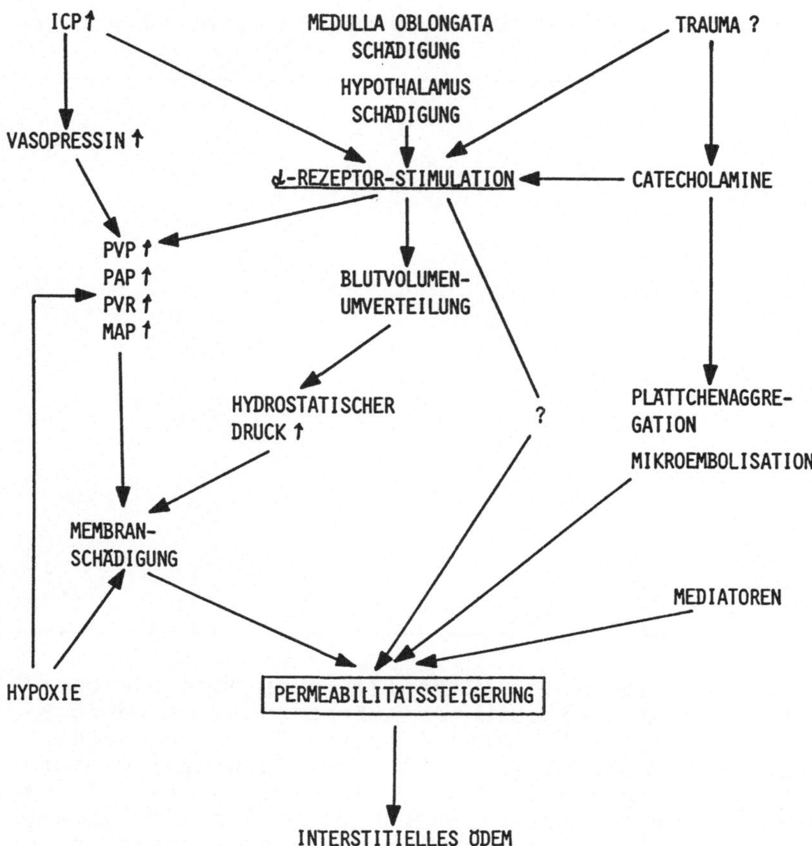

Abb. 5. Pathogenese des neurogenen Lungenödems

daß ein erhöhter intrakranieller Druck die pulmonal-vaskuläre
Permeabilität auch ohne Pulmonaldruckerhöhung zu steigern vermag. In Einklang damit steht die Beobachtung, daß der Proteingehalt der Ödemflüssigkeit bei neurogenem Lungenödem im Gegensatz
zum hämodynamisch ausgelösten Lungenödem nahezu identisch mit
dem Proteingehalt des Blutplasmas ist (25). Einen wesentlichen
Einfluß auf die Genese des zerebralen Lungenödems scheinen auch
Alpharezeptor-vermittelte Blutverschiebungen aus dem Splanchnikusgebiet zu haben. Wir selbst konnten im Tierversuch zeigen,
daß nach einem schweren Schädel-Hirn-Trauma der pulmonale Blut-
gehalt nahezu um das Doppelte erhöht ist, ohne daß die gemessenen pulmonal-vaskulären Drücke sich geändert hätten. Mit dem erhöhten pulmonalen Blutvolumen ging ein entsprechend erhöhtes extravaskuläres Lungenwasser einher.

Therapeutisch läßt sich im Tierexperiment die Entstehung eines
neurogenen Lungenödems durch Alpharezeptor-blockierende Medikamente verhindern. Nach eigenen Untersuchungen vermag im Tierexperiment aber auch eine frühzeitig einsetzende kontrollierte Beatmung das erhöhte extravaskuläre Lungenwasser nach akutem Schädel-Hirn-Trauma zu normalisieren (Abb. 6).

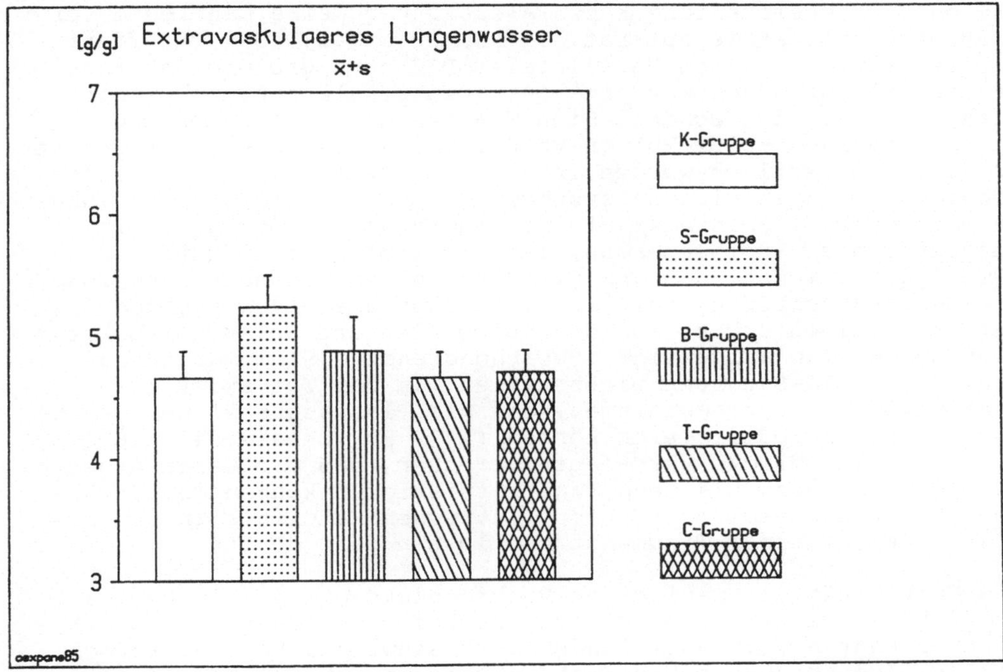

Abb. 6. Extravaskuläres Lungenwasser nach akutem Schädel-Hirn-
Trauma. (K-Gruppe = Kontrollgruppe; S-Gruppe = spontanatmende
Tiere ohne Behandlung; B-Gruppe = Tiere mit SHT und kontrollier-
ter Beatmung; T-Gruppe = Tiere mit Beatmung und Azidoseausgleich
mit THAM; C-Gruppe = Tiere mit Beatmung und Kalziumantagonisten-
gabe)

7.2 Gerinnungsstörungen

Seit über 25 Jahren sind vermehrte Blutungsneigungen bei operativen Eingriffen am Gehirn, bei schweren Gehirnverletzungen und
bei der Enzephalomalazie bekannt. Während man anfänglich eine
vermehrte fibrinolytische Aktivität anschuldigte, erkannte man
in der Folgezeit, daß die Fibrinolyse nur reaktiv auftritt und
das Geschehen ganz von der "disseminierten intravasalen Koagulopathie" (DIC) beherrscht wird. ASTRUP (2) und BJØRKLID (5) wie-
sen nach, daß sich das Gehirn durch einen besonders hohen Gehalt an Thromboplastin auszeichnet. Nach stattgehabter schwerer
Gehirnverletzung kann es bei einer allgemeinen Störung der
Blut-Hirn-Schranke zum Übertreten von Hirngewebsthromboplastin
in das venöse Gefäßsystem kommen. Die Zerstörung der Blut-Hirn-
Schranke scheint Voraussetzung für das Entstehen eines DIC-Syndroms zu sein. GOODNIGHT und Mitarbeiter (11) beschrieben eine
akute Defibrinierung bei neun von 13 Patienten mit größeren
Hirngewebszerstörungen, während bei 13 anderen Patienten mit

SHT ohne offensichtliche Kapillareröffnung keine manifeste Verbrauchskoagulopathie auftrat. TINNEMANS et al. (39) veröffentlichten kürzlich einen Fall letaler DIC ohne größere Gehirngewebszerstörung; doch war eine intraventrikuläre Blutung anläßlich eines blanden Schädel-Hirn-Traumas über ein schon sechs Jahre liegendes Spitz-Holter-Ventil ins venöse System drainiert worden. Gelegentlich wurden in der Lungenstrombahn auch Hirngewebeembolien nach Hirnverletzungen gefunden (37). Ob eine lokale oder generelle intrakranielle Druckerhöhung per se Gerinnungsstörungen auslösen kann, ist nicht bekannt. SCHULTE AM ESCH (34) vermutet, daß die Freisetzung der Thrombokinase zwar die Gerinnungsstörung initiiert, daneben aber Auswirkungen des intrakraniellen Drucks auf den pulmonalen und Splanchnikuskreislauf sowie eine allgemeine sympathoadrenerge Stimulation das Ausmaß des DIC-Syndroms mitbestimmen. In der Tat existieren zentralnervöse Steuermechanismen, die die Plasmaspiegel der Gerinnungsfaktoren modifizieren können (24). Für eine modifizierende Rolle des Hirndrucks würde auch sprechen, daß die Gerinnungsstörungen über sechs bis zehn Tage persistieren können (34), während die Einschwemmung thromboplastischen Materials in den ersten Tagen nach dem Trauma abgeschlossen sein dürfte.

Die Mortalität der manifesten Verbrauchskoagulopathie beim akuten Schädel-Hirn-Trauma ist nach übereinstimmenden Literaturberichten sehr hoch. Dabei finden sich schwerste Verlaufsformen selten. Jedoch auch schon nach leichteren Schädelverletzungen mit minimaler Gehirnzerstörung scheinen Blutgerinnungsstörungen eher die Regel als die Ausnahme zu sein. Inwieweit diese Gerinnungsstörungen bei Multiorganversagen von sich aus als Sekundärschädigung auf das Gehirn wirken, ist unbekannt. Ein frühzeitiges Screening mit regelmäßiger Wiederholung der diagnostischen Laborparameter in den ersten Tagen nach einem akuten SHT ist zum rechtzeitigen Einleiten einer Therapie notwendig.

8 Ernährungstherapie

Eine spezielle Ernährungstherapie für die zerebrale Insuffizienz ist nicht bekannt. Beim Vorliegen einer hepatischen oder urämischen Enzephalopathie sind die für die Grundkrankheit geltenden Ernährungsregeln einzuhalten, für eine septische Enzephalopathie könnte man Richtlinien, die für die Leberinsuffizienz gelten, diskutieren. Bei allen zerebralen Geschehen sollte allerdings darauf geachtet werden, daß der Blutzuckerspiegel nicht über 200 mg/dl ansteigt. Ansonsten gelten die für das Postaggressionssyndrom bekannten Richtlinien.

Literatur

1. ASTRUP, J., SYMON, L., BRANSTON, N. M., LASSEN, N. A.: Cortical evoked potential and extracellular K^+ and H^+ at critical levels of brain ischemia. Stroke $\underline{8}$, 51 (1977)

2. ASTRUP, T.: Assay and content of tissue thromboplastin in different organs. Thromb. Diath. Haemorrh. $\underline{14}$, 401 (1965)

3. BENOS, J.: Tagesschwankungen der körperlich begründbaren
   Psychosen im Senium. In: Schlaf- und Verhaltensstörungen im
   Alter (eds. H. H. WIECK, F. BÖCKER, E. LANG). Baden-Baden,
   Brüssel: Witzstrock 1973

4. BERGOFSKY, E. H.: Humoral control of the pulmonary circulation. Ann. Rev. Physiol. 42, 221 (1980)

5. BJØRKLID, E., STORM-MATHISEN, J., STORM, E., PRYDZ, H.: Lo-
   calization of tissue thromboplastin in the human brain.
   Thrombos. and Haemostas. 37, 91 (1977)

6. COLICE, G. L., MATTHAY, M. A., BASS, E., MATTHAY, R. A.:
   Neurogenic pulmonary edema. Amer. Rev. resp. Dis. 130, 941
   (1984)

7. DAMPNEY, R. A. L., KUMADA, M., REIS, D. J.: Central neural
   mechanisms of the cerebral ischemic response. Circulat.
   Res. 44, 48 (1979)

8. DAUBER, I. M., WEIL, J. V.: Lung injury edema in dogs. In-
   fluences of sympathetic ablation. J. clin. Invest. 72, 1977
   (1983)

9. DOBA, N., REIS, D. J.: Role of central and peripheral adre-
   nergic mechanisms in neurogenic hypertension produced by
   brainstem lesions in rat. Circulat. Res. 34, 293 (1974)

10. EWERT, T.: Postoperatives Durchgangssyndrom. Dt. Ärztebl.
    83, 956 (1986)

11. GOODNIGHT, S. H., KENOYER, G., RAPAPORT, S. I., PATCH, M.
    J., LEF, J. A., KURZE, Th.: Defibrination after brain-tis-
    sue destruction. New Engl. J. Med. 290, 1043 (1974)

12. HASSELGREN, P. O., FISCHER, J. E.: Septic encephalopathy.
    Etiology and management. Intens. Care Med. 12, 13 (1986)

13. HEISS, W. D., ROSNER, G.: Functional recovery of cortical
    neurons as related to degree and duration of ischemia. Ann.
    Neurol. 14, 294 (1983)

14. HEUSER, D., GUGGENBERGER, H.: Zerebroprotektive Anästhesie-
    techniken. In: Zerebrale Protektion in Anästhesie, Inten-
    siv- und Notfalltherapie (ed. H. MENZEL), p. 60. München,
    Bern, Wien: Zuckschwerdt 1985

15. HOFF, J. T., NISHIMURA, M., GARCIA-URIA, J., MIRANDA, S.:
    Experimental neurogenic pulmonary edema. Part 1: The role
    of systemic hypertension. J. Neurosurg. 54, 627 (1981)

16. HUME, A. L., CANT, B. R., SHAW, N. A.: Central somatosen-
    sory conduction time in comatose patients. Ann. Neurol. 5,
    379 (1979)

17. KLEINHUES, P.: Hirnstoffwechsel. In: Klinische Neurologie
    (eds. DIETZ, UMBACH, WÜLLWEBER), p. 49. Stuttgart, New
    York: Thieme 1982

18. KRUPP, P.: Hirndurchblutung und Elektroenzephalographie.
    In: Der Hirnkreislauf (ed. H. GÄNSHIRT). Stuttgart, New
    York: Thieme 1972

19. KUGLER, J.: Die Behandlung der psychopathologischen Störun-
    gen bei zerebrovaskulärer Insuffizienz. In: Zerebrovaskulä-
    re Insuffizienz (eds. H. H. WIECK, L. BLAHA), p. 127. Erlan-
    gen: Perimed 1981

20. LEHMKUHL, P.: Elektroenzephalographische Überwachung der ze-
    rebralen Funktion bei Hypoxie und Koma. In: Zerebrale Pro-
    tektion in Anästhesie, Intensiv- und Notfalltherapie (ed.
    H. MENZEL), p. 137. München, Bern, Wien: Zuckschwerdt 1985

21. MAIRE, F. W., PATTON, H. D.: Role of the splanchnic nerve
    and the adrenal medulla in the genesis of "preoptic pulmo-
    nary edema". Amer. J. Physiol. $\underline{184}$, 351 (1956)

22. MARON, M. B., DAWSON, C. A.: Pulmonary venoconstriction cau-
    sed by elevated cerebrospinal fluid pressure in the dog. J.
    appl. Physiol. $\underline{49}$, 73 (1980)

23. MARON, M. B., HAKIM, I. S., DAWSON, C. A.: Pulmonary hemody-
    namic responses to elevated cerebral spinal fluid pressure
    in the dog. J. appl. Physiol. $\underline{46}$, 84 (1979)

24. MATJASKO, M. J., DUCKER, Th. B.: Disseminated intravascular
    coagulation associated with removal of a primary brain tu-
    mor. J. Neurosurg. $\underline{47}$, 476 (1977)

25. MELON, E., BONNET, F., LEPRESLE, E., FEVRIER, M. J., DIIN-
    DJIAN, M., FRANCOIS, Y., GRAY, F., DEBRAS, C.: Altered ca-
    pillary permeability in neurogenic pulmonary oedema. In-
    tens. Care Med. $\underline{11}$, 323 (1985)

26. MENZEL, H.: Zerebrale Protektion in Anästhesie, Intensiv-
    und Notfalltherapie, p. VII. München, Bern, Wien: Zuck-
    schwerdt 1985

27. MILLER, J. D., BECKER, D. P., WARD, J. D., et al.: Signifi-
    cance of intracranial hypertension in severe head injury.
    J. Neurosurg. $\underline{47}$, 503 (1977)

28. PFENNINGER, E., MEHRKENS, H.-H., AHNEFELD, F. W.: Tierexpe-
    rimentelle Studie zur Beeinflussung des erhöhten intrakra-
    niellen Druckes durch THAM (Trishydroxymethylaminomethan)
    und Natriumbikarbonat. Anästh. Intensivther. Notfallmed.
    $\underline{19}$, 179 (1984)

29. PFENNINGER, E., NEUGEBAUER, R., KILIAN, J., DELL, U.: Früh-
    messung des intrakraniellen Druckes beim Polytrauma mit as-
    soziiertem Schädel-Hirn-Trauma. Teil I. Akt. Traumat. $\underline{15}$,
    243 (1985)

30. PFENNINGER, E., DELL, U., KILIAN, J., NEUGEBAUER, R.: Die
Frühmessung des intrakraniellen Druckes beim Polytrauma mit
assoziiertem Schädel-Hirn-Trauma. Teil II: Klinische und
therapeutische Aspekte. Akt. Traumat. 16, 1 (1986)

31. PICHLMAYR, I.: EEG-ATLAS für Anästhesisten. Berlin, Heidelberg, New York, Tokyo: Springer 1985

32. REHNCRONA, S., ROSEN, I., SIESJÖ, B. K.: Excessive cellular
acidosis: An import mechanism of neuronal damage in the
brain? Acta physiol. scand. 110, 435 (1980)

33. SCHOEPPNER, H.: Elektrophysiologische-biochemische Meßver-
fahren für die Verlaufsprognose zerebraler Dysregulationen
unter der Einwirkung protektiver Pharmaka. In: Zerebrale
Protektion in Anästhesie, Intensiv- und Notfalltherapie
(ed. H. MENZEL), p. 115. München, Bern, Wien: Zuckschwerdt
1985

34. SCHULTE AM ESCH, J., PFEIFER, G., ETZEL, F.: Gerinnungsstörungen nach schweren Schädel-Hirn-Verletzungen. Z. prakt.
Anästh. 12, 471 (1977)

35. SIESJÖ, B. K., JOHANNSON, H., LJUNGGREN, B., NORBERG, K.:
Brain dysfunction in hypoxia and ischemia. In: Brain dys-
function in metabolic disorders (ed. PLUM). New York: Raven
Press 1974

36. SIESJÖ, B. K., WIELOCH, T.: Cerebral metabolism in isch-
aemia: Neurochemical basis for therapy. Brit. J. Anaesth.
57, 47 (1985)

37. TACKETT, L. R.: Brain tissue pulmonary emboli. Arch. Path.
78, 292 (1964)

38. TAYLOR, A. E.: Capillary fluid filtration: Starling's for-
ces and lymph flow. Circulat. Res. 49, 557 (1981)

39. TINNEMANS, J. G. M., GERITSEN, S. M.: Afibrinogenemia and
blunt head injury. Intens. Care Med. 6, 211 (1980)

40. VAN DER ZEE, H., MALICK, A. B., LEE, B. C., HACKIM, T. S.:
Lung fluid and protein exchange during intracranial hypertension and role of sympathetic mechanisms. J. appl. Physiol. 48, 273 (1980)

41. WALSER, H., DUMERMUTH, G.: Elektroenzephalographie in der
Intensivstation. Biomed. Techn. 28, 145 (1983)

42. WIECK, H. H.: Ätiologie und klinische Erscheinungsweisen
als Voraussetzungen eines Gesamtplanes der therapeutischen
Maßnahmen in der Praxis. In: Zerebrovaskuläre Insuffizienz
(eds. H. H. WIECK, L. BLAHA), p. 32. Erlangen: Perimed 1981

43. WIEDEMANN, K., HAMER, J., WEINHARDT, F., JUST, O. H.: Barbituratinfusion bei schwerem Schädel-Hirn-Trauma. Anästh.
Intensivther. Notfallmed. 15, 303 (1980)

44. TODOROW, S., OLDENKOTT, P.: Praktische Hirntraumatologie.
    Köln: Deutscher Ärzte-Verlag 1984

Pathophysiologie des Multiorganversagens

Von A. Deller

"One fact that has become evident is that the processes of multiple systems organ failure are not organism-dependent but seem
to be a generalized host phenomenon."
Frank B. Cerra

Verschiedene Standardwerke der Medizin wie auch Lehrbücher der
Pathologie sehen die Diagnose "Multiorganversagen" nicht vor.
Der Pathologe stellt relativ uniforme Sektionsbefunde der betroffenen Patienten fest, unabhängig vom Grundleiden, das zur
Intensivbehandlung führte. BAUE hat dies in seinem Editorial
1975 "Multiple, progressive, or sequential systems failure. A
syndrome of the 1970s" bereits angeführt ($\underline{1}$).

Klinisches Bild und Epidemiologie

Die Existenz des Syndroms ist unumstritten - TRUNKEY berichtete
z. B. 1985, daß Multiorganversagen bei Sepsis die zweithäufig-
ste Todesursache nach den primären Hirnschädigungen bei Traumapatienten des San Francisco General Hospital sei ($\underline{30}$). Das Syndrom tauchte erst im Gefolge der Intensivmedizin auf, was in
der Regel so interpretiert wird, daß erst die Intensivmedizin
ein Überleben des Akutzustandes und somit die Entstehung eines
Multiorganversagens ermöglichte.

Das klinische Bild entsteht Tage nach einem vorausgegangenen
oft lebensbedrohlichen Ereignis oder einer großen Operation. So
erfaßten TILNEY et al. im Jahre 1973 Patienten nach Ruptur eines abdominellen Aortenaneurysmas, die ein akutes Nierenversagen entwickelten. Sie sprachen von "Sequential system failure",
weil weitere Organe nacheinander versagten ($\underline{29}$). Die Patienten
bieten anfangs ein wenig charakteristisches Bild mit Fieber,
Hypalbuminämie, Hyperbilirubinämie, manchmal auch einen hämodynamisch hyperdynamen Zustand. Die Ähnlichkeit mit einem septischen Bild ist groß, in vielen Fällen entwickelt sich auch eine
Sepsis. Manchmal ist ein septischer Herd jedoch weder ante noch
post mortem auszumachen, Blutkulturen bleiben häufig negativ.

Eher schleichend, manchmal auch abrupt, treten Funktionseinschränkungen einzelner Organe auf, meist nacheinander, manchmal
gleichzeitig. Häufig beginnt das Multiorganversagen mit einer
Oligoanurie oder der Notwendigkeit der Beatmung. Es können aber
auch Bewußtseinstrübung oder kardiovaskuläre Probleme vorange-
hen. In Tagen bis Wochen folgt ein weiteres Versagen von Organen. Trotz Beatmung, Dialyse, Einsatz von Katecholaminen, des

Tabelle 1. Studien zum Multiorganversagen (MOF)

Autor	Jahr	P = Prosp. R = Retrosp.	Patienten- zahl	Patienten mit Sepsis	Anzahl Verstorbener	% Mor- talität	Definierte Organsysteme	MOF- Definition
TILNEY	1973	R	18		17	94	1, 2, 3, 4, 5, 6, 7	–
EISEMAN	1977	R	42	29	29	69	1, 2, 3, 4, 9	2/ 5
FRY	1980	R	38	34	28	74	1, 2, 3, 4	2/ 4
MACHIEDO*	1981	R	–	–	–	–	1, 2, 3, 4, 9, 13	3/ 6
MANSHIP	1983	R	77	45	–	–	1, 2, 3, 4, 7, 9, 11	3/ 7
PINE	1983	P	31		19	61	1, 2, 3, 10, 11	–
FERRARIS	1983	R	29	29	14	48	1, 2, 3, 4, 7, 8, 9, 10, 11, 12	2/10
BELL**	1983	P	(141)		(104)		(1), 2, 3, 4, 5, 6, 9, 10, 11	–
KLEPETKO	1985	P	42	42	24		1, 2, 3, 9, 11	–
NORTON	1985	R	21	21	16	76	1, 2, 3, 4, 9, 10	–

Organsysteme:

1	Lunge		8	Immunsystem
2	Nieren		9	Gerinnung
3	Leber		10	ZNS
4	Gastrointestinaltrakt		11	Herz/Kreislauf
5	Pankreas		12	Muskel-/Skelettsystem
6	Endokrines System		13	Hämatologisches System
7	Metabolisches System			

MOF-Definition:
Anzahl versagender Organe/
erfaßte Organe

* Mortalitätsstudie,
nur Verstorbene ausgewertet

** MOF bei ARDS-Patienten

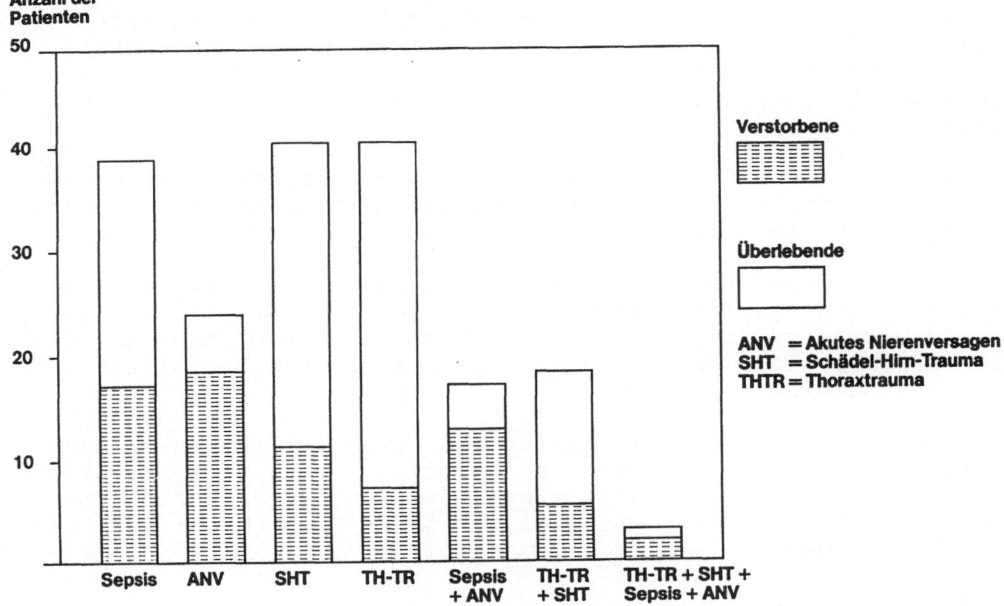

Abb. 1. Mortalität von Beatmungspatienten mit schweren extrapulmonalen Organbeteiligungen

gesamten therapeutischen Potentials der operativen und internistischen Intensivmedizin steht am Ende in 30 - 100 % der Fälle der Tod (4). Der "Point of no return" ist schwierig auszumachen, die Mortalität nimmt allerdings mit dem Quadrat versagender Organe zu und liegt bei drei Organversagen schon nahe 100 % (10, 24). Die Inzidenz des Multiorganversagens soll zwischen 7 und 22 % nach Notfalloperationen und zwischen 30 und 50 % nach Operationen wegen abdomineller Sepsis liegen (4). Allerdings ist die Basis, auf der diese relativ präzisen Angaben beruhen, nicht sehr breit (siehe hierzu die Tabelle "Studien zum Multiorganversagen").

Die Zusammenstellung der Studien zum Multiorganversagen erhebt natürlich keinen Anspruch auf Vollständigkeit. Andererseits bezieht sie Studien mit ein, die sich weder mit der Inzidenz noch mit sonstigen Detailfragen des Multiorganversagens in einem definierten Patientengut beschäftigen. So werteten z. B. MACHIEDO et al. (17) lediglich Krankenakten verstorbener Intensivpatienten aus. BELL et al. (3) untersuchten die Rolle von Organversagen und Infektionen beim ARDS, bezogen aber nur die verstorbenen Patienten mit ein, von denen ein Autopsiebefund vorlag. MANSHIP et al. (18) untersuchten ebenfalls die Verstorbenen und verglichen sie mit einer Gruppe verstorbener Intensivpatienten ohne Zeichen von Infektion. Trotz großzügiger Einbeziehung von Studien also, die vom Design her zur Beantwortung epidemiologischer Fragen nicht geeignet erscheinen, dürfte die Gesamtzahl untersuchter Patienten nicht über 500 liegen. Abgesehen von drei Ausnahmen wurden die Patientenkollektive retrospektiv untersucht. Keine der Studien läßt sich mit einer der anderen vergleichen, da jeweils unterschiedlich viele Organsysteme definiert wurden und selbst die Definition des Multiorganversagens als rein zahlenmäßige Erfassung versagender Organe nicht einheitlich ist.

Außerdem sind die Funktionseinschränkungen der einzelnen Organe, die als Versagen bezeichnet wurden, nicht einheitlich definiert, am ehesten noch Niere und Lunge.

In einer eigenen, prospektiv angelegten Studie 161 konsekutiver Langzeitbeatmungspatienten der operativen Intensivstation resultierte besonders aus der Kombination von Lungenversagen und akutem Nierenversagen mit und ohne Sepsis eine hohe Mortalität (vergleiche hierzu Abb. 1).

Von den 32 verstorbenen Patienten des Gesamtkollektivs erlagen 19 einem Multiorganversagen - definiert als zwei oder mehr von fünf extrapulmonalen Organsystemen. CARRICO (4) forderte 1986 die folgende Strategie zur Bewältigung der Problematik des Multiorganversagens:

1. Beschreibung des klinischen Bildes.
2. Definition der physiologischen Abweichungen.
3. Erforschung der zugrundeliegenden Mechanismen.
4. Entwicklung diagnostischer Tests.
5. Anwendung der Tests auf eine Gruppe von Patienten mit hohem Risiko.
6. Prüfung und Auswertung therapeutischer Regimes.
7. Prüfung und Auswertung von Präventivmaßnahmen.

Nach Meinung des Autors stehen wir derzeit zwischen Punkt 2 und 3, möglicherweise ist diese Schätzung aber etwas zu optimistisch.

Definition

Eine eindeutige und verbindliche Definition des Multiorganversagens scheint derzeit nicht gegeben. Infektionskrankheiten, bei denen der Erreger gleichzeitig mehrere Organe befällt, wie z. B. die Leptospirose, werden im allgemeinen ebenso davon abgegrenzt wie systemische Autoimmunerkrankungen. Es wird nur im Rahmen der Intensivmedizin beobachtet. In der angloamerikanischen Literatur wird häufig vom Syndrom des Multiorganversagens (MOFS) gesprochen. Der Syndrombegriff beinhaltet zum einen eine unbekannte oder uneinheitliche Ätiologie, zum anderen eine unbekannte oder unheitliche Pathogenese. Die Ätiologie des Multiorganversagens ist als uneinheitlich zu bezeichnen, da das Syndrom nach den verschiedensten Notoperationen, Schocksituationen oder Intoxikationen auftreten kann. Die Pathogenese ist zumindest teilweise unbekannt oder ungeklärt, wie im folgenden an verschiedenen Theorien zur Pathophysiologie des Multiorganversagens aufgezeigt werden soll.

Pathophysiologie

1. Die Domino- oder Kaskadentheorie

BAUE und auch EISEMAN erklären das sequentielle Organversagen
mit einer Art Dominoeffekt (2, 8). Ein versagendes Organ bela-
stet aufgrund der engen intersystemischen Verknüpfungen andere
Organe und führt in der Folge zu deren Versagen dadurch, daß es
diesen eine "unphysiologische Last" auflädt.

Ein typisches Beispiel hierfür ist das hepatorenale Syndrom.
Man versteht darunter ein funktionelles und damit im Prinzip
reversibles Nierenversagen bei fortgeschrittener Leberinsuffizienz und fehlenden Befunden, die für ein Nierenversagen aus
anderer Ursache sprechen (15). Es kommt dabei infolge ausgeprägter Vasokonstriktion der äußeren Kortikalis zu einer Umverteilung des Blutes zugunsten juxtamedullärer Nephrone mit der Folge einer verminderten glomerulären Filtration.

Daß es sich um einen funktionellen und damit reversiblen Prozeß
handelt, wurde schlagend bewiesen durch die erfolgreiche Transplantation von Leichennieren aus Spendern mit hepatorenalem Syndrom, einer der Spender war sogar einer chronischen Hepatitis
erlegen (16). Andererseits kam die Niere wieder in Gang bei Patienten, deren Leberinsuffizienz durch eine Lebertransplantation behoben wurde. Dagegen ist nicht bekannt, daß in diesen
Fällen eine Nierentransplantation erfolgreich gewesen wäre - es
wäre aus meiner Interpretation des Syndroms Multiorganversagen
auch unlogisch, es zu versuchen.

Der Anstoß für die Vasokonstriktion der äußeren Kortikalis könnte in einer Verminderung des effektiven Blutvolumens infolge Umverteilung in das Splanchnikusgebiet bei portaler Hypertension
liegen.

2. Mangelperfusion und irreversible Folgeschäden als Ursache ei- nes Multiorganversagens

Die Studie von PINE, eine Diskriminanzanalyse von Determinanten
des Multiorganversagens bei 106 Patienten mit einem operativ ge-
sicherten intraabdominellen Sepsisherd, erbrachte als die am
meisten signifikante Variable zur Vorhersage eines letalen Aus-
ganges eine vorausgegangene Schockphase, sie korrelierte außerdem mit der Inzidenz eines Leber-, ZNS- oder Nierenversagens
(24). Die Begriffe Schockniere oder Schocklunge bringen den ver-
muteten Kausalzusammenhang auch in der Terminologie zum Ausdruck, wobei die Interpretation zunächst in Richtung Mangelper-
fusion der Organe ging. Mit zunehmend differenzierten Analysen
des klinischen Bildes und Erforschung der Physiologie dieser
Einzelorganversagen wurde klar, daß ein Schock im hämodynami-
schen Sinne zu deren Entstehung nicht notwendig ist, meist sogar fehlt, ohne daß ein morphologischer Unterschied nachweisbar
wäre. Der Tod im Schock, im akuten Ereignis, auch wenn er das
Ergebnis multipler versagender Organe darstellt, wird vom Tod
infolge Multiorganversagen meist unterschieden. In den klinischen Studien werden daher Todesfälle innerhalb der ersten 24 h
in der Regel ausgeklammert.

Immerhin ist das Nierenversagen als Ischämiefolge im Rahmen der
Aorten- und Herzchirurgie bekannt und als Funktion der Ischämie-
dauer belegt (22). Auch für die Leber sind Zellnekrosen aus
rein zirkulatorischer Ursache beschrieben (21). Ob die Mangel-
perfusion im Rahmen des Multiorganversagens eine Rolle spielt,
wird eher bezweifelt, allenfalls im Sinne einer abgelaufenen
Schädigung, die das Organ anfällig macht für andere Noxen.

3. Sepsis - Endotoxine

Die Sepsis ist in allen klinischen Studien des Multiorganversagens ein so häufiger Befund, daß sich die Frage stellt, ob es
das Syndrom ohne Sepsis überhaupt gibt. Das klinische Bild entspricht praktisch dem der Sepsis und meist kann ein septischer
Herd nachgewiesen werden. Ein Einzelorganversagen ohne ersicht-
lichen Grund wurde von FERRARIS als sicherster Hinweis auf einen intraabdominellen Sepsisherd gefunden, der sich allen physikalischen Untersuchungsmethoden als überlegen erwies (9). Konse-
quenterweise wurde von ihm, wie auch von POLK, EISEMAN und anderen, die Forderung nach einer Frühlaparotomie zur Fokussuche
bei solchen Patienten erhoben (8, 25). NORTON zeigte jedoch in
einer Untersuchung an 21 Patienten, daß von einer frühen und
gegebenenfalls wiederholten Probelaparotomie eine Reversibilität des Multiorganversagens und eine Senkung der Mortalität
nicht zu erwarten ist (23). Hinzu kommt, daß der septische Herd
zwar häufig in einem intraabdominellen Abszeß gefunden wird, in
FRYs Studie aber in 50 % von einer Pneumonie ausging (10). Für
diese Patienten hätte also eine Probelaparotomie das Risiko eines operativen Eingriffs bei bestehender Sepsis mit sich gebracht, ohne Chance auf eine Besserung.

Darüber hinaus erbringt auch die Autopsie in 5 - 10 % der Fälle
keinen septischen Herd, Blutkulturen bleiben negativ. MEAKINS
spricht von der "Non bacteremic clinical sepsis" (19) und sieht
als Quelle der Endotoxine, die er für das sepsisähnliche Bild
verantwortlich macht, den Darm an. Dieser erfährt unter den Bedingungen der Intensivtherapie mit Paralyse, Antibiotikatherapie und Immunschwäche, gegebenenfalls im Gefolge eines Schockzu-
standes, eine Änderung seiner Keimbesiedlung, und die Barriere-
funktionen setzen aus. Endotoxine gelangen in die Blutbahn, werden zunächst vom retikuloendothelialen System abgefangen, führen dann jedoch zu einem Bild der Sepsis, ohne daß je ein Fokus
oder eine Bakteriämie nachweisbar wäre.

Die Theorie geht auf METCHNIKOFF zurück, der diese Hypothese
als Erklärung vorzeitigen Sterbens 1908 publizierte (20). Da
würde es natürlich gut passen, daß auch das hepatorenale Syndrom mittels Endotoxinämie erklärt wurde, die sich bei Patienten mit Leberzirrhose und Nierenversagen fast in allen Fällen
fand, bei Leberzirrhotikern ohne Nierenversagen praktisch gar
nicht (6). Unglücklicherweise wurde dieser schöne Befund nicht
von allen Nachuntersuchern bestätigt (11).

4. "Mediatoren" und disseminierte intravasale Koagulation

Nach FRY stellt die biologische Summation der Mediatoren die Pathogenese des Multiorganversagens dar (4). An humoralen Mediatoren werden derzeit unter anderem aufgeführt:

Thyroxin
Katecholamine
Insulin
Glúkagon
Nebennierenrindenhormone
Wachstumshormon
Neuropeptide
Eikosanoide
Interleukin 1
Myocardial depressant factor
Histamin
Serotonin
Kinine
Lysosomale Enzyme
Fibronektin
Freie Sauerstoffradikale
Komplement
Zirkulierender immunsuppressiver Faktor
Prokoagulatorische Aktivität

Die Zahl der Mediatoren, die möglicherweise in die Pathogenese des Multiorganversagens verwickelt sind, ist derzeit unbekannt. Schwerpunkte der derzeitigen Forschung liegen bei den Metaboliten der Arachidonsäure sowie bei Proteasen und sonstigen Enzymen, die aus Neutrophilen und Makrophagen freigesetzt werden können.

Auch die disseminierte intravasale Koagulation gilt als einer der Hauptfaktoren in der Pathogenese des Multiorganversagens. Sie läßt sich nach MAIER (4) als Ergebnis der Interaktion zwischen Antikörpern, Neutrophilen und Makrophagen sowie Thrombozyten und der aus Makrophagen freigesetzten prokoagulatorischen Aktivität interpretieren. Der Anstoß zu dieser Interaktion kann durch Endotoxin und/oder Komplement erfolgen.

Eine ähnliche interzelluläre Kettenreaktion läßt sich nach Initiierung durch Endotoxin/Komplement über die Proteasen, Sauerstoffradikale und Arachidonsäureprodukte zur Entstehung eines kapillären Lecks verfolgen.

Diese pathophysiologische Hypothese hat Ansatzpunkte auf der einen Seite zur disseminierten intravasalen Koagulation durch Endotoxine bei Sepsis und der Mikrothrombosierung als pathogenetischem Prinzip eines Organversagens, z. B. der Lunge. Andererseits ist das kapilläre Leck als Ergebnis der interzellulären Mediatorenreaktionen des Immunsystems vom ARDS her gut bekannt und belegt. Die aus der Mediatorentheorie abzuleitenden praktischen Therapiekonzepte sind allerdings bisher dürftig. Neben der Beseitigung der zugrundeliegenden Infektion durch Abszeßdrainage und Verabreichung von Antibiotika werden Glukokortikoide, nichtsteroidale Antirheumatika, Prostaglandin E, Immunmodulatoren, Antikoagulanzien, Antioxydanzien und Antiproteasen empfohlen (4) - Behandlungsstrategien, die sich insgesamt wie ein Katalog der Hilflosigkeit lesen. Die pharmakologische Beeinflussung der Mediatoren steckt noch in den Kinderschuhen. Dem Kliniker bleibt eigentlich nur die Konsequenz, daß die Mediatorenforschung bisher kein gesichertes therapeutisches Konzept zur Behandlung des Multiorganversagens liefert.

5. Die zelluläre Ebene des Multiorganversagens

Die Gruppe um SIEGEL und CERRA in Buffalo, die sich seit Jahren mit dem Problem des Multiorganversagens besonders von der metabolischen Seite her beschäftigt, sieht das primäre Problem in der Pathogenese des Multiorganversagens in einem Energiedefizit in den Mitochondrien. Durch den Verlust der Fähigkeit, NAD aus NADH zu regenerieren, vermindert sich das Redoxpotential, und es werden nichtoxydative Stoffwechselwege bevorzugt (<u>5</u>).

Wodurch die zellulären Defekte vermittelt werden, ist im einzelnen nicht geklärt, es bleibt noch Platz für eine Fülle von Mediatorenaktionen und -interaktionen.

Ein neuer Befund aus der Buffalo-Gruppe belegt durch Untersuchungen an Zellkulturen eine verminderte Proteinsynthese in Hepatozyten, wenn sie mit Kupffer-Zellen zusammengebracht werden, die durch Endotoxin stimuliert wurden. Als humoraler Mediator wurde ein Monokin ausfindig gemacht, ähnlich, aber nicht identisch dem Interleukin 1 (<u>13</u>).

Ein weiterer interessanter Aspekt auf zellulärer Ebene, ebenfalls möglicherweise durch Mediatoren, z. B. den immunsuppressiven Faktor induziert (<u>7</u>) und mit Rückwirkung auf Immunreaktion und Abwehrlage, wurde von KEANE an Lymphozytenkulturen polytraumatisierter Patienten aufgezeigt (<u>12</u>). Die Antwort dieser Lymphozyten auf Antigene und Mitogene war über den Zeitraum von mindestens 20 Tagen im Vergleich zu einer Normalpopulation unterdrückt. Es ließe sich daraus spekulieren über die erhöhte Infektanfälligkeit, das Entstehen von Sepsis oder Endotoxinämie als Ursache des Multiorganversagens auf der Basis einer gedämpften Immunabwehr. KEANE sieht den Vorteil seiner Methode gegenüber den Hauttests in einer sicheren Reproduzierbarkeit und Quantifizierbarkeit. Leider handelt es sich jedoch wiederum um eine Methode, die zur Diagnostik in der Routine wenig geeignet erscheint, da die Zellkulturen über sieben Tage inkubiert werden müssen. In der Klinik ist das Schicksal unserer Patienten dann oft schon entschieden.

6. Nebenwirkungen der Therapie als Ursache von Multiorganversagen

Eine weit näherliegende Erklärung für die Entstehung eines Multiorganversagens sind die Auswirkungen intensivtherapeutischer Maßnahmen auf andere Organe. Schließlich wurde das Multiorganversagen ja erst im Gefolge der Intensivtherapie beobachtet. Gut belegte und manchmal selbst erfahrene Beispiele sind die Überwässerung der Lunge beim Nierenversagen, die Auswirkungen des PEEP auf die Organdurchblutung, besonders die Niere, Medikamentennebenwirkungen, wie z. B. die nephrotoxische Wirkung der

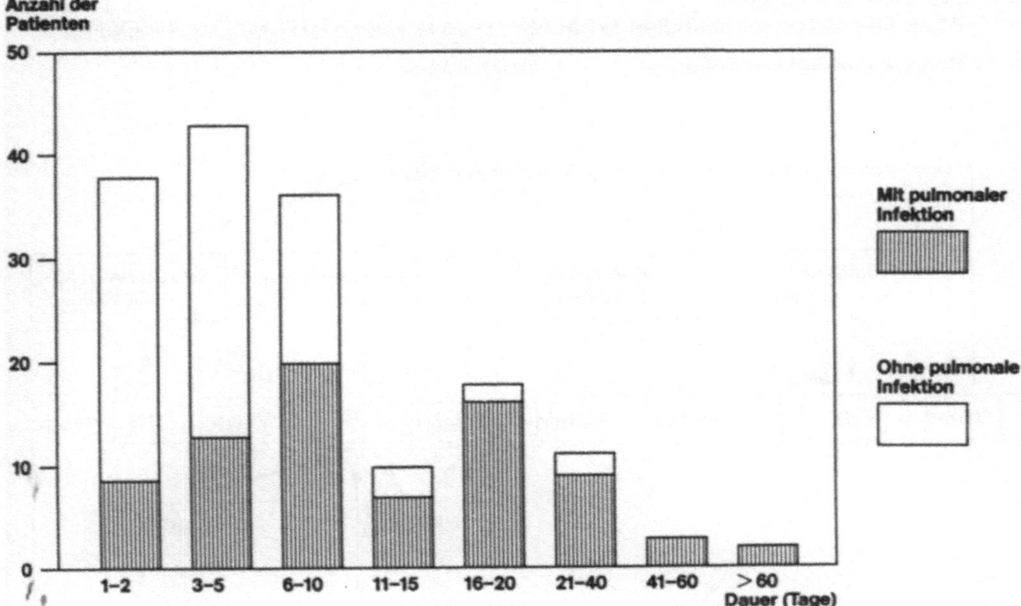

Abb. 2. Pulmonale Infektionen und Dauer der Beatmung

Aminoglykoside, Schwächung der Immunabwehr durch systemische
Glukokortikoidgabe, zum Teil aus fragwürdiger Indikation wie
beim Schädel-Hirn-Trauma, und nicht zuletzt Pneumonien im Gefolge einer Langzeitbeatmung, wie wiederum durch eigene Untersuchungen belegt werden kann (vergleiche Abb. 2).

Die Frage nach Ursache und Folge ist damit, wie mit den vorausgegangenen Hypothesen, nicht beantwortet. Therapiefehler und
Therapienebenwirkungen nehmen beim schwerkranken Patienten
leicht andere Dimensionen an und die Entscheidung für eine Maßnahme ist nicht selten die für das vermeintlich kleinere Übel.
Um so mehr Disziplin ist meines Erachtens zu fordern bei der
Anwendung systembeeinflussender Medikamente, wie sie zur
Blockierung von Mediatoren und deren Stimulation empfohlen werden.

Schlußfolgerungen für den Kliniker

TILNEY, vielleicht der erste, der sich systematisch mit dem Multiorganversagen auseinandersetzte, bot 1973 das in der Abb. 3
zusammengefaßte Schema zur Pathophysiologie des Multiorganversagens an (29).

Unter Berücksichtigung der Tatsache, daß er die Folgen für ein
definiertes akutes Ereignis, das rupturierte abdominelle Aneu-
rysma, untersuchte, sind die meisten Faktoren berücksichtigt,
die wir heute auch anführen. (Das Kästchen "freie Enzyme" dürf-

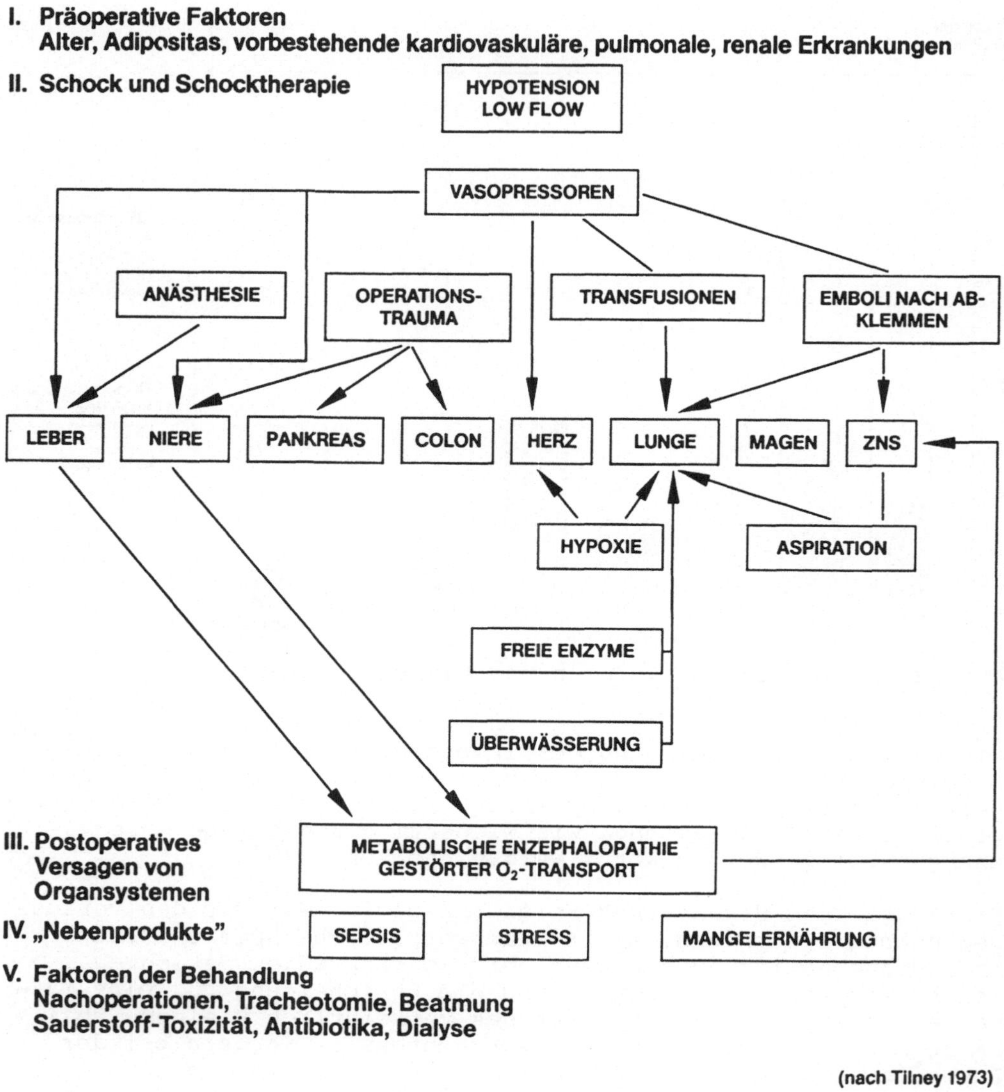

I. Präoperative Faktoren
Alter, Adipositas, vorbestehende kardiovaskuläre, pulmonale, renale Erkrankungen

II. Schock und Schocktherapie

HYPOTENSION
LOW FLOW

VASOPRESSOREN

ANÄSTHESIE

OPERATIONS-TRAUMA

TRANSFUSIONEN

EMBOLI NACH AB-KLEMMEN

LEBER NIERE PANKREAS COLON HERZ LUNGE MAGEN ZNS

HYPOXIE ASPIRATION

FREIE ENZYME

ÜBERWÄSSERUNG

III. Postoperatives Versagen von Organsystemen

METABOLISCHE ENZEPHALOPATHIE
GESTÖRTER O_2-TRANSPORT

IV. „Nebenprodukte"

SEPSIS STRESS MANGELERNÄHRUNG

V. Faktoren der Behandlung
Nachoperationen, Tracheotomie, Beatmung
Sauerstoff-Toxizität, Antibiotika, Dialyse

(nach Tilney 1973)

Abb. 3. Einige pathophysiologische Mechanismen des Multiorganversagens

te heute etwas größer ausfallen). Es geht außerdem daraus hervor, daß es sich wohl um ein polyätiologisches Geschehen handelt.

Ausgehend davon und von den klinisch belegten Faktoren des Multiorganversagens schlage ich bis zur endgültigen Klärung der Pathophysiologie des Multiorganversagens das in der Abb. 4 zusammengefaßte Schema zur Entstehung, Verhütung und Therapie des Multiorganversagens vor.

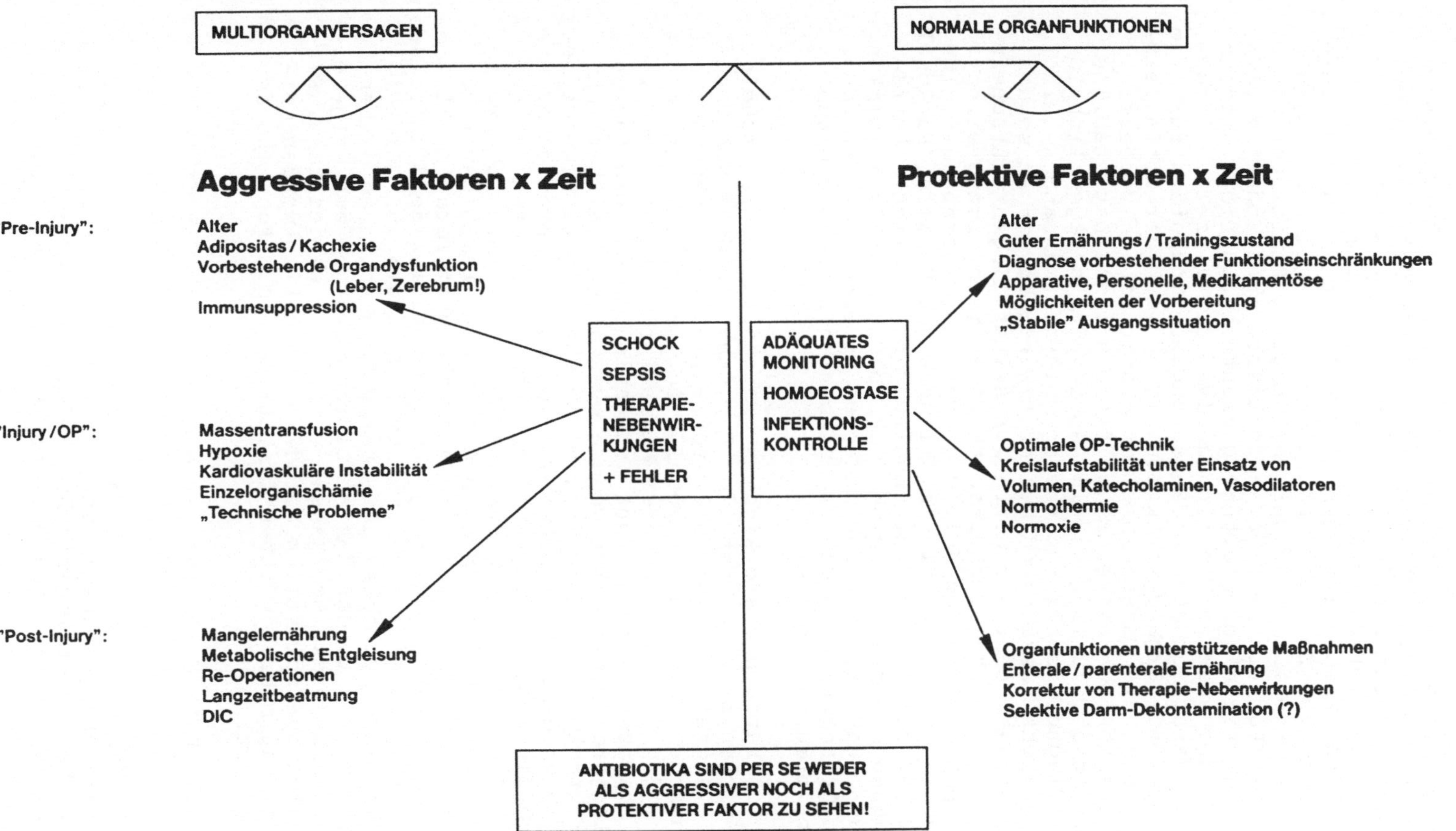

Abb. 4. Klinische Determinanten des Multiorganversagens

Aggressive Faktoren und protektive Faktoren sind beispielhaft
aufgeführt, hinzu kommt auf beiden Seiten ein Zeitfaktor, der
wahrscheinlich mitentscheidet über den Ausgang. Auf der Seite
der fördernden Faktoren stehen an zentraler Stelle Schock, Sepsis sowie Therapienebenwirkungen und Fehler in allen drei Phasen, vor dem akuten Ereignis, während des Ereignisses und in
der Intensivtherapie. Der Schwerpunkt unserer Bemühungen und in
Anbetracht des Faktors Zeit der effektivste Ansatzpunkt dürfte
in der präoperativen Vorbereitung geplanter großer Operationen
bestehen, in der exakten Funktionsanalyse der einzelnen Organe
und den sich daraus ergebenden Besserungsmöglichkeiten für eine
bereits bestehende Organdysfunktion. Im Bereich der Notfallein-
griffe erscheint die Chance in einer bestmöglichen Vorbereitung, z. B. eines operativen Eingriffs mit möglichst stabiler
Ausgangssituation, zu liegen: Ein Aspekt, der gelegentlich im
Management diagnostischer und therapeutischer Maßnahmen bei
Polytraumen nicht ausreichend beachtet wird. In der Phase des
akuten Ereignisses oder der Operation selbst liegen wahrscheinlich die geringsten Möglichkeiten therapeutisch einzugreifen
und einem später drohenden Multiorganversagen vorzubeugen. Immerhin könnte ein differenzierter Einsatz von Volumen, Katecholaminen und Vasodilatatoren zur Erhaltung bestmöglicher Perfu-
sionsbedingungen für alle Organe sich später positiv auswirken.
Es wäre auch denkbar, daß neue Methoden zu einem besseren Monitoring von Organperfusion und Organfunktion hier noch einen
Fortschritt bringen.

In der postoperativen Phase sind in einigen Fällen wahrscheinlich die Weichen bereits gestellt. Die hohe Inzidenz von Pneumonien bei Langzeitbeatmung, die trotz aller Verbesserungen auf
dem hygienischen Sektor nicht rückläufig ist, sollte unsere Bemühungen um den Intensivpatienten stimulieren. Wir führen sicher keine Langzeitbeatmung ohne Indikation durch, und Patienten, die längere Zeit beatmet werden müssen, sind sicherlich
als schwer krank und leicht empfänglich für Infektionen anzusehen. Dennoch handelt es sich bei den Beatmungspneumonien zu einem Teil um die Nebenwirkungen einer intensivtherapeutischen
Maßnahme, deren Inzidenz eindeutig zu hoch ist. Möglicherweise
stellt die selektive Darmdekontamination mit drei nicht resor-
bierbaren Antibiotika, welche die anaerobe Darmflora intakt lassen, ein Konzept zur Reduzierung der Pneumonieinzidenz unter Beatmung dar (28). Es wäre sogar möglich, wenn die auf METCHNI-
KOFF zurückgehende Hypothese der Freisetzung von Endotoxinen
aus dem Darm zutrifft, daß das Multiorganversagen als Folge einer Endotoxinämie praktisch kausal verhindert werden kann. Klinische Studien zur selektiven Darmdekontamination werden derzeit bereits auf mehreren Intensivstationen in Europa und den
USA durchgeführt.

Die Mortalität beim Multiorganversagen ist hoch, nicht selten
limitiert der Tod die intensivtherapeutischen Bemühungen.

Vereinzelt haben wir auch schon ältere Patienten gesehen, die
ein Multiorganversagen überlebten, über Monate mit großem inten-
sivmedizinischem und pflegerischem Aufwand wieder aufgebaut wurden und kurz nach Entlassung von der Intensivstation verstarben

- gibt es also ein Burn-out-Syndrom nach Multiorganversagen, einen Punkt, wo der Substanzverlust so groß ist, daß zwar noch das Multiorganversagen überlebt werden kann, aber weitere, auch geringfügige Noxen außerhalb der Intensivstation zum Tode führen?

Wir haben aber auch Patienten erlebt, die das Versagen von vier Organen überstanden und danach ein lebenswertes Leben führen. Therapeutischer Nihilismus bei Vorliegen mehrerer versagender Organe scheint von daher nicht ohne weiteres gerechtfertigt.

<u>Literatur</u>

1. BAUE, A. E.: Multiple, progressive, or sequential systems failure. A syndrome of the 1970s. Arch. Surg. <u>110</u>, 779 (1975)

2. BAUE, A. E., CHAUDRY, I. H.: Prevention of multiple systems failure. Surg. clin. N. Amer. <u>60</u>, 1167 (1980)

3. BELL, R. C., COALSON, J. C., SMITH, J. D., JOHANSON, W. G.: Multiple organ system failure and infection in adult respiratory distress syndrome. Ann. intern. Med. <u>99</u>, 293 (1983)

4. CARRICO, C. J., MEAKINS, J. L., MARSHALL, J. C., FRY, D., MAIER, R. V.: Multiple-organ-failure syndrome. Arch. Surg. <u>121</u>, 196 (1986)

5. CERRA, F. B., BORDER, J. R., McMENAMY, R. H., SIEGEL, J. H.: Multiple systems, organ failure. In: Pathophysiology of shock, anoxia, and ischemia (eds. R. A. COWLEY, B. F. TRUMP), p. 254. Baltimore, London: Williams & Wilkins 1982

6. CLEMENTE, C., BOSCH, J., RODES, J., ARROYO, V., MAS, A., MARAGALL, S.: Functional renal failure and haemorrhagic gastritis associated with endotoxaemia in cirrhosis. Gut <u>18</u>, 556 (1977)

7. CONSTANTIAN, M. B., MENZOIAN, J. O., NIMBERG, R. B., SCHMID, K., MANNICK, J. A.: Association of a circulating immunosuppressive polypeptide with operative and accidental trauma. Ann. Surg. <u>185</u>, 73 (1977)

8. EISEMAN, B., BEART, R., NORTON, L.: Multiple organ failure. Surg. Gynec. Obstet. <u>144</u>, 323 (1977)

9. FERRARIS, V. A.: Exploratory laparotomy for potential abdominal sepsis in patients with multiple-organ failure. Arch. Surg. <u>118</u>, 1130 (1983)

10. FRY, D. E., PEARLSTEIN, L., FULTON, R. L., POLK, H. C.: Multiple system organ failure. Arch. Surg. <u>115</u>, 135 (1980)

11. GATTA, A., MILANI, L., MERKEL, C., AMODIO, P., CAREGARO, L., ZUIN, R.: Endotoxins and the hepatorenal syndrome. Lancet 1981 2, 101

12. KEANE, R. M., BIRMINGHAM, W., SHATNEY, C. M., WINCHURCH, A., MUNSTER, A. M.: Prediction of sepsis in the multitraumatic patient by asssays of lymphocyte responsiveness. Surg. Gynec. Obstet. 156, 163 (1983)

13. KELLER, G. A., WEST, M. A., HARTY, J. T., WILKES, L. A., CERRA, F. B., SIMMONS, R. L.: Modulation of hepatocyte protein synthesis by endotoxin-activated Kupffer cells. Ann. Surg. 201, 436 (1985)

14. KLEPETKO, W., HAVEL, M., LAUFER, G., KOLLER, W., MÜLLER, M., SCHWARZ, Ch., WOLNER, E.: Indikationsstellung zum chirurgischen Reeingriff bei abdomineller Sepsis. Intensivmed. 22, 414 (1985)

15. KOMMERELL, B., GOERIG, M.: Die Niere bei Lebererkrankungen. Klinikarzt 14, 173 (1985)

16. KOPPEL, M. H., COBURN, J. W., MIMS, M. M., GOLDSTEIN, H., BOYLE, J. D., RUBINI, M. E.: Transplantation of cadaveric kidneys from patients with hepatorenal syndrome. New Engl. J. Med. 280, 1367 (1969)

17. MACHIEDO, G. W., LO VERME, P. J., McGOVERN, P. J., BLACKWOOD, J. M.: Patterns of mortality in a surgical intensive care unit. Surg. Gynec. Obstet. 152, 757 (1981)

18. MANSHIP, L., McMILLIN, R. D., BROWN, J. J.: The influence of sepsis and multisystem and organ failure on mortality in the surgical intensive care unit. Amer. Surg. 50, 94 (1984)

19. MEAKINS, J. L., WICKLUND, B., FORSE, R. H., McLEAN, P. H.: The surgical intensive care unit: current concepts in infection. Surg. Clin. N. Amer. 60, 117 (1980)

20. METCHNIKOFF, E.: The nature of man. In: Studies in opportunistic philosophy (ed. P. C. MITCHELL), p. 309. New York: G. P. Putnam's sons 1908

21. MITTERMAYER, C., DEUS, C.: Pathophysiologie des akuten Leberversagens. In: Organversagen in der Intensivmedizin (eds. W. BEHRENDT, G. KALFF, F.-G. MÜLLER). Beiträge zur Intensiv- und Notfallmedizin, Bd. 1, p. 53. Basel: Karger 1983

22. MYERS, B. D., MORAN, S. M.: Hemodynamically mediated acute renal failure. New Engl. J. Med. 314, 97 (1986)

23. NORTON, L. W.: Does drainage of intraabdominal pus reverse multiple organ failure? Amer. J. Surg. 149, 347 (1985)

24. PINE, R. W., WERTZ, M. J., LENNARD, E. S., DELLINGER, E.
P., CARRICO, C. J., MINSHEW, B. H.: Determinants of organ
malfunction or death in patients with intra-abdominal sepsis. Arch. Surg. _118_, 242 (1983)

25. POLK, H. C., SHIELDS, C. L.: Remote organ failure: A valid
sign of occult intra-abdominal infection. Surgery _81_, 310
(1977)

26. SCHUSTER, H.-P.: Multiorganversagen – Herausforderung zu einer Neubesinnung in der Intensivmedizin. Intensivmed. _22_,
267 (1985)

27. SPILKER, D., KILIAN, J.: Der septische Schock im Krankengut
einer operatien Intensivstation. In: Kreislaufschock (ed.
J. B. BRÜCKNER). Anaesthesiologie und Intensivmedizin, Bd.
125, p. 302. Berlin, Heidelberg, New York: Springer 1980

28. STOUTENBEEK, C. P., VAN SAENE, H. K. F., MIRANDA, D. R.,
ZANDSTRA, D. F.: The effect of selective decontamination of
the digestive tract on colonisation and infection in multiple trauma patients. Intens. Care Med. _10_, 185 (1984)

29. TILNEY, N. L., BAILEY, G. L., MORGAN, A. P.: Sequential system failure after rupture of abdominal aortic aneurysms:
An unsolved problem in postoperative care. Ann. Surg. _178_,
117 (1973)

30. TRUNKEY, D. D.: Multiple organ failure and sepsis. In: Pro-
ceedings of the 4th World Congress of Intensive and Clinical Care Medicine, Jerusalem 1985, p. 252. London: King &
Wirth Publishing Co. 1985

Kasuistik: Multiorganversagen nach Trauma

Von U. Jensen, W. Kellermann, F.-P. Lenhart und L. Frey

Im Jahr 1985 fanden sich unter 959 ausgewerteten Patienten unserer anästhesiologischen Intensivtherapiestation insgesamt 102 Fälle mit Multiorganversagen. Von diesen Patienten starben 42. Die Mehrzahl aller Organversagen trat bei Patienten in Verbindung mit großen operativen Eingriffen auf. In diesen Fällen spielte sicher auch die Schwere der Grundkrankheit eine Rolle. Multiorganversagen in Verbindung mit einem Trauma trat bei 20 Patienten mit einer Letalität von 25 % auf. Im folgenden soll als Fallbeispiel der klinische Verlauf eines Multiorganversagens nach schwerem Trauma dargestellt werden.

Der Patient erlitt bei einem Autounfall ein Schädel-Hirn- und Thoraxtrauma mit schwerer Contusio cordis, ein stumpfes Bauchtrauma, eine Femurschaftfraktur links sowie eine Tibia- und Fibulafraktur links. Nach auswärtiger Primärversorgung des Bauchtraumas und der Unterschenkelfraktur rechts wurde der Patient zu uns verlegt. Die vielfältigen Verletzungen und Komplikationen hatten einen 15 Wochen dauernden Aufenthalt auf der Intensivtherapiestation zur Folge. Die schwersten Komplikationen waren: ein protrahiertes Herz-Kreislauf-Versagen, ein ARDS, bakterielle Pneumonien, Sepsis, akutes Nierenversagen und später im Verlauf noch eine Streßulkusblutung und eine nekrotisierende Cholezystitis.

Die Abb. 1 gibt einen Überblick über die zeitliche Folge von Auftreten und Verlauf der einzelnen Organversagen und deren Zuordnung zu der direkten posttraumatischen Krankheitsphase sowie einer ersten und zweiten Infektionsphase. Auffallend war die schwere Beeinträchtigung des Herz-Kreislauf-Systems über fast zwei Monate infolge einer Contusio cordis. Das Herz-Kreislauf-Versagen verlief in den ersten Wochen ausgeprägt hypodynam, was bei jungen Patienten posttraumatisch ungewöhnlich ist (3). Der Patient bedurfte hoher Dosen an Dopamin und Suprarenin. In einer hyperdynamen Schockphase während einer septischen Komplikation in der fünften und sechsten Woche mußte zusätzlich noch Noradrenalin appliziert werden. Die sechs Wochen lang stark erhöhte Kreatinphosphokinaseaktivität werteten wir als Zeichen einer permanenten peripheren Perfusionsstörung infolge eines durch die Therapie nicht voll kompensierbaren protrahierten Schocks. Das Lungenversagen war nach klinischer Definition ein typisches ARDS, der Sauerstoffaustausch normalisierte sich in der vierten Woche bei weiterbestehender Störung des CO_2-Austausches, der sich erst in der sechsten Woche deutlich normalisierte. In der neunten Woche begannen wir mit dem Weaning und konnten in der 12. Woche den Patienten extubieren. Das akute Nierenversagen setzte in der dritten Woche ein und dauerte etwa fünf Wochen. Es war sicher durch das Trauma und den protrahierten Schock verursacht worden. Außerdem traten infektiöse Komplika-

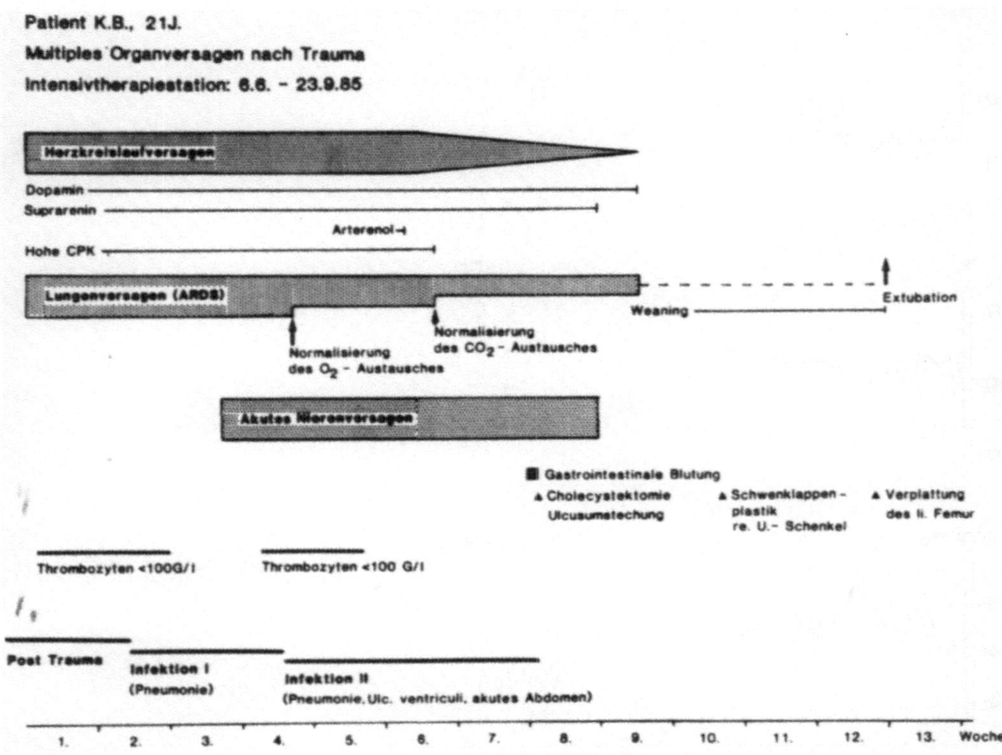

Abb. 1. Auftreten und Dauer von Herz-Kreislauf-, Lungen- und akutem Nierenversagen sowie Phasen des Krankheitsverlaufs (posttraumatisch, Infektion I, Infektion II)
CPK = Kreatinphosphokinaseaktivität

tionen auf, die sich klinisch in zwei Phasen einteilen ließen: zunächst in der zweiten bis dritten Woche eine Pneumonie, dann in der vierten bis achten Woche ein Pneumonierezidiv sowie ein akutes Abdomen aufgrund einer nekrotisierenden Cholezystitis. Diese Phasen des Krankheitsverlaufs wurden nicht nur nach klinischen Parametern, sondern auch laborchemisch durch Messung des Plasmaspiegels des Elastase-Alpha-1-Proteaseinhibitorkomplexes[*] dokumentiert (Abb. 3). Üblicherweise sind Werte über 100 ng/ml pathologisch. Wegen des intensivmedizinischen Umfeldes einigte man sich darauf, erst Befunde über 200 - 250 ng/ml als sicher pathologisch anzusehen. Deutlich erhöhte Spiegel wurden sowohl in der frühen posttraumatischen Phase als auch während der späteren Infektionsphase festgestellt.

Das Herz-Kreislauf-Versagen (Abb. 2) stand zunächst im Vordergrund des Krankheitsgeschehens. Das Herzminutenvolumen betrug

---

[*] Die Messungen verdanken wir Dr. M. Jochum, Abteilung für klinische Biochemie an der Chirurgischen Klinik der LMU München

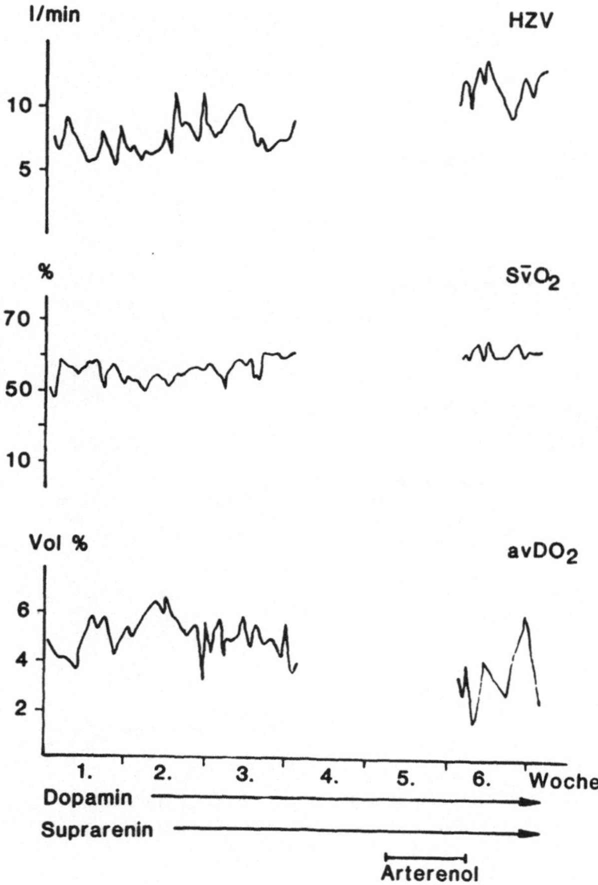

Abb. 2. Herzzeitvolumen (HZV), gemischtvenöse Sättigung (S$\bar{\text{v}}$O$_2$) und arteriovenöse Differenz (avDO$_2$) während der ersten sechs Wochen nach dem Unfall. Der Kurvenverlauf der einzelnen Parameter wurde mittels elektronischer Datenverarbeitung auf der Basis von Messungen im Abstand von 6 h erstellt

in der direkten posttraumatischen Phase zwischen 5 und 8 l bis Mitte der zweiten Woche. Damit war es ungewöhnlich niedrig für einen jungen polytraumatisierten Patienten, trotz Unterstützung mit Dopamin und Suprarenin. Die außerordentlich knappe Herzauswurfleistung ist erkennbar anhand der hohen peripheren Ausschöpfung mit niedriger gemischtvenöser Sättigung, die in den ersten zwei Wochen immer unter 60 % betrug.

Die länger als sechs Wochen anhaltende Erniedrigung der gemischtvenösen Sättigung war das eindrucksvollste Symptom des protrahierten Herzversagens. Dazu kamen die Zeichen peripherer Perfusionsstörungen in Form der wochenlang erhöhten Kreatinphosphokinaseaktivität. Das Laktat betrug in den ersten Tagen bis zu 11 mmol/l. Entsprechend war die avDO$_2$ mit Werten bis über

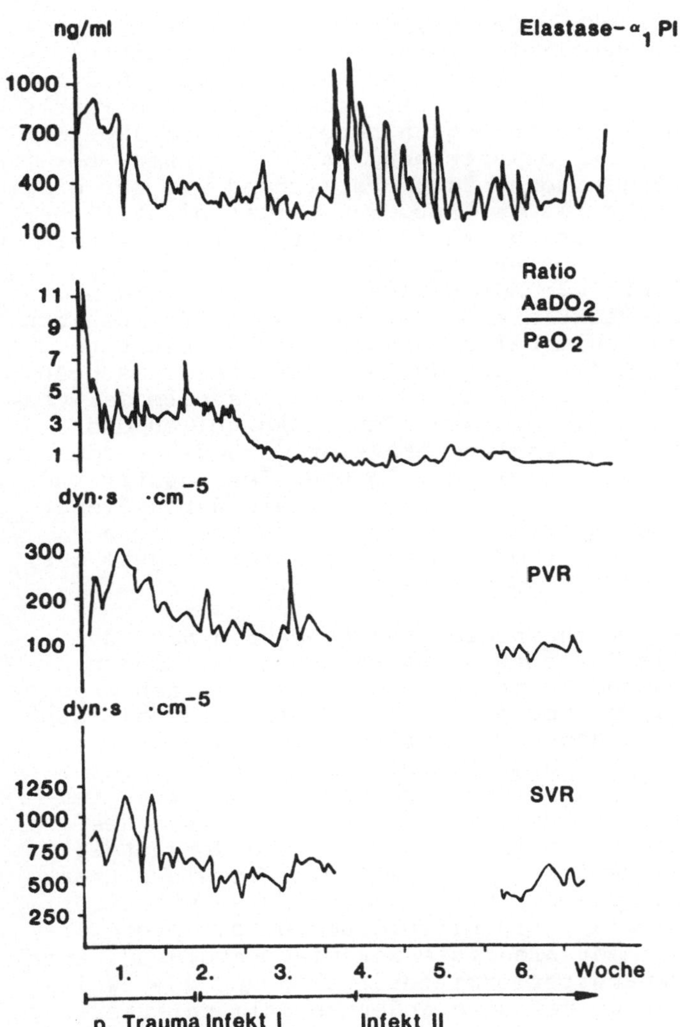

Abb. 3. Elastase-Alpha-1-Proteaseinhibitorkomplex (Elastase-Alpha-1 PI), Sauerstoffaustauschquotient, pulmonal-vaskulärer Widerstand (PVR) und systemischer Widerstand (SVR) während der ersten sechs Wochen nach dem Unfall. Erstellung des Kurvenverlaufs der dargestellten Parameter wie bei Abb. 2
AaDO$_2$ = alveoloarterielle Sauerstoffdruckdifferenz
PaO$_2$ = arterieller Sauerstoffpartialdruck

6 Vol.% relativ hoch. Dieses posttraumatische Herzversagen bestand trotz hoher Füllungsdrucke und differenzierter Therapie mit Katecholaminen. Die Ursache war nach dem EKG-Verlauf wahrscheinlich eine Contusio cordis mit Myokardschaden, neben den Zeichen einer Rechtsherzbelastung infolge ARDS und Beatmung. Ein Perikarderguß war in der vierten Woche nachweisbar, ließ sich aber nicht punktieren. Etwa in der fünften Woche wurden im EKG Zeichen der Erholung des Myokards erkennbar. Der septische

Schock in der zweiten Infektionsphase, der die Applikation von Noradrenalin erforderte, verlief hyperdynam, mit Herzminutenvolumina über 10 l/min, höherer gemischtvenöser Sättigung und fallenden $avDO_2$-Werten. Der anfangs erhöhte Widerstand in der pulmonalen und peripheren Strombahn begann bereits in der zweiten Woche noch während der posttraumatischen Phase zu sinken, obwohl das Herzminutenvolumen noch nicht ausreichend war für eine adäquate Perfusion des Organismus (Abb. 3). Es ist nicht sicher zu entscheiden, worin die Ursache für diese frühzeitige Verminderung des Widerstandes zu suchen ist. Für die pulmonale Strombahn kommen hauptsächlich folgende Möglichkeiten in Betracht: Der Abfall des pulmonal-vaskulären Widerstandes trifft zusammen mit der Verbesserung des pulmonalen Gasaustausches. Letztere ist erkennbar an der Normalisierung des Sauerstoffaustauschquotienten nach SIEGEL (Abb. 3). Die Verminderung des pulmonal-vaskulären Widerstandes kann also entweder durch Ausheilen des ARDS mit Restitution des pulmonalen Gefäßsystems bedingt oder auch nur eine Folge der gleichzeitigen Senkung des positiv endexspiratorischen Drucks auf 0 cm H_2O sein. Allein durch diese Veränderung der Beatmungsparameter infolge der Besserung der Lungenfunktion läßt sich unter Umständen eine Erniedrigung des pulmonal-vaskulären Widerstandes erklären.

Die Lungengefäßstrombahn verhält sich nur annähernd nach dem Ohmschen Gesetz, und die Berechnung des pulmonal-vaskulären Widerstandes während ARDS und Beatmung ist außerordentlich problematisch. Sowohl die Füllung des pulmonalen Gefäßbettes als auch der Druck in den Alveolen haben Einfluß auf den vaskulären Widerstand. Deswegen wurde bei dem Patienten die Druck-Fluß-Beziehung zwischen dem Herzminutenvolumen und dem Pulmonalarterienmitteldruck als zusätzliche Möglichkeit zur Beurteilung des Strömungswiderstandes in der pulmonalen Gefäßbahn dargestellt (Abb. 4) (1, 4). Daraus werden noch einmal die einzelnen Krankheitsphasen ersichtlich: die posttraumatische Phase mit niedrigem HZV und hohen Pulmonalarterienmitteldrucken, die frühe Infektionsphase mit noch immer niedrigem Herzminutenvolumen, aber bereits fallenden Pulmonalarterienmitteldrucken und die zweite Infektionsphase mit zwar weiter unveränderten Pulmonalarterienmitteldrucken, aber hohen Durchflußraten entsprechend des zu diesem Zeitpunkt bestehenden hyperdynamen Schocks.

Die pulmonale Insuffizienz (Abb. 5) war am ausgeprägtesten in der direkten posttraumatischen Phase. Der Sauerstoffaustauschquotient nach SIEGEL (2), dessen Normalwerte unter 1 liegen, verdeutlicht die schwere Störung des Gasaustausches in der Lunge. Nach etwa einer Woche tritt eine erste stabile Phase ein und eine deutliche Normalisierung in der dritten Woche. Entsprechend kann die FIO_2 reduziert werden. Es fällt aber auf, daß die Normalisierung des Sauerstoffaustausches etwa zwei Wochen vor der Besserung des Austausches von Kohlensäure eintritt. In der vierten und der sechsten Woche, wahrscheinlich während der proliferativen Phase des ARDS, mit noch erhöhter Kohlensäurespannung im arteriellen Blut, besteht gleichzeitig eine niedrige effektive dynamische Compliance. Der Kohlensäureaustausch in der Lunge und deren Compliance bessern sich gleichzeitig spontan. Zudem ist bei diesem Fallbeispiel bemerkenswert, daß die

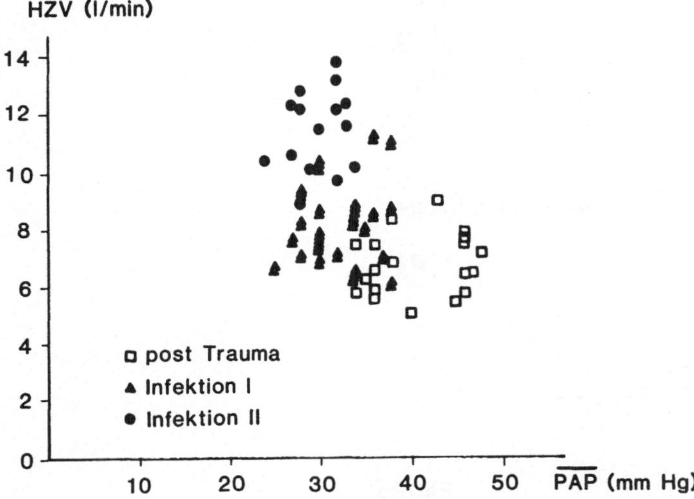

Abb. 4. Beziehung zwischen Herzzeitvolumen (HZV) und Pulmonalarterienmitteldruck (PAP) während der ersten sechs Wochen nach Unfall und Zuordnung zu den drei wesentlichen Phasen des Krankheitsgeschehens

Infektionen, die ab der dritten und vierten Woche rezidivierend
auftraten, offensichtlich keinen ungünstigen Effekt auf die Heilung des ARDS ausübten.

In der dritten Woche nach dem Unfall tritt ein <u>akutes Nierenver-
sagen</u> (Abb. 6) ein; glücklicherweise erst, als bereits die Lungenfunktion deutlich gebessert war. Bis zu Beginn des Nierenversagens wurde die respiratorische Azidose renal einigermaßen kompensiert, aber nach Eintreten des akuten Nierenversagens fällt
der arterielle pH-Wert auf durchschnittliche Werte von 7,25.
Das Versagen mehrerer Organe kann auf diese Weise schnell in eine therapeutische Sackgasse münden. Ein kardiopulmonales Versagen kombiniert mit einem akuten Nierenversagen und Azidose
macht manchmal eine suffiziente Behandlung des Herz-Kreislauf-
Versagens sehr schwierig.

Bei allen Intensivtherapiepatienten überwachen wir routinemäßig
die Nierenfunktion sowie den Wasser- und Elektrolythaushalt.
Die wichtigsten Parameter dieses Überwachungsprogramms sind die
Urinausscheidung, die Urinosmolarität, Kreatinin, Harnstoff,
Natrium und Kalium im Urin und im Plasma. Unter den errechneten
Größen ist die Kreatininclearance die wichtigste. Die Parameter
des glomerulären Filtrats in Abb. 5 erlauben die Beurteilung
der Nierenfunktion und deren Veränderungen mit dem Krankheitsverlauf. In den ersten Tagen nach dem Trauma fällt das Plasmakreatinin bei ansteigender Kreatininclearance und hohen Urinvolumina, wie häufig nach Trauma und primärer Schocktherapie.
Relativ hohe Urinvolumina sind weiterhin erforderlich, da die
tägliche Harnstoffausscheidung in der Phase mit ausreichender
Kreatininclearance in den ersten zwei Wochen mit Werten zwi-

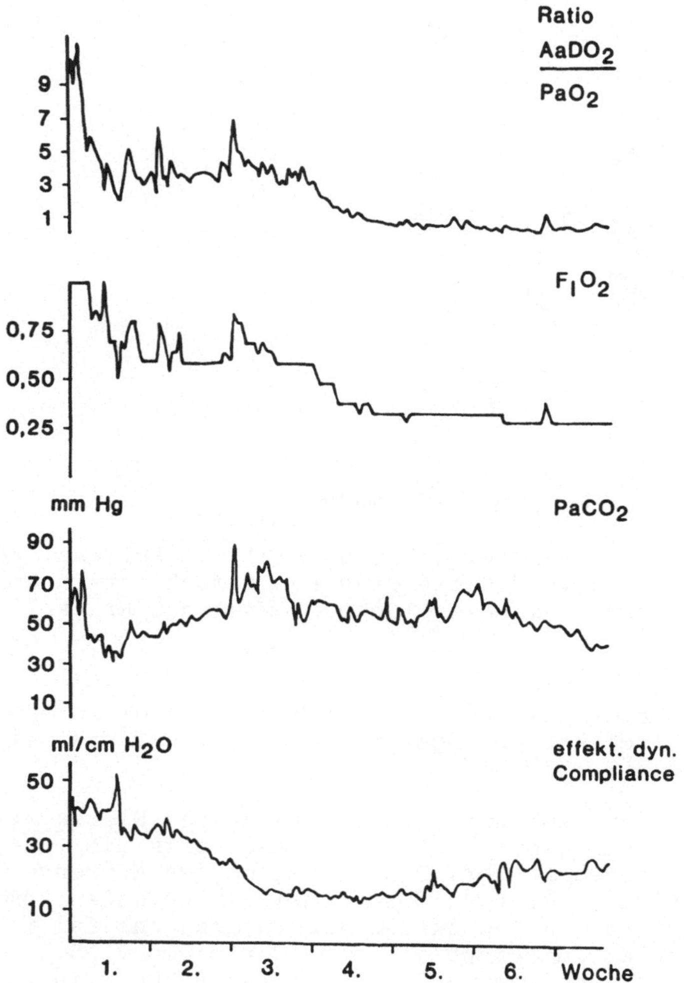

Abb. 5. Sauerstoffaustauschquotient, inspiratorische Sauerstoffkonzentration (FIO$_2$), Kohlensäurepartialdruck (PaCO$_2$) und effektive dynamische Compliance während der ersten sechs Wochen nach
Unfall. Erstellung des Kurvenverlaufs der dargestellten Parameter wie bei Abb. 2
AaDO$_2$ = alveoloarterielle Sauerstoffdruckdifferenz
PaO$_2$ = arterieller Sauerstoffpartialdruck

schen 30 und 40 g/Tag relativ hoch war. Neben der Katabolie
spielte wahrscheinlich auch der Zerfall der Muskelzellen infolge der peripheren Perfusionsstörung eine Rolle. Im Verlauf der
dritten Woche wird das akute Nierenversagen manifest, am deut-
lichsten erkennbar am stufenweisen Abfall der Kreatininclearance, bevor schließlich die Oligurie eintritt. Gleichzeitig
steigt das Plasmakreatinin langsam, aber stetig an. Aufgrund
des hohen Harnstoffanfalls im Organismus des Patienten mußten
trotz frühzeitig begonnener Hämofiltration fast täglich Dialy-

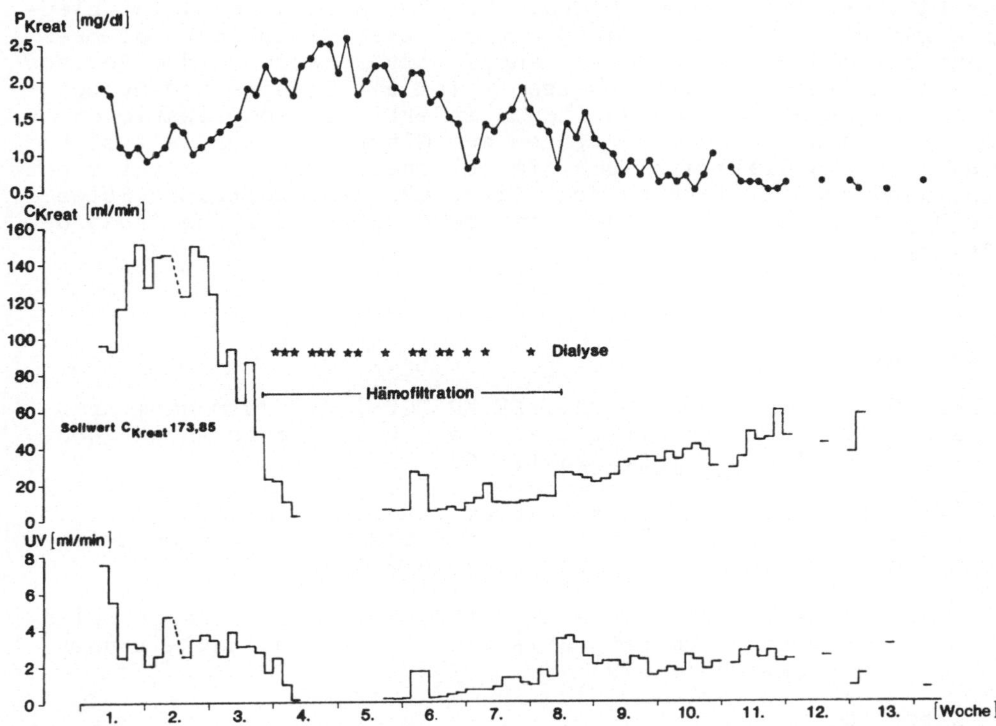

Abb. 6. Plasmakreatinin (P_{Kreat}), Kreatininclearance (C_{Kreat}) und Urinvolumen (UV) während der gesamten Intensivtherapie. Das akute Nierenversagen wird manifest in der dritten Woche und bessert sich allmählich von der sechsten Woche an. Die dargestellten Parameter wurden täglich bestimmt

sen durchgeführt werden. Die anurische Phase dauerte etwa eine Woche. Nach Wiedereinsetzen der Diurese erholte sich die Nierenfunktion allmählich und die Plasmakreatininspiegel normalisierten sich bei einer Kreatininclearance von etwa 30 ml/min. Es ist bemerkenswert, daß sich die Nierenfunktion trotz eines hohen Katecholaminbedarfs bis zur neunten Woche, einer schweren Infektionsphase bis zur achten Woche sowie einer gastrointestinalen Blutung mit Ulkusumstechung und gleichzeitiger Cholezystektomie erholt. Es trat in dieser Zeit trotz der genannten Komplikationen kein Rezidiv des Nierenversagens auf.

Zusammenfassung

Das schwere Herz-Kreislauf-Versagen, vermutlich infolge eines direkten kardialen Traumas, war zunächst bestimmend im Krankheitsgeschehen, insbesondere, da es sich therapeutisch lange nicht zufriedenstellend kompensieren ließ und zu einer protrahierten Verminderung der peripheren Durchblutung führte. Im Gegensatz dazu ließ sich das pulmonale Versagen nach zwei Tagen mit Hilfe der Beatmung soweit kompensieren, daß ein ausreichender PaO$_2$ erzielt werden konnte. Die über Wochen permanent niedrige gemischtvenöse Sättigung war somit teilweise kardial bedingt bei gleichzeitig hohem Sauerstoffverbrauch in der Peripherie. Auch das akute Nierenversagen ist als Trauma- und Schockfolge anzusehen. Die gefährlichen infektiösen Komplikationen von der sechsten Woche an traten zum Glück erst auf, als sich sowohl die kardiale als auch die pulmonale Funktion bereits entscheidend stabilisiert hatten. Diese günstige zeitliche Folge der Organversagen war sicher entscheidend für das Überleben des Patienten.

<u>Literatur</u>

1. KLÖSS, T., BRÜCKNER, U. B., LEINBERGER, H.: Pulmonary pressure-flow relation after trauma and hemorrhagic shock. Res. exp. Med. (Berl.) <u>186</u>, 325 (1986)

2. SIEGEL, J. H.: Cardiorespiratory interactions as determinants of survival and the need for respiratory support in human shock states. J. Trauma <u>13</u>, 602 (1973)

3. STURM, J. A., LEWIS, F. R., TRENTZ, O., et al.: Cardiopulmonary parameters and prognosis after severe multiple trauma. J. Trauma <u>19</u>, 305 (1979)

4. ZAPOL, W. M., SNIDER, M. T.: Pulmonary hypertension in severe acute respiratory failure. New Engl. J. Med. <u>296</u>, 476 (1977)

Kasuistik: Hyperemesis gravidarum – Sepsis – Immunvaskulitis

Von J. Eckart

Vorgeschichte

Die 25jährige Patientin, über die im folgenden berichtet werden
soll (Tabelle 1), wurde im Januar 1985 wegen einer Hyperemesis
gravidarum in ein Krankenhaus der Grundversorgungsstufe aufgenommen. Es wurde eine Infusionstherapie über Kavakatheter und
periphere Zugänge durchgeführt, die sich auffällig rasch entzün-
deten. Wenige Tage nach Aufnahme kam es zum Fieberanstieg bis
40 °C mit relativer Leukopenie. Um den Kavakatheter als Ursache
dieses Fieberanstieges auszuschließen, wurde er entfernt. Wegen
der anhaltenden Temperaturen erhielt die Patientin wiederholt
Novalgin. In der Folgezeit traten atemabhängige Thoraxschmerzen
(Pleurodynie) auf. Zwei Tage später klagte die Patientin über
ausgeprägte Myalgien. Hauterscheinungen ließen sich nicht nachweisen. Es bestand weiter eine Leukopenie mit ausgeprägter
Linksverschiebung.

Wegen des Verdachts auf Bornholmsche Erkrankung wurde eine Cox-
sackie-B-Virus-Diagnostik mit negativem Ergebnis durchgeführt.

Im weiteren Verlauf wurden ein Perikardreiben, ein holosystoli-
sches Herzgeräusch, eine Splenomegalie bei unverändert hohen
Temperaturen und ein Anstieg der Leukozyten festgestellt. Wegen
des Verdachts auf Endokarditis wurde eine antibiotische Therapie mit Penicillin G begonnen und zusätzlich Gammavenin und Ur-
bason gegeben.

Eine Verschlechterung des Allgemeinzustandes, eine Bewußtseinstrübung und das Auftreten eines akuten Abdomens führten zur Verlegung der Patientin auf die internistische Intensivstation des
Zentralklinikums Augsburg.

Aufnahmestatus

Die Patientin war bei Aufnahme tachykard, tachypnoisch, es bestand eine diffuse Abwehrspannung des gesamten Abdomens, Leber
und Milz waren vergrößert, ein Meningismus ließ sich nicht nachweisen.

Ein gynäkologisches, chirurgisches und neurologisches Konsil
führte zu der Diagnose: "Intakte Gravidität bei diffuser Perito-
nitis mit ausgeprägter Bewußtseinsstörung ohne Anhalt für spezifische neurologische Erkrankung".

Die wesentlichsten Aufnahmebefunde zeigt die Tabelle 2. Neben
der schon erwähnten Tachykardie und Tachypnoe, die zu einer respiratorischen Alkalose mit Partialinsuffizienz geführt hatten,

Tabelle 1

<u>Vorgeschichte</u>

Hyperemesis gravidarum
Infusionstherapie
Temperatur bis 40 °C
Pleurodynie
Muskelschmerzen
Leukopenie, Linksverschiebung
Picornatiter (+)
→ Verdacht auf Bornholmsche Erkrankung
Herzgeräusch
Endokarditis
→ Penicillin G
Verschlechterung des Zustandes
Bewußtseinstrübung
Akutes Abdomen
→ Verlegung

---

fand sich eine geringe Verminderung von Kalium, ein leichter Anstieg von Harnstoff und Kreatinin, die schon erwähnte Leukozytose, eine Thrombopenie und eine Abnahme von Quick und Antithrombin III.

Wegen Zunahme der abdominellen Symptomatik und Abortus incipiens wurde der Entschluß zur Laparotomie und Abrasio gefaßt. Es fand sich wenig Aszites, Leber, Milz und Nieren waren vergrößert. Ein Hinweis für Abszedierung bestand nicht. Postoperativ wird die Patientin auf die operative Intensivstation übernommen.

Um den Krankheitsverlauf deutlicher darstellen zu können, werden die pathologischen Veränderungen der einzelnen Organe und Organsysteme und die jeweils durchgeführte Therapie nacheinander vorgestellt.

Einen Überblick über erhobene Befunde und durchgeführte therapeutische Maßnahmen geben die Tabellen 3 und 4.

<u>Lunge</u>

Wegen eines deutlich erniedrigten PaO_2 wurde die sehr unruhige, bewußtseinsgetrübte Patientin sediert und mit einer FIO_2 von 0,5 kontrolliert beatmet. Röntgenologisch fanden sich zunächst linksseitige Infiltrate und ein rechtsseitiger Erguß. Unter Beatmung konnte die FIO_2 bis auf 0,3 bei einem Atemminutenvolumen von 9 - 11 l und einer Atemfrequenz von 12 - 14/min reduziert werden, obwohl in der Folge röntgenologisch massive Infiltrate in beiden Lungen nachgewiesen werden konnten. Auffällig war die Diskrepanz zwischen dem Röntgenbefund und den gebesserten Blutgasanalysen, die ab dem dritten Behandlungstag eine assistierte Beatmung (ASB) zuließen. Ab dem siebten Behandlungstag kam es zum Auftreten ausgeprägter Pleuraergüsse, die aber zu keiner

Tabelle 2

Aufnahmebefund

         RR 110/70 mm Hg
         HF 140/min
         AF 42/min
         ZVD +6 mm Hg

BGA: pH 7,49
         PCO_2 3,37 kP
         akt. Bikarbonat 18,8 mmol/l
         PO_2 8,64 kP

Serum: Kalium 3,3 mmol/l
         Natrium 139 mmol/l
         Harnstoff 14,6 mmol/l
         Kreatinin 108 µmol/l
         Laktat 1,8 mmol/l

Blutbild: Hämoglobin 11,7 g/l
         Hämatokrit 0,32 1/l
         Leukozyten 16 600
         Thrombozyten 85 000

Gerinnung: Quick 62 %
         AT III 54 %

---

schwerwiegenden Beeinträchtigung der Blutgasanalysen führten.
Zur Abklärung der Genese erfolgte die Abpunktion eines blutig
tingierten Ergusses, der bakteriologisch steril war. Ab dem 11.
Behandlungstag wurde die Sedierung der Patientin reduziert und
auf Spontanatmung mit CPAP übergegangen. Trotz weiterhin nach-
weisbarer Ergüsse beidseits und neuer Infiltrate besserten sich
die Blutgasanalysen soweit, daß die Patientin nach 15tägiger Beatmung extubiert werden konnte. Nachzutragen bleibt, daß in wiederholten Trachealabstrichen Staphylococcus aureus und Candida
albicans nachgewiesen wurden bei allerdings nicht erhöhtem Candidatiter.

Herz

Auf den pathologischen Herzbefund wurde bereits hingewiesen. In
der Ultraschallkardiographie fanden sich mäßige Vegetationen an
der Mitralklappe und massive im Bereich der Trikuspidalklappe.
Mikroembolien waren an der linken Hand und an den Zehen des
rechten Fußes aufgetreten. Rezidivierende, von der Bewußtseinslage der Patientin stark beeinflußte Tachykardien wurden während des Krankheitsverlaufes bei röntgenologisch nie vergrößer-
tem Herzen und fehlenden pulmonalen Stauungszeichen beobachtet.
Obwohl das Perikardreiben und die pathologischen Herzgeräusche
im weiteren Krankheitsverlauf verschwanden, wurde die antibiotische Therapie weitergeführt.

Tabelle 3 a. Diagnostik und Therapie

Behandlungstag	1	3	5	7	9	11
Kreatinin µmol/l	163	295	439	381	408	440
Urinproduktion ml	735	250	420	400	300	450
Leukozyten x 10^9/l	9,7	9,7	9,9	12,8	17,0	20,0
Thrombozyten x 10^9/l	43	108	217	317	294	355
Höchsttemperatur °C	38,8	38,4	38,5	39,1	38,1	38,0
FIO_2	0,5	0,3	0,4	0,3	0,4	0,3
AMV l	9,5	12,0	12,0	14,0	13,0	10,0
Kohlenhydrate kcal	100	1 400	1 400	1 400	1 450	1 450
Fett kcal	–	–	–	–	500	500
Stickstoff g	0	10,2	10,2	10,2	10,2	10,2
Flüssigkeit ml	2 400	1 450	2 500	3 350	1 950	3 350
Hämodialyse			+	+	+	+

Tabelle 3 b. Diagnostik und Therapie

Behandlungstag	13	15	17	19	21	23
Kreatinin µmol/l	452	507	580	508	397	308
Urinproduktion ml	750	1 100	750	2 600	4 500	6 800
Leukozyten x 10^9/l	21,2	20,7	18,6	10,9	13,0	9,4
Thrombozyten x 10^9/l	335	373	448	440	548	491
Höchsttemperatur °C	38,4	37,8	38,0	37,5	37,9	37,5
FIO_2/Sonde	0,3	0,25	2 1	2 1	2 1	2 1
AMV l	8,0	9,0	extubiert			
Kohlenhydrate kcal	1 450	1 450	1 600	1 500	1 400	1 700
Fett kcal	500	500	–	1 000	–	–
Stickstoff g	10,2	10,2	10,2	10,2	10,2	16,0
Flüssigkeit ml	2 750	3 300	5 400	4 500	5 500	6 800

Tabelle 4. Weitere Laborbefunde

Behandlungstag	1	2	6	10	13	20
Hämodialyse			+ +	+ +		
Kreatinin µmol/l	163	197	479	381	452	458
Triglyzeride mmol/l	3,01	2,76	2,62	2,94	2,81	5,74
Phosphat mmol/l		1,03	0,90		0,65	0,35
Magnesium mmol/l		1,1	1,00		0,75	0,74
Zink µmol/l		7,5	10,5		11,3	10,9
Gamma-GT U/l	18	45	74	45	56	69
GOT U/l	17	13	13	15	20	19
GPT U/l	11	13	11	14	10	13
Alkalische Phosphatase U/l	116	119	91	61	66	83
Bilirubin µmol/l	13,2	16,7	16,9	35,6	31,1	47,8
ChE U/l		2 242	1 935	1 146	994	1 030

Abdomen

Postoperativ war das Abdomen weiter gebläht, druckschmerzhaft
und ohne Peristaltik. Die Gabe von Peristaltika blieb zunächst
ohne Einfluß auf die Darmfunktion und führte lediglich zu starken Bauchschmerzen. Die Sonographie bestätigte die intraoperativ nachgewiesene Leber-, Milz- und Nierenvergrößerung. Eine am
fünften Behandlungstag angefertigte Röntgenaufnahme ergab bei
fehlenden Ileuszeichen Hinweise für schwimmende Darmschlingen.
Eine erneute Sonographie bestätigte das Vorhandensein massiver
intraperitonealer freier Flüssigkeit. Der zunehmende Bauchum-
fang mit hochstehenden Zwerchfellen und Verschlechterung der
Lungenfunktion gab Veranlassung zum Legen eines Peritoneallae-
vagekatheters, über den über 2 l Aszites und einen Tag später
über 3 l Aszites abgelassen wurden. Diese Aszitesmengen gingen
innerhalb von acht Tagen von über 3 l spontan auf unter 0,5 l
zurück. In der Folge kam es zum Absetzen flüssigen, bräunlich-
blutig tingierten Stuhles, unabhängig von der Gabe peristaltik-
anregender Medikamente. Pathogene Keime konnten im Stuhl nie
nachgewiesen werden. Eine Abnahme der ätiologisch zunächst unklaren Bauchsymptomatik erlaubte bis zum Entlassungstag der Patientin einen vorsichtigen oralen Kostaufbau.

Nieren

Die verminderte Urinausscheidung bei ausreichender Volumensubstitution und die pathologischen Harnstoff- und Kreatininwerte
waren Symptome des Nierenversagens. Durch eine die beeinträchtigte Lungenfunktion berücksichtigende Flüssigkeitszufuhr, die
Gabe von Dopamin, Alkalisierung des Urins, intermittierende
bzw. kontinuierliche Verabreichung von Lasix oder Hydromedin
war das oligurische Nierenversagen nicht zu beeinflussen. Äußerst schwierig gestaltete sich zweifellos die Bilanzierung, da
die verminderte Urinausscheidung, das beim Gewebeabbau freigesetzte und das bei der Verbrennung von Nährstoffen anfallende
Wasser, die Flüssigkeitsverluste über Magensonde, massive durch-
fällige blutige Stühle und Aszites- und Pleurapunktion bzw.
über die Haut bei hohen Körpertemperaturen zu berücksichtigen
waren. Da im Krankheitsverlauf die Lungenfunktion eine Besserung erkennen ließ, wurde versucht, die Flüssigkeitsbilanz
leicht positiv zu halten, um den Übergang eines oligurischen in
ein anurisches Nierenversagen durch eine unzureichende Flüssig-
keits- und Elektrolytzufuhr zu verhindern. Die von unserem Ne-
phrologen empfohlene hochdosierte Zufuhr von Lasix (1,5 g/die)
führte zu keiner Zunahme der Urinausscheidung. Zur Senkung der
erhöhten Retentionswerte und zum Flüssigkeitsentzug waren an
vier Tagen Hämodialysen über einen Shaldon-Katheter nötig. Im
weiteren Krankheitsverlauf kam es bei noch weiter ansteigenden
Harnstoff- und Kreatininwerten zum polyurischen Nierenversagen
mit Urinmengen bis zu knapp 7 l am 23. Behandlungstag. Bakteriologisch ließen sich im Urin nie Keime nachweisen. Kalium, Phosphat und Magnesium mußten trotz deutlich eingeschränkter Nierenfunktion ständig substituiert werden.

Tabelle 5. Bornholmsche Erkrankung (epidemische Pleurodynie
oder Muskelkaterkrankheit)

Pleurodynie
Myalgien
Hyperästhesie
Fieber
Leukopenie
Perikarditis
Kopfschmerzen
Halsschmerzen
Akutes Abdomen (Pankreatitis, Appendizitis?)

Zentralnervensystem

Wegen der erwähnten unklaren Bewußtseinsstörung wurden mehrere
neurologische Konsile eingeholt. Auffallend waren bei der Patientin eine extreme Berührungsempfindlichkeit und ihr schwerer
Verwirrungszustand. Es wurde die Diagnose eines schweren organi-
schen Psychosyndroms gestellt. Differentialdiagnostisch konnte
eine metastatische Herdenzephalitis bei Endokarditis nicht ausgeschlossen werden. Virustiter im Serum auf neurotrope Viren waren negativ. Ein CT und ein EEG trugen zur Klärung der Diagnose
nicht bei. Am 15. Behandlungstag kam es bei der Patientin möglicherweise im Zusammenhang mit der Gabe von Hypnomidate zu
krampfartigen Zuckungen und Blickdeviation mit Pupillendiffe-
renz. Am Abend des gleichen Tages trat - unabhängig von einer
medikamentösen Therapie - ein generalisierter Krampfanfall auf.
Eine Lumbalpunktion ergab einen xanthochromen, sonst unauffälli-
gen Liquor. Virologische Titeruntersuchungen des Liquors und
ein EEG zeigten keine pathologischen Ergebnisse. Der weitere
Krankheitsverlauf war gekennzeichnet durch eine abklingende zerebrale Symptomatik und eine zunehmende Ansprechbarkeit und Kooperation.

Sepsis

Zwei Blutkulturen vom zuweisenden Krankenhaus und drei weitere
während der Anfangsphase unserer stationären Behandlung erbrach-
ten zu unterschiedlichen Zeitpunkten den bakteriologischen Nachweis von Staphylococcus aureus. Die Therapie erfolgte testge-
recht mit Staphylex und Certomycin, letzteres unter Kontrolle
der Serumspiegel. Kava- und arterielle Katheter wurden bei Ent-
zündungszeichen sofort entfernt, periphere Zugänge jeweils nur
über einen Tag belassen. Während der ersten Behandlungswoche
kam es zu weiteren Fieberschüben bis über 39 °C. Abgenommene
Blutkulturen blieben unter antibiotischer Therapie in der Folge
stets negativ. Die höchste Leukozytenzahl wurde am Ende der
zweiten Behandlungswoche nachgewiesen, um dann bis zum Verle-
gungstag ständig abzufallen.

Die Verdachtsdiagnose Bornholmsche Erkrankung (Tabelle 5) - un-
terstrichen sind die bei der Patientin nachgewiesenen Krank-
heitssymptome - ließ sich bei negativem Coxsackie-Titer nicht

aufrechterhalten. Der wiederholte Nachweis von Staphylokokken
in der Blutkultur, im Trachealsekret und im intraoperativ abgenommenen Bauchhöhlenabstrich, die beeinträchtigte Lungenfunktion, das Nierenversagen, die Fieberschübe, Leukozytose und
Thrombozytopenie bewiesen das Vorliegen einer Sepsis. Nicht ein-
zuordnen in das septische Krankheitsgeschehen waren die Pleuraergüsse und der Aszites. Auffallend waren weiterhin die schon
eingangs erwähnten entzündlichen Reaktionen an den Punktions-
stellen der Kanülen.

Immunvaskulitis

Eine am 11. Behandlungstag erstmals beobachtete fleckförmige
Purpura am Gesäß wurde zunächst als septische Staphylokokkenme-
tastasierung gedeutet. Dagegen sprachen die zu diesem Zeitpunkt
fehlende Sepsissymptomatik und die wiederholt negativen Blutkulturen. Die weitere Ausdehnung der Purpura auf die Streckseiten
der Extremitäten veranlaßte die Zuziehung eines Dermatologen.
Der Verdacht einer Immunreaktion Typ III (Tabelle 6) – unter-
strichen sind wieder die bei der Patientin festgestellten Krank-
heitszeichen – im Sinne einer Immunkomplexvaskulitis (Vasculitis allergica oder leukozytoklastische Vaskulitis) bei bekann-
ter Staphylokokkensepsis wurde histologisch und durch Immun-
fluoreszenz bestätigt. Die geschilderte Beteiligung des Darm-
trakts, der Nieren, des Zerebrums, des Herzens und der Leber
sind für dieses Krankheitsbild typisch. Bestätigt wurde die Diagnose durch den Immunologen, auf dessen Empfehlung eine Therapie mit 100 mg Kortison/Tag durchgeführt wurde, was zu einem raschen Stillstand und zur Rückbildung der Hauterscheinungen führte. Das noch nicht erwähnte Auftreten eines Ikterus muß ebenfalls als Zeichen der sich generalisiert am Gefäßsystem abspie-
lenden immunologischen Reaktion angesehen werden. Autoantikör-
per gegen Myokard, Mitochondrien und Glomerulumbasalmembran wurden nicht gefunden. Der Befund der Hautbiopsie lautete: IgM perivaskulär und an den Gefäßwänden der mittleren Gefäße unter
der Basalmembranzone, IgA vereinzelt an den kleinen Gefäßen,
C 3 perivaskulär an den mittleren Gefäßen. Fibrin fraglich perivaskulär, C 4 und C 1, Q und IGG negativ (leukozytotaktische
und leukozytoklastische Immunvaskulitis).

Ernährung

Die Ernährung der Patientin erfolgte zunächst rein parenteral
über Kavakatheter. Als Kalorienträger wurde eine 70%ige Misch-
zuckerlösung verabfolgt. Aminosäuren wurden in Form eines Voll-
aminosäurenmusters unter bevorzugter Gabe von essentiellen Aminosäuren zugeführt. Die anfänglich nicht bedarfsdeckende Energiezufuhr wurde im weiteren Verlauf durch die zusätzliche Gabe
von Fettemulsionen ergänzt unter Kontrolle der Serumtriglyzeri-
de. Ein Anstieg dieser Werte nach wiederholter parenteraler
Fettgabe veranlaße, vorübergehend auf Fett zu verzichten. Eine
klinisch bedeutsame Störung der Glukosehomöostase trat nicht
auf. Die Abnahme der Serumharnstoffspiegel bei anhaltend erhöhten Kreatininwerten sprach dafür, daß durch das gewählte Ernäh-

Tabelle 6

Immunvaskulitis (hypersensitive oder allergische Vaskulitis (leukozytoklastischer Typ))

<u>Fieber</u>	<u>Pulmonale Infiltrate</u>
<u>Bauchschmerzen</u>	<u>Pleuritis</u>
<u>Arthralgien</u>	<u>Pleuraergüsse</u>
<u>Myalgien</u>	<u>Dyspnoe</u>
<u>Blutungen</u> von <u>Haut</u> und <u>Schleimhäuten</u>	<u>Polyserositis</u>
(Bronchien und Darm)	<u>Perikarditis</u>
<u>Enzephaloneuropathie</u>	Myokarditis
	Nephropathie

Tabelle 7

Diagnosen	Therapie
Hyperemesis gravidarum (M III)	Kavakatheter
Abortus incipiens	Abrasio
Staphylokokkensepsis	Antibiotika
Endokarditis	
Aorteninsuffizienz	
Pneumonie, respiratorische Insuffizienz	Beatmung
Akutes Abdomen	Laparotomie
Akutes Nierenversagen	Hämodialyse
Immunvaskulitis mit Polyserositis	Kortison
	Aszites- und
	Pleurapunktion
	Parenterale
	Ernährung

---

rungsregime die Katabolie der Patientin reduziert werden konnte. Auch in diesem Zusammenhang darf noch einmal darauf hingewiesen werden, daß trotz deutlich eingeschränkter Nierenfunktion zur Aufrechterhaltung bzw. Normalisierung der Serumwerte Kalium, Phosphat und Magnesium substituiert werden mußten.

Zusammenfassung

Die Tabelle 7 faßt das Krankheitsbild der Patientin und die durchgeführten therapeutischen Maßnahmen noch einmal tabellarisch zusammen. Vorgestellt wurde die Patientin nicht allein wegen der offensichtlich mit der Infusionstherapie in Zusammenhang stehenden Sepsis mit Multiorganbeeinträchtigung, sondern auch wegen der sicherlich seltenen Kombination von Sepsis und Immunvaskulitis. Wesentlich erscheint uns auch der Hinweis zu sein, daß die gemeinsame Behandlung der Patientin durch unterschiedliche Fachrichtungen dazu geführt hat, daß das schwere Krankheitsbild günstig beeinflußt werden konnte. Es sei noch der Nachsatz erlaubt, daß die Patientin mittlerweile völlig genesen ist.

<u>Literatur</u>

1. BERG, P.: Diagnose der Kollagenkrankheiten. Internist <u>25</u>, 37
   (1984)

2. DEICHER, H.: Gefäß- und Systemerkrankungen. Primäre Vasculi-
   tiden. In: Immunologie (ed. K. VORLAENDER), p. 532. Stuttgart: Thieme 1983

3. MACHER, E., CZARNETZKI, B., KÖVARY, P., VAKILZADEH, F., SOM-
   MER, G.: Haut. Immunreaktion Typ III. In: Immunologie (ed.
   K. VORLAENDER), p. 601. Stuttgart: Thieme 1983

4. MANNIK, M., GILLILAND, B.: Vasculitis. In: Principles of in-
   ternal medicine (eds. R. PETERSDORF, R. ADAMS, E. BRAUNWALD,
   K. ISSELBACHER, J. MARTIN, J. WILSON), p. 382. New York: Mc
   Graw-Hill Book Company 1983

5. TAPPEINER, G., WOLFF, K.: Vasculitis allergica und andere
   Vasculitisformen. Internist <u>24</u>, 563 (1983)

Kasuistik: Multiorganversagen nach Ösophagusresektion

Von W. Heinrichs

Im folgenden wird der Krankheitsverlauf eines 47jährigen Patienten vorgestellt, der 1985 an einem 10 cm aboral lokalisierten
Ösophaguskarzinom in der Chirurgischen Universitätsklinik Mainz
operiert und einer abdominozervikalen Ösophagusdissektion mit
retrosternalem Magenhochzug und gastropharyngealer Anastomose
unterzogen wurde. Er entwickelte einige Tage postoperativ ein
Funktionsversagen der Lunge, des Herz-Kreislauf-Systems, der
Nieren, der Leber und des ZNS.

Anamnestisch sind erwähnenswert:

- Resektion eines Gaumenkarzinoms mit Neck dissection beidseits
  zwei Monate zuvor,
- Alkohol- und Nikotinabusus,
- chronische Emphysembronchitis,
- Alkohol-Hepatopathie.

Der zeitliche Verlauf des Organversagens ist in der Abb. 1 dargestellt. Fünf Tage nach der durch eine Nachblutung komplizier-
ten Operation entwickelte sich ein Lungenfunktionsversagen. Am
neunten postoperativen Tag kam ein Versagen der Herz-Kreislauf-
Funktion und am zehnten Tag ein Nierenfunktionsversagen hinzu.
Die Lungenfunktion normalisierte sich nach dem 25. Tag postoperativ; ein bis zwei Tage danach besserten sich die Herz-Kreis-
lauf- und die Nierenfunktion. Der Patient konnte mobilisiert
und zeitweise vollständig oral ernährt werden.

In den folgenden zwei Monaten bestand eine ausgeprägte Hepatopathie bei weitgehend stabiler Lungen-, Herz-Kreislauf- und Nierenfunktion.

Die Funktion des Zentralnervensystems war in den ersten 30 postoperativen Tagen stark reduziert, teilweise im Sinne eines Alko-
holentzugsdelirs; sie erholte sich danach ohne erkennbare Ausfälle.

Aufgrund einer späten Insuffizienz der gastropharyngealen Anastomose mit Ausbildung einer Fistel und Abszedierung im Bereich
der ehemaligen Ösophagusloge (Abb. 2) entwickelte sich erneut
ein Multiorganversagen, welches innerhalb von fünf Tagen zum Tode führte.

Die Diagnose und Therapie des Lungenfunktionsversagens zeigt
Abb. 3. Es zeigt sich in einer Erniedrigung des arteriellen
Sauerstoffpartialdrucks (PaO_2 < 50 mm Hg bei einer FIO_2 von
0,6). Die Besserung der Lungenfunktion ist an dem langsamen Anstieg des PaO_2-Wertes im zweiten Teil des Beobachtungszeitraums
zu erkennen.

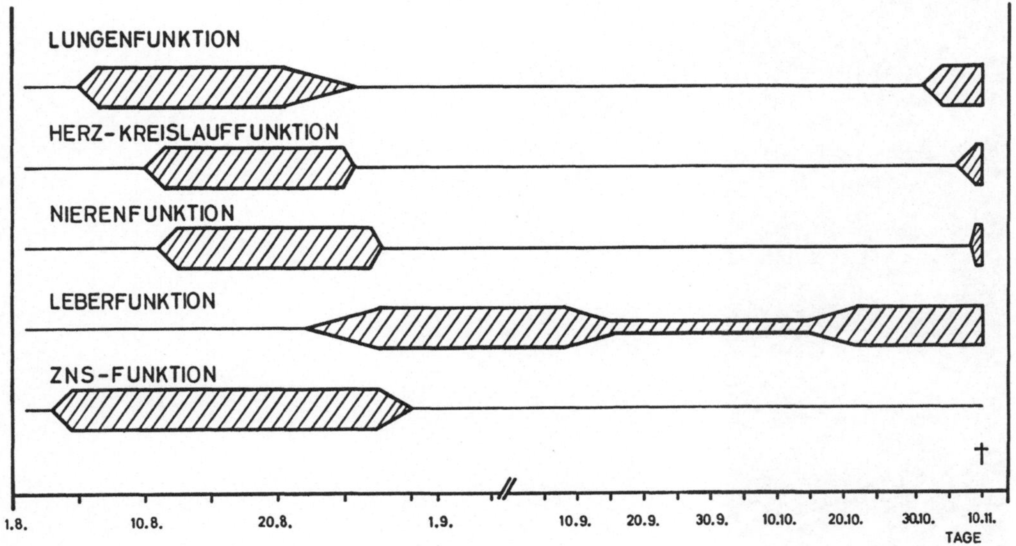

Abb. 1. Organversagen - zeitlicher Verlauf

Die Bestimmung des extravaskulären Lungenwassers (EVLW) erlaubt
nach Angaben in der Literatur (5) Aussagen über den Schweregrad
einer Lungenfunktionsstörung. Bei unserem Patienten betrug das
EVLW in der Anfangszeit weniger als 10 ml/kg KG. In der Phase
des Funktionsversagens war es mit 30 ml/kg KG extrem erhöht.
Die Besserung der Lungenfunktion ist deutlich auch an der Abnahme des EVLW erkennbar. Auffallend ist ein nahezu spiegelbildli-
ches Verhalten von PaO_2- und EVLW-Wert.

Die alveoloarterielle Sauerstoffdifferenz ($AaDO_2$) war bereits
postoperativ erhöht. Nach einem Maximum von 230 mm Hg nahm sie
während der Erholungsphase langsam ab.

Der $PaCO_2$ war in den ersten Tagen niedrig, stieg bis auf 55 mm Hg
an und zeigte in der Erholungsphase wieder normale Werte.

Der endinspiratorische Plateaudruck nahm während des Beobachtungszeitraums zu, erreichte ein Maximum von 55 mbar und nahm
danach wieder kontinuierlich ab.

In den Röntgenuntersuchungen des Thorax wurde ein interstitielles Ödem diagnostiziert, welches in seiner Intensität und Ausdehnung zunahm. In der Aufnahme vom 19.08., 18 Tage postoperativ (Abb. 4), ist dieser Befund dargestellt. Nach dieser Phase
zeigten die Aufnahmen eine langsame Restitution. In der Erholungsphase konnte ein normaler Befund erhoben werden, wie die
Abb. 5 am 25.09., ca. 55 Tage postoperativ, zeigt.

Es wurde mehrfach in der Literatur beschrieben (4), daß die
stumpfe Dissektion des Ösophagus bei proximal lokalisierten
Tumoren mit einer hohen Inzidenz postoperativer pulmonaler Kom-

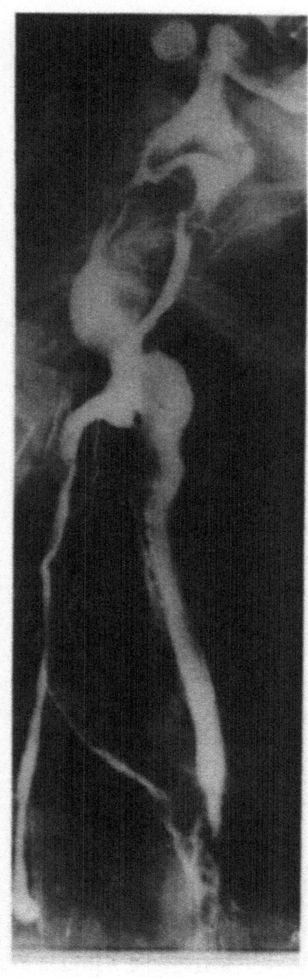

Abb. 2. Darstellung der Anastomoseninsuffizienz und der Fistelbildung, die letztendlich zum Tode des Patienten führten. Die
Trachea wurde zunächst durch eine geringe Menge Kontrastmittel
angefärbt. Nach Instillation von Kontrastmittel in den Pharynx
stellt sich im rechten Teil der Röntgenaufnahme der Abfluß auf
regelrechtem Weg in den retrosternal hochgezogenen Magen dar,
während linksseitig die Fistelbildung im Bereich der ehemaligen
Ösophagusloge sichtbar wird

plikationen behaftet ist. Ursächlich kommt vor allem ein nerval
oder lymphogen verursachtes interstitielles Lungenödem in Betracht. Im vorliegenden Fall wird diese Annahme durch die Tatsache unterstützt, daß pneumonische Infiltrate als Ursache der
Lungenveränderung nicht vorlagen.

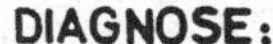

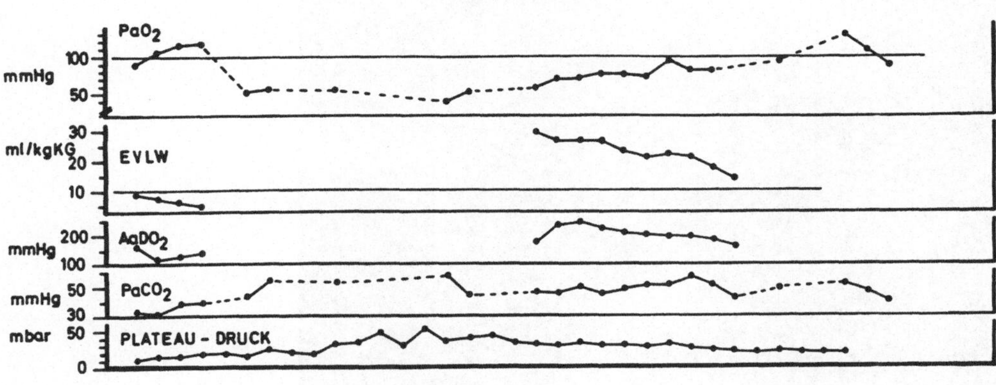

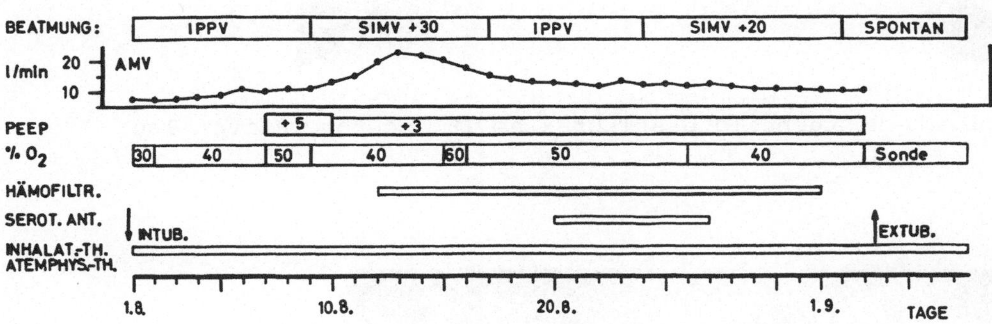

Abb. 3. Diagnose und Therapie des Lungenfunktionsversagens

Das Lungenfunktionsversagen wurde anfangs mit IPPV und druckunterstützter SIMV bei einer bis zu 0,6 erhöhten FIO_2 behandelt; das Atemminutenvolumen (AMV) stieg dabei auf über 20 l. Der endexspiratorische Druck (PEEP) wurde zunächst auf +5, später auf +3 mbar eingestellt.

Vom 11. bis 31. postoperativen Tag wurde der Patient hämofiltriert. In der Literatur finden sich Hinweise (1) auf die Elimination kardial und pulmonal wirkender Toxine durch die Hämofiltration, eine Besserung pathologisch erniedrigter PaO_2-Werte wurde ebenfalls berichtet. Bei unserem Patienten konnte nach Einsatz der Hämofiltration das AMV reduziert und ein geringer Anstieg des PaO_2-Wertes beobachtet werden, dabei konnte die FIO_2 auf 0,5 bzw. 0,4 gesenkt werden.

Wegen des extrem erhöhten EVLW wurde zwischen dem 19. und 26. postoperativen Tag ein Serotoninantagonist eingesetzt. In diesem Zeitraum konnte ein Abfall des EVLW registriert werden. Die Wirkung des Serotoninantagonisten soll in einer Reduktion der erhöhten Kapillarpermeabilität bestehen (3).

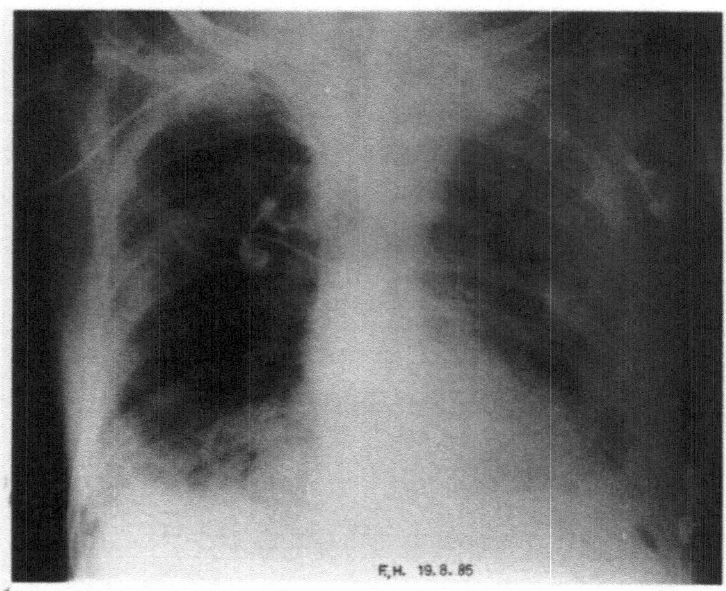

Abb. 4. Röntgenbild des Thorax am 18. postoperativen Tag

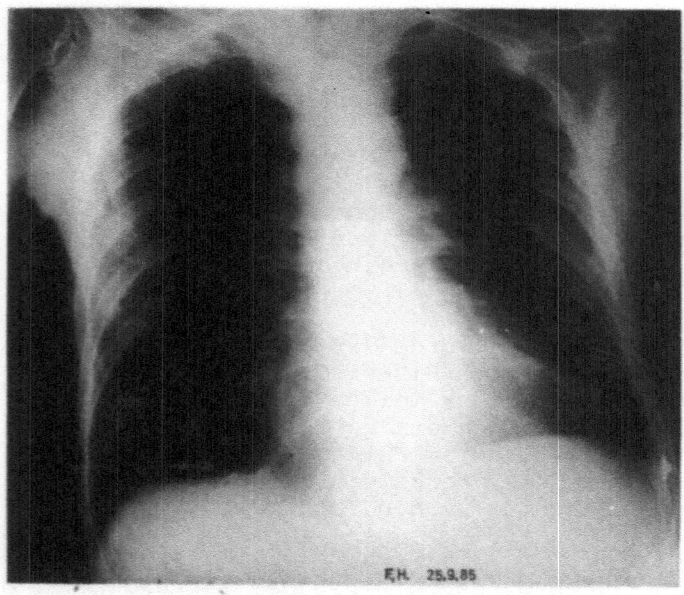

Abb. 5. Röntgenbild des Thorax am 55. postoperativen Tag

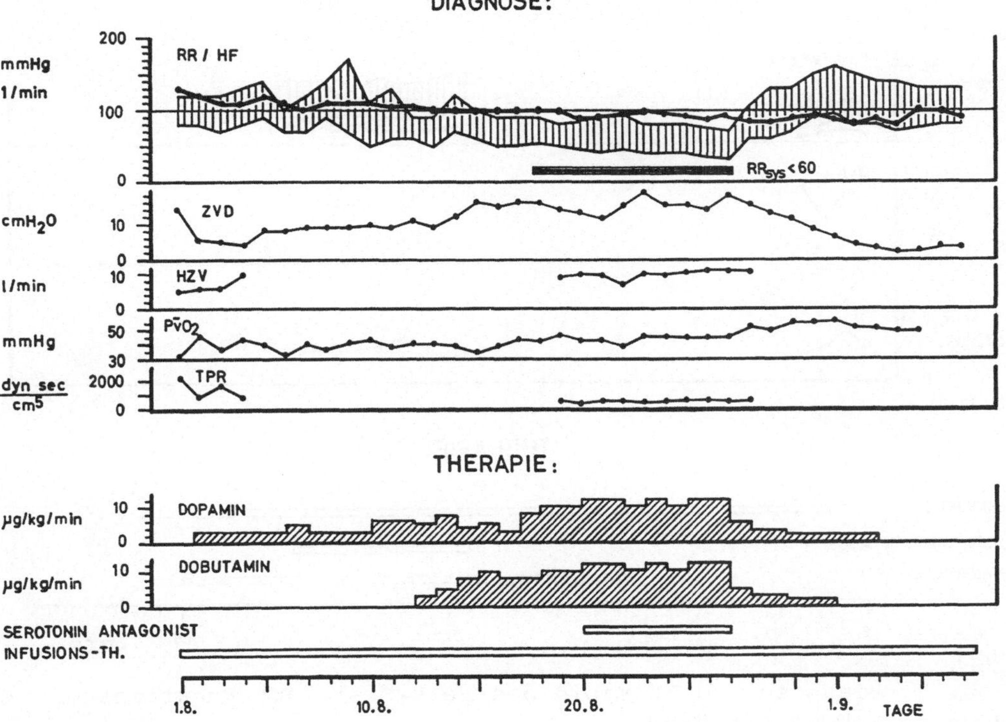

Abb. 6. Diagnose und Therapie des Herz-Kreislauf-Funktionsversagens

Während des gesamten Zeitraums wurde regelmäßig eine Inhalations- und Atemphysiotherapie vorgenommen. Nach Erholung der Lungenfunktion konnte der Patient ab dem 02.09. spontan atmen und am 03.09. - 33 Tage postoperativ - extubiert werden, 4 l/ min Sauerstoff wurden über eine Nasensonde gegeben.

Die Diagnose und Therapie des Versagens der Herz- und Kreislauf-Funktion ist in der Abb. 6 dargestellt. Die Tagesmittelwerte von Blutdruck und Puls zeigen das Funktionsversagen ab dem 11. postoperativen Tag deutlich an, der Blutdruck fiel in dem durch waagrechte Schraffierung gekennzeichneten Zeitraum stundenweise auf 60 mm Hg systolisch ab. Nach dem 26. postoperativen Tag normalisiert sich die Kreislauffunktion. Der ZVD betrug durchweg mehr als 10 cm H$_2$O.

Das Herzzeitvolumen (HZV) betrug um 10 l/min, d. h. es war gegenüber der Norm erhöht. Der gemischt- bzw. zentralvenöse Sauerstoffpartialdruck (PvO$_2$) fiel demzufolge nicht auf niedrigere Werte als 30 mm Hg ab, in der Erholungsphase wurden mit etwa 50 mm Hg hohe PvO$_2$-Werte gemischt- bzw. zentralvenös registriert.

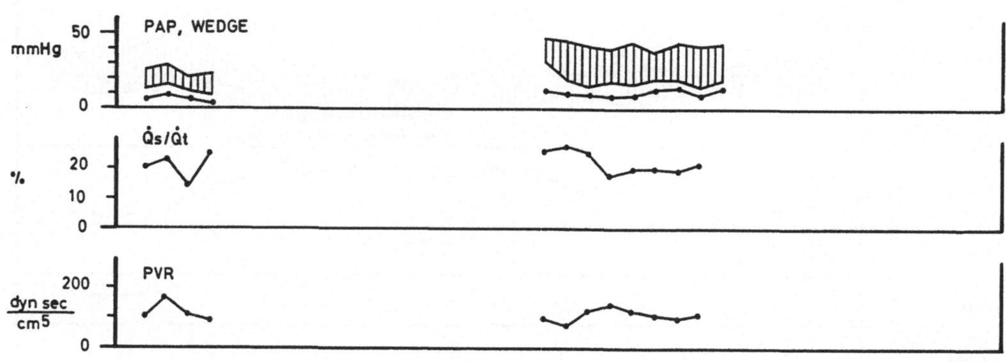

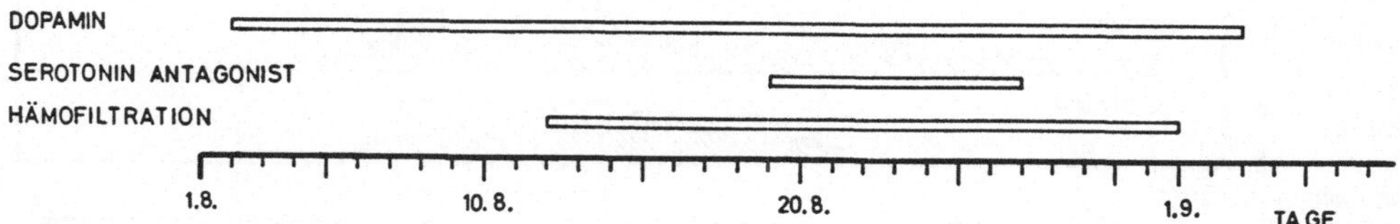

Abb. 7. Diagnose und Therapie des Herz-Kreislauf-Funktionsversagens – Pulmonalkreislauf

Der periphere Gefäßwiderstand (TPR) war in der postoperativen Phase normal, in der Phase des Funktionsversagens mit Werten zwischen 300 und 500 dyn · s · cm^{-5} niedrig.

Zur Stützung der Herz-Kreislauf-Funktion wurden Dopamin und Dobutamin gegeben. Durch eine hohe Dosierung von jeweils 12 µg/kg/min für beide Substanzen konnte ein ausreichender Kreislauf aufrechterhalten werden, was eindeutig an den PvO_2-Werten erkennbar ist. Der niedrige periphere Gefäßwiderstand könnte durch eine Gefäßerweiterung vor allem im Splanchnikusgebiet durch Stimulation dopaminerger Rezeptoren hervorgerufen worden sein (2). Weiterhin kann der Serotoninantagonist durch Alpharezeptorenblockade eine Vasodilatation verstärkt oder verlängert haben.

Das Verhalten des pulmonalen Kreislaufs ist in Abb. 7 dargestellt. Während der pulmonal-arterielle Druck postoperativ normal war, fanden sich erhöhte Werte nach dem 19. postoperativen Tag. Der pulmonal-kapilläre Verschlußdruck (Wedge) war im Normbereich. Auffallend ist ein bereits postoperativ pathologisch erhöhtes Shuntvolumen von etwa 20 %. Der pulmonal-vaskuläre Widerstand (PVR) war nicht pathologisch verändert.

Das erhöhte Shuntvolumen weist einerseits auf die pathologischen Lungenveränderungen hin, andererseits kann es unter Katecholamintherapie durch die Steigerung des Herzminutenvolumens ebenfalls ansteigen.

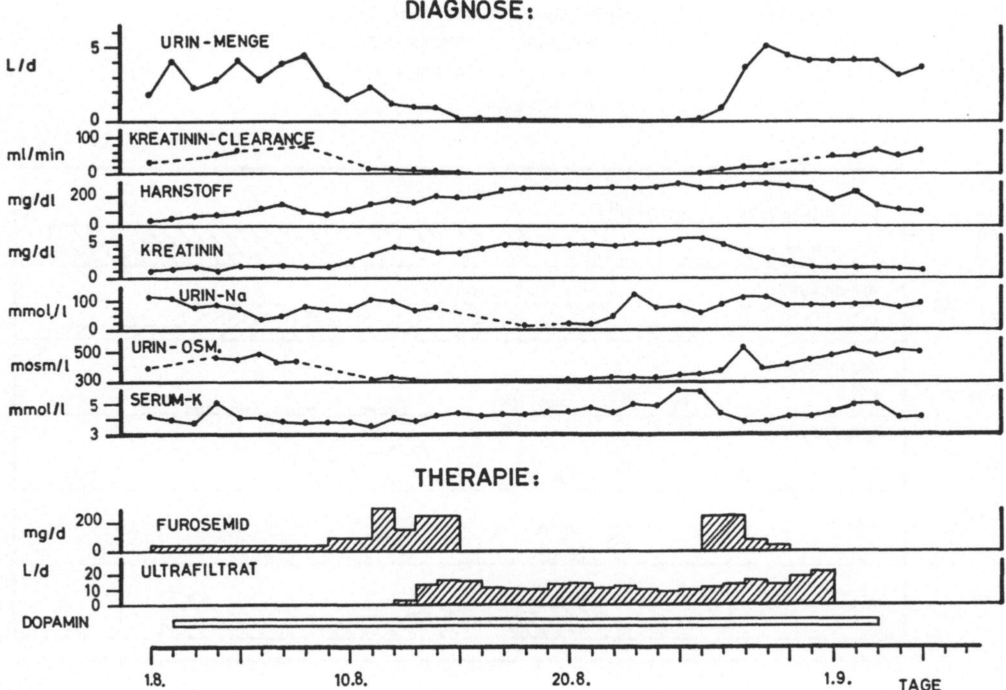

Abb. 8. Diagnose und Therapie des Nierenfunktionsversagens

Diagnose und Therapie des Nierenfunktionsversagens sind in der
Abb. 8 dargestellt. Die postoperativ zunächst normale tägliche
Urinmenge verringerte sich gleichzeitig mit dem Auftreten der
Kreislauffunktionsstörung. Nach einer 14tägigen oligoanurischen
Phase nahmen die Nieren ihre Funktion mit einer kurzen polyurischen Phase wieder auf. Die Kreatininclearance betrug anfänglich zwischen 40 und 70 ml/min, fiel auf Werte bis 0 ab und
stieg in der Erholungsphase langsam wieder an. Die Harnstoff-
und Kreatininkonzentration im Serum stieg in der anurischen Phase auf 240 bzw. 5,5 mg/dl an. Die Natriumkonzentration im Urin
war weitgehend normal, die Urinosmolarität nahm dem Serum iso-
tone Werte an. Die Kaliumkonzentration im Serum stieg bis zu
5,5 mmol/l an.

Aufgrund des Verhaltens der Kreatininclearance und der Urinosmolarität konnte die Diagnose eines akuten Nierenversagens gestellt werden. Bei funktionellem Nierenversagen wäre eine höhere Urinosmolarität zu erwarten gewesen; weiterhin sprechen die
hohen ZVD- und normalen PCWP-Druckwerte dagegen.

Die Therapie mit Furosemid und Dopamin verhinderte nicht die
Entwicklung eines akuten Nierenversagens. Erst in der Erholungsphase konnte die Nierenfunktion durch erneute Furosemidgaben beeinflußt werden.

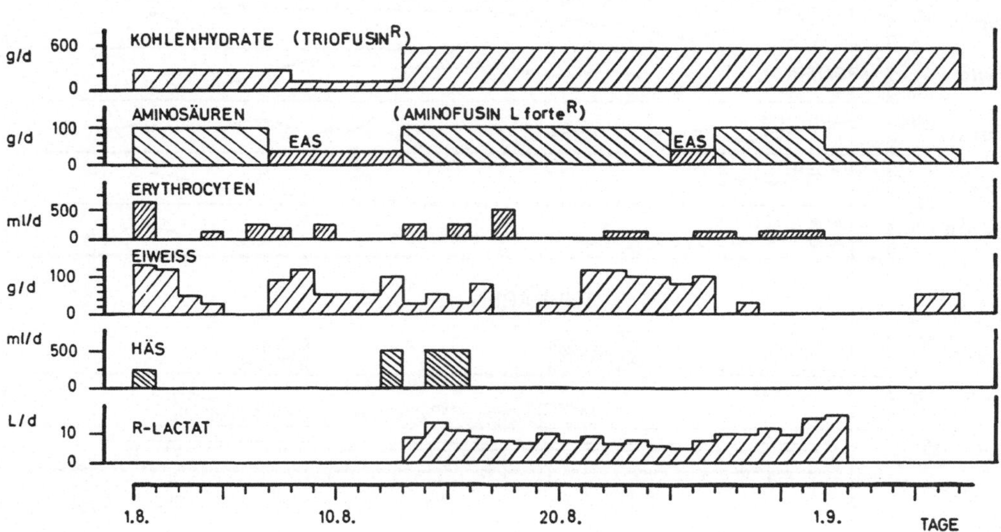

Abb. 9. Infusionstherapie und parenterale Ernährung

Durch Einsatz der kontinuierlichen arteriovenösen Hämofiltration mit täglichen Ultrafiltratmengen zwischen 8 und 22 l wurde
eine schwere Urämie vermieden. Während der kritischen Kreislauf-
phase war es uns jedoch nicht möglich, Ultrafiltratmengen von
mehr als 10 - 12 l/Tag zu erreichen, so daß eine Zunahme der
harnpflichtigen Substanzen mit Harnstoffkonzentrationen von
über 200 mg/dl im Serum zu verzeichnen war.

In der Abb. 9 ist die aufgrund täglicher Bilanzen festgelegte
Infusionstherapie dargestellt. Der Patient wurde parenteral mit
einer Mischlösung aus Glukose, Fruktose und Xylit sowie einer
balancierten Aminosäurenlösung ernährt. In der Phase der eingeschränkten Nierenfunktion vor Einsatz der Hämofiltration wurde
die Energiezufuhr reduziert und ausschließlich essentielle Aminosäuren infundiert. Nach Einsatz der Hämofiltration war dann
eine ausreichende parenterale Ernährung möglich. Aufgrund der
hohen Harnstoffkonzentration im Serum wurden am 25. und 26.
postoperativen Tag erneut ausschließlich essentielle Aminosäuren infundiert.

Blut wurde zur Aufrechterhaltung einer Hämoglobinkonzentration
von über 12 g/dl, Eiweiß zur Aufrechterhaltung einer Gesamtei-
weißkonzentration im Serum von über 5,2 g/dl infundiert. Die Gabe von HÄS erfolgte vorübergehend in Phasen kritisch niedrigen
Blutdrucks. Die Ultrafiltratmenge wurde durch eine entsprechen-
de Menge kaliumfreier Ringer-Laktatlösung ersetzt.

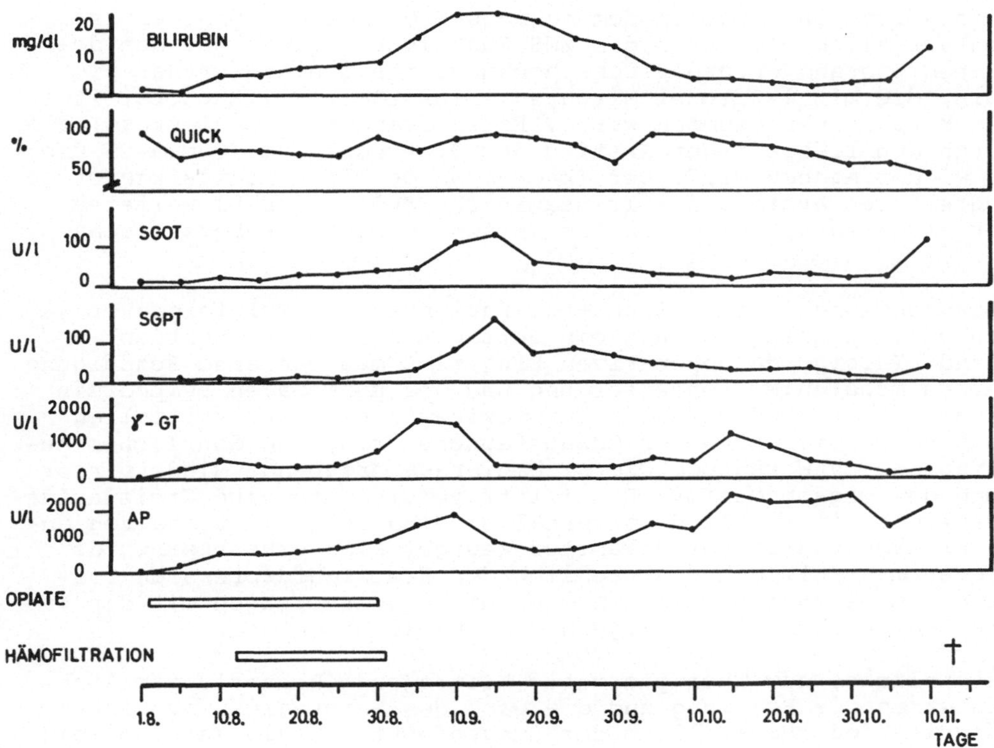

Abb. 10. Verlauf der Leberfunktion

Durch den Einsatz der Hämofiltration konnte eine vollwertige
parenterale Ernährung vorgenommen werden, die andernfalls nicht
denkbar gewesen wäre. Gerade beim akuten Nierenversagen ist eine ausreichende Kalorienzufuhr aber dringend geraten. Mit der
kontinuierlichen Hämofiltration kann das Problem der parenteralen Ernährung von Patienten mit akutem Nierenversagen gelöst
werden.

Der Verlauf der Leberfunktion ist in der Abb. 10 dargestellt.
Eine Hepatopathie trat bei unserem Patienten erst nach der bis-
lang geschilderten Zeitspanne des Lungen-, Herz-Kreislauf- und
Nierenfunktionsversagens etwa ab dem 25. postoperativen Tag
auf. Die Leberfunktion ist durch einen Anstieg der gesamten
Bilirubinkonzentration im Serum bis auf 25 mg/dl gekennzeich-
net, die sich nur langsam über Wochen normalisierte. Der Quick-
Wert war in der Schädigungsphase nicht auffällig erniedrigt.
Die Transaminasen (SGOT und SGPT) stiegen etwa parallel mit der
Bilirubinkonzentration an. Gamma-GT und alkalische Phosphatase
(AP) waren bereits nach dem zehnten postoperativen Tag erhöht.
Im Finalstadium zeigten alle Werte pathologische Veränderungen.

Die Harnstoffproduktionsrate betrug im Mittel etwa 30 g/die und
war nur im Finalstadium geringer als 10 g/die. Die Ammoniakkonzentration im Serum war während der ganzen Zeit auf etwa
100 µmol/l erhöht.

Ursächlich könnte neben dem anamnestisch bestehenden Leberscha-
den vor allem die durch das ZNS-Funktionsversagen und den deli-
ranten Zustand erforderliche hochdosierte Sedierungstherapie
sein, die mit lytischer Mischung, Flunitrazepam, Phenobarbital
und Morphin vorgenommen wurde. Es entstand eine Cholestase, die
durch den frühzeitigen Anstieg der Stauungsenzyme Gamma-GT und
AP wiedergegeben wird. Der Ikterus wurde als Stauungsikterus gedeutet. Den Anstieg der Transaminasen SGOT und SGPT werteten
wir als Ausdruck eines cholestatisch bedingten Leberzellscha-
dens.

Zusammenfassend lag bei unserem Patienten ein Multiorganversagen vor, an dessen Anfang ein Versagen der Lungenfunktion
stand. Infolge des operativen Eingriffs muß man eine Schädigung
der pulmonalen Nervenversorgung und der pulmonalen Lymphdrainage diskutieren, die zu der Entwicklung eines interstitiellen
Lungenödems mit schwerer Gasaustauschstörung und deutlichem Anstieg des EVLW führte. Die sich hieraus ergebende Minderversor-
gung des Organismus mit Sauerstoff verursachte eine Kreislaufdepression, die im Blutdruckverhalten eindeutig, im Verhalten anderer hämodynamischer Parameter weniger klar erkennbar wurde.
Wiederum zeitlich und ursächlich der Kreislaufdepression fol-
gend kam es zu einem akuten Nierenfunktionsversagen mit den typischen Zeichen einer Oligoanurie und Isosthenurie.

Wesentliche, zum Therapieerfolg beitragende Behandlungsmaßnahmen waren die Beatmung und die Gabe des Serotoninantagonisten
für die Wiederherstellung der Lungenfunktion, die Katecholamin-
gabe für die Aufrechterhaltung einer minimalen Kreislauffunktion, die Hämofiltration als überbrückende Nierentherapie und
die Möglichkeit einer adäquaten, nicht Volumen- oder energe-
tisch-reduzierten parenteralen Ernährung.

Nach der weitgehenden Erholung der Lungenfunktion kam es rasch
zur Normalisierung der Herz-Kreislauf- und Nierenfunktion.

Das Verhalten der Funktion des ZNS und der Leberfunktion wurde
bestimmt durch die bekannte Alkoholkrankheit, durch hypoxische
Phasen und durch Nebenwirkungen der notwendigen Sedierungstherapie. Wechselwirkungen mit anderen vitalen Organen wurden bei unserem Patienten nicht eindeutig erkennbar.

Leider führte eine späte, operativ bedingte Komplikation zum
Tode unseres Patienten.

<u>Literatur</u>

1. CORAIM, F., PAUSER, G., STELLWAG, F., WERNER, T., ZIEGLER,
   W.: Positive Beeinflussung der Hämodynamik bei postcardio-
   chirurgischen Patienten durch die Hämofiltration. Anaesthesist <u>34</u>, 236 (1985)

2. HEEG, E.: Die physiologischen und die pharmakologischen Wirkungen des Dopamins. In: Dopamin (eds. G. HOSSLI, R. GATTI-

KER, G. HALDEMANN). Intensivmedizin, Notfallmedizin, Anästhesiologie, Bd. 4, p. 1. Stuttgart: Thieme 1977

3. KALENDA, Z., HÖLZENSPIES, A. J.: Restoration of pulmonary
perfusion by a serotonin antagonist. Angiology $\underline{32}$, 463
(1981)

4. MURAKUMA, T.: Studies on postoperative pulmonary complica-
tions after surgery for esophageal cancer: especially the
relationship between the vagus nerve and the pulmonary com-
plication. Arch. Jap. Chir. $\underline{47}$, (4) 413 (1978)

5. ZADROBILEK, E., SCHINDLER, I., JANTSCH, H., GILLY, H., MAU-
RITZ, W., DRAXLER, V., SPORN, P., STEINBEREITHNER, K.: Die
Bewertung der thermalen Meßtechnik zur quantitativen Bestimmung des extravaskulären Lungenwassers. Anaesthesist $\underline{34}$, 582
(1985)

Kasuistik: Multiorganversagen bei Cholangiosepsis

Von H. Wiedeck

Die hier vorgestellte Kasuistik behandelt den Krankheitsverlauf einer 35jährigen Patientin, die sechs Wochen vor ihrer stationären Aufnahme von einem gesunden Kind entbunden wurde. Der Schwangerschaftsverlauf sowie die Geburt mit Episiotomie verliefen unkompliziert.

Anamnestisch waren seit 1973 rezidivierende Ulcera ventriculi nachweisbar. Zwei Tage vor ihrer Krankenhausaufnahme zeigte die Patientin einen Temperaturanstieg auf über 39 °C mit Schüttelfrost, Erbrechen und durchfälligen Stühlen.

Die Behandlung durch den Hausarzt bestand in der Verordnung von fiebersenkenden Medikamenten und Bettruhe bei Verdacht auf virale Infektion. Nach einem zweimaligen Kreislaufkollaps zeigte sich am darauffolgenden Tag bei weiterbestehenden Temperaturen bis 40 °C, Erbrechen und Durchfällen ein Skleren- und Hautikterus. Daraufhin erfolgte unter der Verdachtsdiagnose einer akuten Hepatitis die stationäre Einweisung in die Innere Abteilung.

Klinischer Verlauf

Bei Aufnahme war die Patientin blaß, tachykard bis 150 Schläge pro Minute, hypoton mit peripher gemessenen Blutdruckwerten von 100/50 mm Hg, tachypnoisch mit einer Atemfrequenz von 35 pro Minute und zeigte einen deutlichen Haut- und Sklerenikterus.

Im Verlauf der nächsten 2 h trat bei ansteigenden Temperaturen eine zunehmende, zunächst nicht beherrschbare Kreislaufinstabilität auf, die eine Verlegung auf die internistische Intensivstation notwendig machte. Bei deutlicher Hyperventilation mit einem arteriellen PCO_2 von 25 mm Hg, zunehmender Hypoxie mit einem arteriellen PO_2-Wert von 59 mm Hg unter einer Sauerstoffzufuhr von 4 l, einem Basenüberschuß von -12 mmol/l und unter einer Therapie mit positiv inotropen Substanzen weiterbestehender Kreislaufinsuffizienz wurde die Patientin 24 h nach stationärer Aufnahme intubiert und kontrolliert beatmet.

Darüber hinaus war die Patientin oligurisch mit bereits bei Aufnahme deutlich erhöhten Retentionswerten (Serumkreatinin 500 µmol/l, Serumharnstoff 30 mmol/l).

Ebenfalls bestanden bei Aufnahme Zeichen einer eingeschränkten Leberfunktion mit einem Quick-Wert von 39 % und einer SGOT von 547 U/l. Die Temperaturen lagen weiterhin bei 39,5 °C.

Tabelle 1. Diagnostische Maßnahmen
Patientin B. G., 35 Jahre

Oberbauchsonogramm	21.12. und 22.12.1985
Pulmonalarterienkatheter	23.12. - 27.12.1985
Echokardiographie (Zweidimensional transösophageal)	24.12.1985 und 21.01.1986
Zöliakographie	20.01.1986
Computertomogramm Ober-, Mittelbauch, Schädel	16.01.1986 15.01.1986

Der weitere Verlauf soll nun anhand der diagnostischen und therapeutischen Maßnahmen, die ergriffen wurden, und dem daraus folgenden operativen Vorgehen dargestellt werden.

Diagnostische Maßnahmen (Tabelle 1)

1. 21. und 22.12.1985
Oberbauchsonogramm:
Das sofort nach Aufnahme der Patientin angefertigte Oberbauchsonogramm ließ zunächst keine eindeutige Diagnose stellen. Im 24 h später erneut durchgeführten Sonogramm zeigte sich dann ein deutlich dilatierter Ductus choledochus mit Verdacht auf ein präpapilläres Konkrement. Zudem bestand der Verdacht auf einen Milzabszeß.

Auch in den nächsten 24 h war der Zustand der Patientin nicht zu stabilisieren, sondern verschlechterte sich eher, so daß die Verlegung auf unsere anästhesiologische Intensivstation zur präoperativen Vorbereitung bei Verdacht auf Cholangiosepsis erfolgte.

2. 23.12.1985
Bei Verdacht auf septischen Schock mit Kreislaufinstabilität, pulmonaler Insuffizienz, Oligoanurie, Thrombozytensturz und hohen Temperaturen wurde ein Pulmonalarterienkatheter gelegt. Die gemessenen Werte zeigten eine für den septischen Schock typische Konstellation mit einem Herzzeitvolumen von 9,7 l/min und einem niedrigen peripheren Widerstand von 469 dyn/s/cm^5.

3. Zweidimensionales transösophageales Echokardiogramm (2-d-Echo)
Trotz Einsatz von Katecholaminen - zunächst Dopamin und Dobutamin in Höchstdosierung, dann Noradrenalin - und Volumensubstitution waren die Kreislaufverhältnisse nicht zu stabilisieren, so daß wir am 24.12.1985 zur Überprüfung der Herzfunktion in bezug auf Füllung, Kontraktilität und Ischämie ein 2-d-Echo durchführten. Es wies eine linksventrikuläre Dilatation auf. Ein Volumenmangel oder Mitralklappenveränderungen konnten ausgeschlossen werden.

130

Tabelle 2. Diagnosen
Patientin B. G., 35 Jahre, stationäre Behandlung vom 21.12.1985
bis 21.01.1986

1. Cholangitis bei Cholelithiasis mit Verschlußsymptomatik
2. Septischer Schock
3. Septische Milzruptur
4. Akutes Nierenversagen
5. Candidasepsis
6. Mitralklappenendokarditis (Candida)
7. Pneumonie

Die unmittelbar präfinale Wiederholung dieser Untersuchung am
21.01.1986 ließ einen ca. 2 cm großen soliden Tumor an der vor-
deren Mitralklappe erkennen, der die aortale Ausflußbahn zumindest teilweise verlegte.

4. Computertomogramm
Nach der Erstoperation am 24.12.1985 wurde bei fortbestehender
Sepsis und Verdacht auf intraabdominelle Abszesse ein CT des
Ober- und Mittelbauches durchgeführt. Es ließen sich ein ausgedehntes subkapsuläres Hämatom der Leber und größere Nekrose-
höhlen im ventralen rechten Leberlappen nachweisen. Die daraufhin durchgeführte Zöliakographie ergab Verlagerungen der Gefäße
im rechten Leberlappen, die als intrahepatische Raumforderung
gedeutet wurden.

In der dritten Krankheitswoche zeigte die Patientin athetoti-
sche Bewegungen, die einer Chorea minor glichen. Das daraufhin
durchgeführte Computertomogramm des Schädels zeigte keinen intrazerebralen Herd und außer grenzwertig weiten Ventrikeln keinen pathologischen Befund.

5. Bakteriologie
In den Blutkulturen vom Aufnahmetag ließen sich E. coli nachweisen, ebenso in den intraoperativ gewonnenen Abstrichen. Bereits
am fünften Tag nach Aufnahme konnten - bei einem im Referenzbereich liegenden Candidatiter - Candida species sowohl im Rachen-
abstrich wie im Trachealsekret, Urin und in der Gallenflüssigkeit nachgewiesen werden. Im weiteren Verlauf stieg der Candidatiter auf 1 : 2 560 und blieb trotz antimykotischer Therapie
mit Amphotericin B und Ancotil in dieser Höhe. Die Blutkulturen
wurden am neunten Tag nach Aufnahme Candida positiv. Alle im
weiteren Verlauf abgenommenen Blutkulturen - sowohl aerobe als
auch anaerobe - (insgesamt 23) zeigten kein Keimwachstum.

Als Konsequenz der in der Tabelle 2 zusammengefaßten Diagnosen
wurde folgendes operatives Vorgehen notwendig (Tabelle 3):
Trotz des septischen Schocks mit Kreislaufinstabilität unter Ka-
techolaminhöchstdosierung, des seit Aufnahme bestehenden akuten
Nierenversagens und des sich entwickelnden pulmonalen Versagens
wurde die Patientin drei Tage nach stationärer Aufnahme laparo-
tomiert.

Tabelle 3. Operationen
Patientin B. G., 35 Jahre

24.12.1985	1. Cholezystektomie, Gallengangsrevision mit Steinentfernung 2. Splenektomie
03.01.1986	Abdominelle Revision - Hämatomausräumung
08.01.1986	Tracheotomie
20.01.1986	Abdominelle Revision - Hämatomausräumung Peritonealspülung

Intraoperativ fand sich ein präpapilläres Choledochuskonkrement
mit Cholangitis und Hämaskos nach Milzspontanruptur. Postoperativ stabilisierte sich die Patientin in den ersten 48 h sowohl
kreislaufmäßig als auch pulmonal, so daß die Katecholamine abgesetzt und die FIO_2 von 1,0 auf 0,4 reduziert werden konnten.
Die Oligoanurie blieb bei weiter steigenden Retentionswerten bestehen. Unter laufender pumpenkontrollierter Hämofiltration,
die eine Heparinisierung von 500 E/h notwendig machte, kam es
zu einer intraabdominellen Blutung, die am 03.01.1986 zu einer
operativen Revision zwang. Intraoperativ fanden sich in der
Bauchhöhle ca. 4 l Blut, die Leber zeigte mehrere nekrotische
Bezirke.

Obwohl sich die Patientin postoperativ stabilisieren ließ und
für eine suffiziente Oxygenierung nur eine inspiratorische
Sauerstoffkonzentration von 40 % erforderlich war, ließ sich
die Patientin nicht vom Respirator entwöhnen und wurde am
08.01.1986 tracheotomiert.

In der dritten Krankheitswoche zeigte die Patientin eine Fieber-
kontinua um 39 °C. Bei Zunahme der abdominellen Symptomatik,
pulmonaler Verschlechterung und Kreislaufinstabilität verstärkte sich der Verdacht einer intraabdominellen Abszedierung mit
mikroembolischen Absiedlungen im Gesamtorganismus. Unter dieser
Konstellation wurde nach Zöliakographie am 20.01.1986 eine noch-
malige abdominelle Revision durchgeführt. Es fand sich erneut
ein intraabdominelles Hämatom und die bereits bei der vorange-
gangenen Laparotomie beschriebenen Lebernekrosen, die aber zu
diesem Zeitpunkt nicht resezierbar waren.

Die folgenden 24 h waren gekennzeichnet durch progrediente Herz-
rhythmusstörungen, Kreislaufinstabilität, Gerinnungsstörungen
und einen großen Bedarf an Blutvolumen, Frischplasma und Throm-
bozytenkonzentraten. Trotz aller intensivtherapeutischen Maßnahmen ließ sich der Zustand der Patientin nicht mehr stabilisieren. Unter Reanimation wurde nochmals ein zweidimensionales
transösophageales Echokardiogramm durchgeführt, bei dem sich
der Befund eines großen Mitralklappentumors ergab, der die aortale Ausflußbahn teilweise verlegte und neben der bestehenden
Sepsis sicherlich zu der erfolglosen Reanimation beitrug.

Tabelle 4. Therapeutische Maßnahmen
Patientin B. G., 35 Jahre

Kontrollierte Beatmung	22.12.1985 - 21.01.1986
av-Hämofiltration (kontinuierlich)	24.12.1985 - 03.01.1986
Hämodialyse (zweitägig)	05.01.1986 - 20.01.1986
Katecholamine	21.12.1985 - 25.12.1985
Antibiotikatherapie	21.12.1985 - 28.12.1985
	04.01.1986 - 10.01.1986
Antimykotische Therapie	04.01.1986 - 09.01.1986

Im folgenden sollen die therapeutischen Maßnahmen noch einmal zusammengefaßt werden (Tabelle 4):

Trotz suffizienter arterieller PO_2- und PCO_2-Werte war eine Entwöhnung vom Beatmungsgerät nicht möglich, so daß eine kontrollierte Beatmung über den gesamten Krankheitsverlauf notwendig war.

Das bereits bei Aufnahme bestehende akute Nierenversagen zwang zu einer direkt postoperativ eingeleiteten pumpengesteuerten kontinuierlichen arteriovenösen Hämofiltration über einen Cimino-Shunt. Wegen Shuntproblemen mußte die Hämofiltration durch eine in zweitägigen Abständen durchgeführte Hämodialyse ersetzt werden.

Bei einer schnellen Stabilisierung des Kreislaufs und deutlich abfallenden Laktatwerten (von 21 mmol/l auf 3 mmol/l) 36 h nach der ersten Laparotomie konnten die Katecholamine bereits 24 h postoperativ abgesetzt werden.

Nach Antibiogramm wurde bei E.-coli-positiven Blutkulturen eine Antibiotikatherapie mit Cephalosporinen und Aminoglykosiden durchgeführt. Bei Nachweis von Candida species in allen intraoperativ gewonnenen Abstrichen, lokalen Wundabstrichen, im Rachen- und Trachealsekret, im Urin und der abgeleiteten Gallenflüssigkeit sowie in den gewonnenen Blutkulturen wurde eine antimykotische Therapie mit Amphotericin B und Flucytosin (Ancotil) eingeleitet. Diese Therapie mußte wegen auftretender allergischer Reaktionen mit deutlicher Kreislaufreaktion und pulmonaler Verschlechterung trotz weiterbestehendem hohem Candidatiter von 1 : 2 560 abgebrochen werden.

Diskussion

Im Mittelpunkt des gesamten Krankheitsgeschehens stand die nicht beherrschbare Sepsis. Besonders auffallend war der bereits bei Aufnahme - zwei Tage nach Krankheitsbeginn - bestehende lebensbedrohliche Zustand der erst 35jährigen Patientin. Ungewöhnlich bei einer jungen Frau ohne nachweisbaren Immundefekt auch die massivste gramnegative Sepsis mit einem schon nach 24 h sich anbahnenden Multiorganversagen. Dieses Funktionsversagen mehrerer Organe zwang zu Maßnahmen, wie z. B. einer Hämofiltration, die ihrerseits wieder zu Komplikationen (intraabdominelle Blutung) führten.

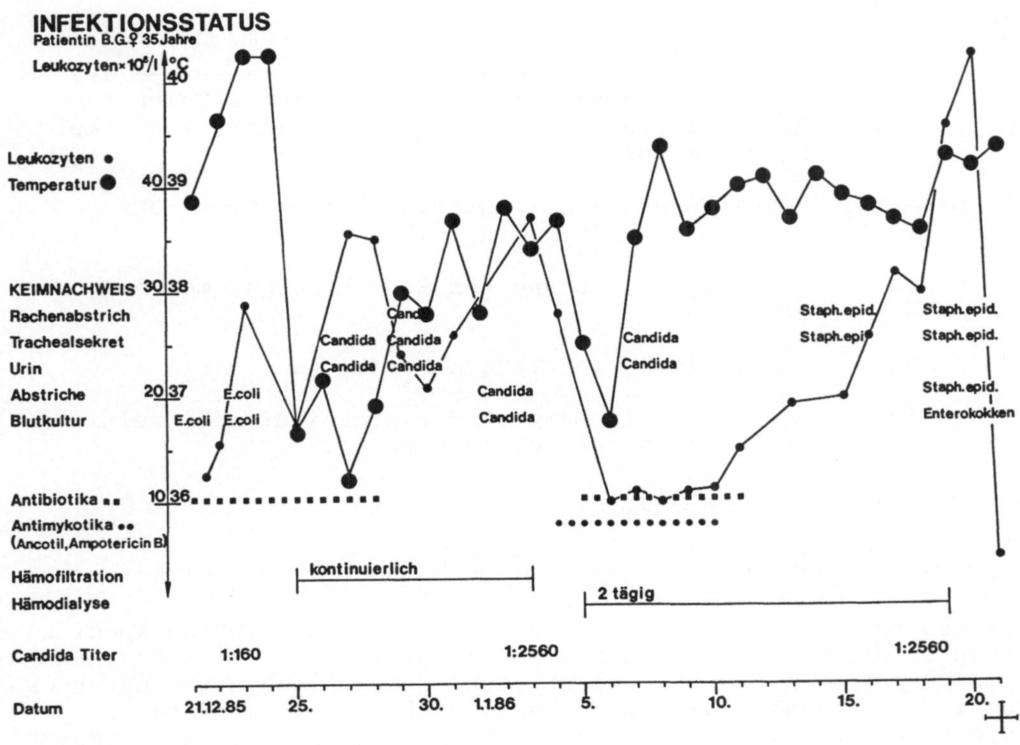

Abb. 1

In Abb. 1 ist der Infektionsstatus der Patientin über den gesamten Krankheitsverlauf dargestellt.

Als Ausgangspunkt der Sepsis muß wohl die durch ein präpapilläres Konkrement hervorgerufene Cholangitis angesehen werden (3).
Der Keimnachweis von E. coli in den bei Aufnahme abgenommenen
Blutkulturen und den intraoperativ gewonnenen Abstrichen bestätigt diese Annahme. Wie der weitere Verlauf zeigt, konnte diese
Infektion jedoch mit Hilfe der eingeleiteten Antibiotikatherapie beherrscht werden.

Auffallend war aber, daß schon sehr frühzeitig (vierter Tag
nach stationärer Aufnahme) Candida species sowohl im Rachense-
kret als auch im Urin und in der Gallenflüssigkeit nachgewiesen
werden konnten. Die Pathogenität eines Candidanachweises im Ra-
chenabstrich wird in der Literatur unterschiedlich beurteilt
(4, 5). Es wird aber hervorgehoben, daß die Anzahl der zum Teil
tödlichen Pilzinfektionen bei Intensivpatienten in den letzten
Jahren deutlich zugenommen hat (4).

Bei noch im Referenzbereich liegendem Candidatiter (1 : 160)
und Temperaturen um 37,2 °C wurde zunächst nur die bereits prä-
operativ begonnene antibiotische Therapie mit Cephalosporinen
und Aminoglykosiden fortgesetzt.

Tabelle 5. Sektionsergebnis
Patientin B. G., 35 Jahre

1. Herz	Polypöse Endokarditis, pflaumengroßer Tumor der Mitralklappe aufliegend, in den linken Ventrikel hineinreichend
2. Leber	Mehrere Abszesse, zahlreiche, oberflächliche Nekrosen
3. Nieren	Vergrößert im Sinne von Schocknieren, mehrere Abszesse
4. Lunge	Pneumonische Infiltrate beidseits
5. Gehirn	Einblutung im Bereich der Großhirnrinde, multiple Abszesse in der weißen Substanz
6. Uterus	Unauffällig
7. Pankreas	Unauffällig

Am zehnten Tag nach stationärer Aufnahme wurde Candida species auch in der Blutkultur nachgewiesen. Gleichzeitig war der Candidatiter auf 1 : 2 560 angestiegen. Trotz Einsatzes einer hochdosierten antimykotischen Therapie konnte die Candidasepsis nicht mehr beherrscht werden. Ausschlaggebend war, nach unserer Meinung, eine aller Wahrscheinlichkeit nach pilzbedingte polypöse Endokarditis.

Wie das Sektionsergebnis zeigte (Tabelle 5), war es zu einer die Hämodynamik beeinträchtigenden, pflaumengroßen Auflagerung auf der Mitralklappe gekommen. Darüber hinaus konnte eine multiple Abszedierung in beiden Nieren, in Leber und Gehirn nachgewiesen werden.

Anhand dieser Kasuistik läßt sich der von BAUE (1) beschriebene Dominoeffekt bei der Entwicklung des Multiorganversagens nachvollziehen. Dabei spielte die Sepsis - ausgelöst durch eine Cholangitis - die entscheidende Rolle (2). Ob die sechs Wochen vor stationärer Aufnahme beendete Schwangerschaft für die Entstehung dieser massiven Sepsis eine Rolle gespielt hat, konnte nicht geklärt werden. Ob die Entwicklung eines Multiorganversagens bei dieser Patientin durch eine frühere stationäre Einweisung und damit frühzeitige operative Therapie zu verhindern gewesen wäre, bleibt ungeklärt. Sicher ist aber, daß die Behandlung in der Initialphase einer Erkrankung, Operation oder eines Traumas von entscheidender Bedeutung für die Verhinderung eines Multiorganversagens ist (1).

Literatur

1. BAUE, A. E., CHAUDRY, J. H.: Prevention of multiple systems failure. Surg. Clin. N. Amer. 60, 1167 (1980)

2. BAUE, A. E., GUTHRIE, D.: Multiple systems failure and circulatory support. Jap. J. Surg. 13, 69 (1983)

3. HOLMAN, J. M., RIKKERS, L. F., MOODY, F. G.: Sepsis in the
management of complicated biliary disorders. Amer. J. Surg.
138, 809 (1979)

4. KILIAN, J.: Intensivmedizin und Hospitalismus. In: Kranken-
haushygiene (ed. W. Steuer), p. 94. Stuttgart: Fischer 1979

5. SHIELD, M. J., HAMMILL, H. J., NEALE, D. A.: Systematic bac-
teriological monitoring of intensive care unit patients: The
result of a 12 month study. Intens. Care Med. 5, 171 (1979)

Infusions- und Ernährungstherapie bei Organinsuffizienz und Multiorganversagen

Von J. E. Schmitz

<u>Bedeutung und Häufigkeit von Organinsuffizienzen und Multiorganversagen in der Intensivmedizin</u>

Die Intensivmedizin ist einem ständigen Wandel unterworfen, dies betrifft sowohl Veränderungen in Diagnostik und Therapie als auch Veränderungen in der Zusammensetzung des Patientengutes sowie der eigentlichen Krankheitsverläufe.

Ein modernes Rettungswesen, verbesserte klinische Erstversorgung, erweiterte Möglichkeiten in der Diagnostik, Fortschritte der Anästhesie und in der operativen Medizin und besonders der Einsatz neuer Behandlungskonzepte haben, trotz zunehmender Patientenzahlen mit deutlich höherem Altersquerschnitt und steigenden Risikofaktoren, zu einem stetigen Absinken der Mortalitätsrate bei Schwerstkranken und Schwerstverletzten geführt, wie das Beispiel der anästhesiologischen Intensivstation des Klinikums der Universität Ulm zeigt.

Eine Aufarbeitung der Statistik aus dem Bereich unserer operativen Intensivmedizin zeigt eindeutig, daß Intensivpatienten heute typischerweise hauptsächlich an zwei Ursachen versterben. Dies ist zum einen das schwere Schädel-Hirn-Trauma, das bei den verletzten Patienten mit über 90 % die Todesursache darstellt, und zum anderen das Syndrom des Multiorganversagens, welches in einem ähnlich hohen Prozentsatz als Todesursache, insbesondere bei nichttraumatisierten Patienten, in Erscheinung tritt. Folgt man den Literaturangaben, so weist das Multiorganversagen eine Sterblichkeitsziffer zwischen 45 bis über 90 % auf (<u>9</u>, <u>23</u>, <u>30</u>), wobei der Anteil der Patienten mit Multiorganversagen am intensivmedizinischen Krankengut in ständigem Steigen begriffen ist.

Ursächlich für diese Entwicklung sind dabei folgende Punkte zu diskutieren:

1. Die Patienten mit sogenannten unkomplizierten Organinsuffizienzen und primär guter Prognose haben auf den Intensivstationen aufgrund der verbesserten diagnostischen und effektiven prophylaktischen Maßnahmen deutlich abgenommen.

2. Immer mehr ältere Patienten mit immer mehr Risikofaktoren werden einer immer aggressiveren chirurgischen Therapie zugeführt.

3. Eine moderne Intensivtherapie bietet auch Patienten mit schwersten Grunderkrankungen oder vital bedrohlichen Verletzungen eine deutlich verbesserte primäre Überlebenschance, so daß diese Patienten sozusagen erst in die Lage versetzt werden, ein Multiorganversagen zu entwickeln.

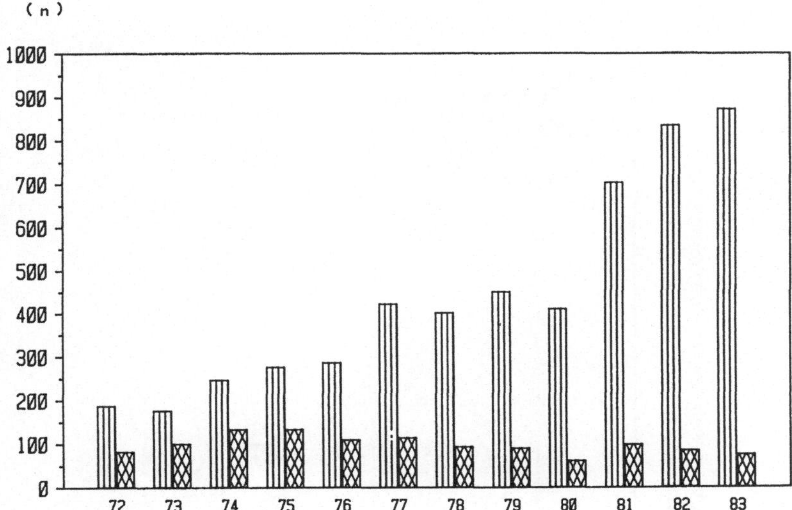

Abb. 1. Entwicklung der Mortalitätsrate auf der anästhesiologischen Intensivstation des Klinikums der Universität Ulm in den
Jahren 1972 bis 1983

Dies zeigt sich auch, wie in Abb. 2 demonstriert wird, an dem
typischen Muster des Zeitpunktes des Todes verstorbener Intensivpatienten, wo in typischer Weise die Patienten, die nicht innerhalb der ersten 48 h unter nicht zu stabilisierenden Vitalfunktionen versterben, nach anfänglicher Besserung meist infolge eines septischen Geschehens dann an einem Multiorganversagen
versterben, welches sich in aller Regel in etwa einer Woche
nach einem Akutereignis auf der Intensivstation entwickelt.

Naturgemäß wird die Prognose quoad vitam um so schlechter, je
mehr Störungen der vitalen Funktionen im Laufe einer Intensivbehandlung auftreten. Wesentliche Unterschiede im Verlauf ergeben sich dabei offensichtlich nur bei den sogenannten "primären
Einzelorganinsuffizienzen", wie das Beispiel der Mortalität bei
alleiniger respiratorischer Insuffizienz bzw. bei alleinigem
akutem Nierenversagen zeigt. Sobald jedoch weitere Organinsuffizienzen hinzutreten, finden sich kaum noch Unterschiede zwischen den Gruppen mit primärer respiratorischer bzw. primär renaler Insuffizienz, wie Abb. 3 zeigt.

Unter diesen Aspekten stellt sich entsprechend den eigenen Erfahrungen und den Literaturangaben das sogenannte Syndrom des
"Multiorganversagens" als ein neues kardinales Problem der Intensivmedizin (7, 8, 9, 13, 19, 27, 43).

Bei der Aufarbeitung dieser für die Intensivstationen so wesentlichen Thematik stellen sich jedoch als schwerwiegendes Problem
die in aller Regel sehr unpräzise formulierten Begriffe "Organinsuffizienz" bzw. "Organversagen" heraus, was zu deutlichen Unterschieden in den Aussagen über Patienten mit Multiorganversagen führen kann, wie das Beispiel in Abb. 4 zeigt.

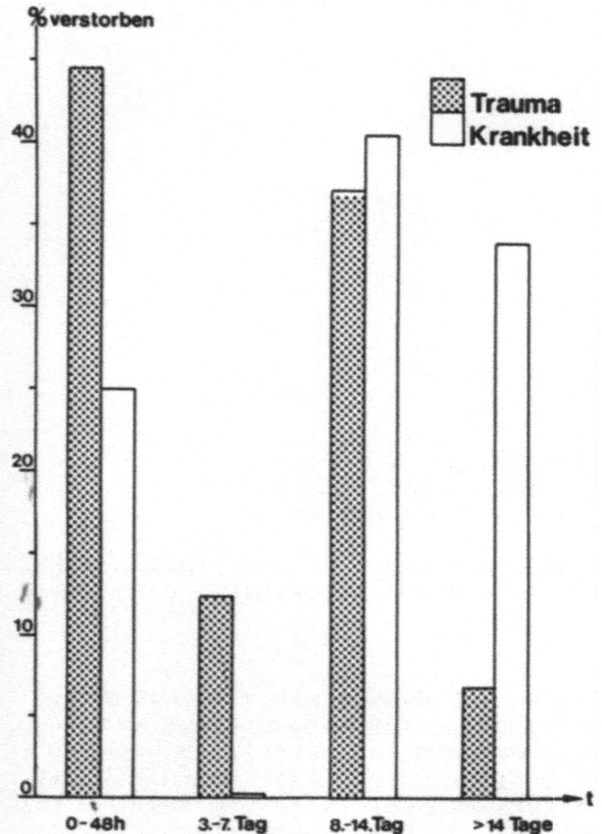

Abb. 2. Todeszeitpunkt bei verstorbenen traumatisierten und operierten Intensivpatienten

In weitgehender Übereinstimmung mit der Literatur gehen wir dann von einem Multiorganversagen aus, wenn mehr als ein Organsystem seine Funktion nicht mehr ohne mechanische oder spezifische medikamentöse Unterstützung spontan aufrechterhalten kann (8, 22). Dabei hat es sich als hilfreich herausgestellt, den Umfang der Einschränkung der Organfunktionen grobschematisch in Anlehnung an das Schema der American Society of Anesthesiologists (ASA), welches das allgemeine Anästhesierisiko beschreibt, fünf Schweregraden zuzuordnen.

Dies wiederum kann zu einer allgemeinen, einfachen Risikoklassifizierung von Intensivpatienten benutzt werden.

Diese groben Definitionen müssen unseres Erachtens noch am Anfang einer Thematik stehen, die sich mit der Diagnostik und Therapie von Organinsuffizienzen und Multiorganversagen bei intensivmedizinischen Patienten befaßt. Sie sollen eine Vergleichbarkeit nach "innen" und "außen" ermöglichen, wobei diese Tatsache selbstverständlich auch auf die Diskussion der Infusions- und Ernährungstherapie in solchen Krankheitszuständen zutrifft.

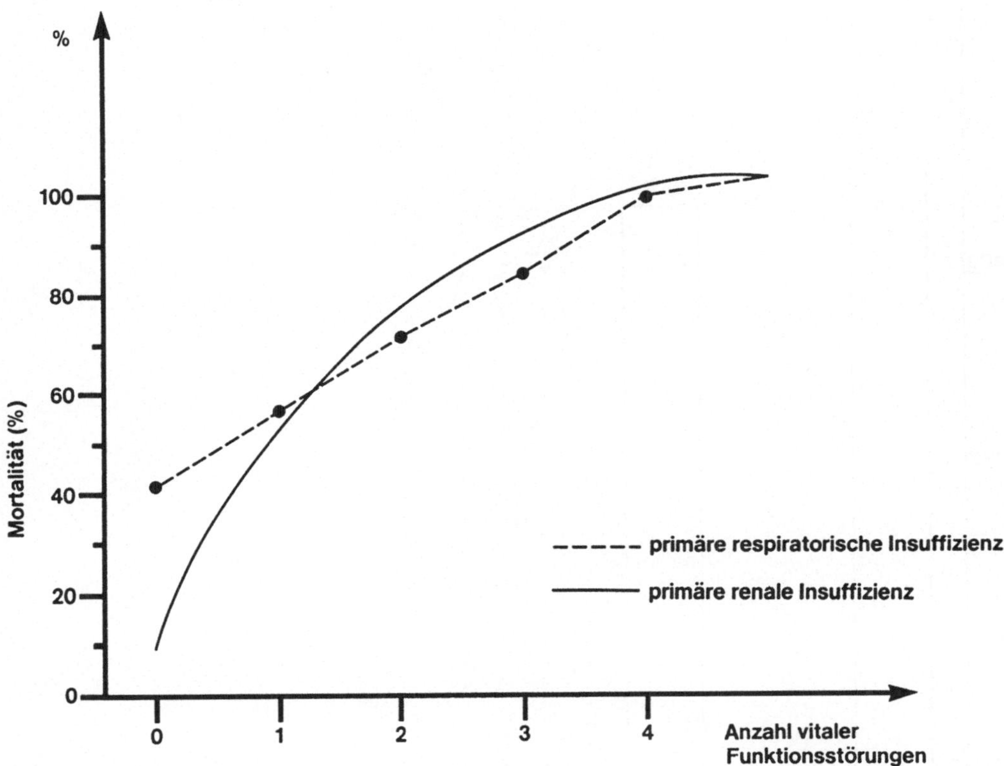

Abb. 3. Mortalitätsrate bei Patienten mit primärer respiratorischer bzw. renaler Insuffizienz bei Hinzutreten weiterer Organinsuffizienzen (27, 37)

Bedeutung und Möglichkeiten einer spezifischen Infusions- und Ernährungstherapie bei Einzelorganinsuffizienzen

Nachdem Mangel- und Fehlernährung offenbar einen erheblichen Risikofaktor in Entstehung, Ausprägung und Verlauf einer Organinsuffizienz bzw. eines Multiorganversagens darstellen können (6), erscheint es angezeigt, sich mit dieser spezifischen Fragestellung detaillierter auseinanderzusetzen und die Rolle, die eine Infusions- und Ernährungstherapie in diesem Zusammenhang spielt, näher zu beleuchten.

Unbestreitbar stellt heute eine situationsgerechte, statusbezogene Infusions- und Ernährungstherapie einen integralen und unverzichtbaren Bestandteil im Gesamtkonzept intensivmedizinischer Behandlungsmaßnahmen dar (40), nachdem nachgewiesenermaßen mangelernährte Patienten vermehrt postoperative Komplikationen bis hin zu signifikant höheren Mortalitätsraten gegenüber normal ernährten Patienten aufweisen (39).

Dabei stehen die vermehrte Infektanfälligkeit und eine immunologische Abwehrschwäche bei diesen Patienten häufig im Vorder-

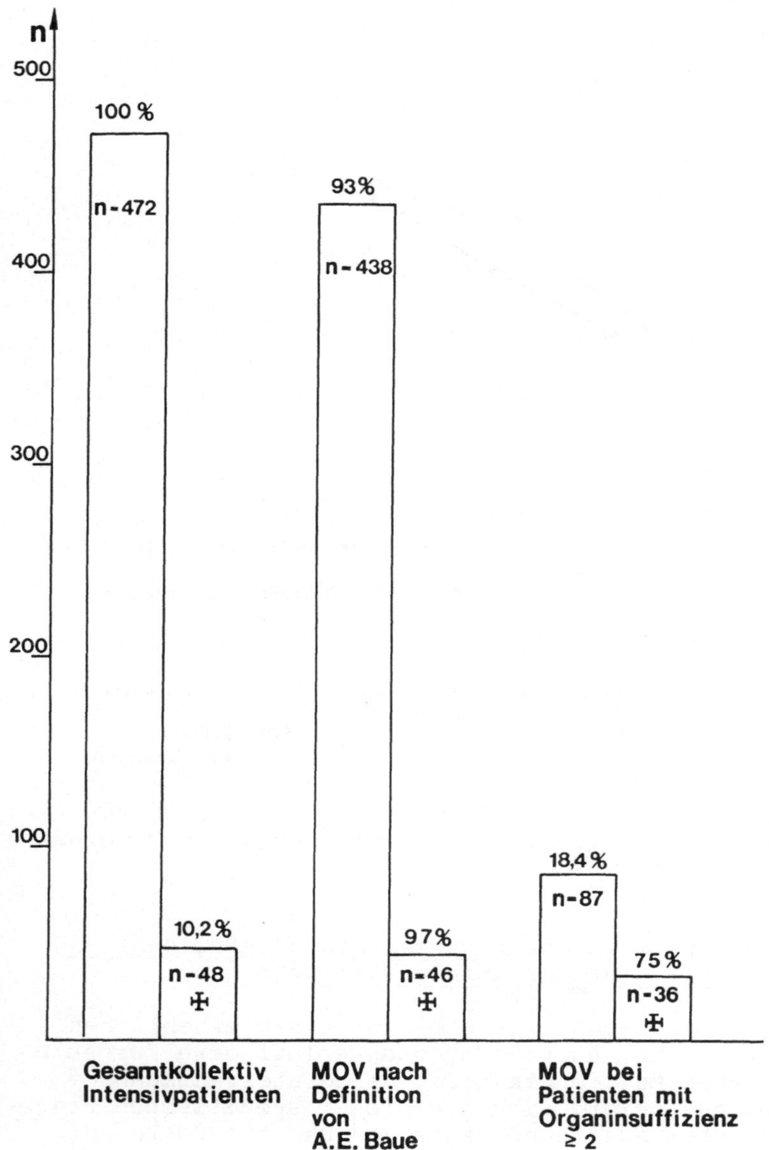

Abb. 4. Anteil der Patienten mit einem Multiorganversagen auf
der Ulmer Intensivstation im Jahre 1985 nach der Definition von
BAUE und GUTHRIE und die dazugehörige Mortalitätsrate (8) im
Vergleich zu einer schärfer gefaßten Definition des Multiorganversagens, zu der nur Patienten mit mindestens zwei Organinsuffizienzen des Schweregrades 2 oder schlechter (nach Tabelle 1)
herangezogen wurden

grund (38), die ihrerseits wiederum in hohem Maße Ausgangspunkt
für eine Sepsis und ein konsekutives Multiorganversagen mit einer extrem hohen Mortalitätsrate sind (4, 23, 24, 30, 34, 42,
48).

Tabelle 1. Allgemeine Einteilung von Organinsuffizienzen nach
Schweregraden

Schweregrad	Organfunktion
0	Ohne Therapie: keine Einschränkung der Funktion
1	Unter konventioneller Therapie: kompensierte Funktion
2	Unter spezifischer Therapie (Einsatz maschineller extrakorporaler Maßnahmen, pumpen- oder perfusorgesteuerte Medikamentenapplikation zur Aufrechterhaltung vitaler Funktionen): kompensierte Funktion
3	Unter maximaler spezifischer Therapie: grenzwertige Funktion mit zeitweiser Dekompensation
4	Unter maximaler spezifischer Therapie: permanent dekompensiert

Tabelle 2. Risikoklassifizierung von Intensivpatienten

I	= Intensivpatient ohne wesentliche Einschränkung vitaler Funktionen
II	= Intensivpatient mit deutlicher Einschränkung eines vitalen Organsystems ohne akute Lebensbedrohung
III	= Intensivpatient mit deutlichen Einschränkungen zweier Organsysteme ohne akute Lebensbedrohung
IV	= Intensivpatient mit grenzwertiger Einschränkung einer Vitalfunktion mit konstanter Lebensbedrohung
V	= Intensivpatient mit dekompensierter Funktion eines vitalen Organsystems oder grenzwertiger Einschränkung mehrerer Organsysteme und konstanter, akuter Lebensbedrohung

An dieser Stelle sollte jedoch noch einmal betont werden, daß
auch eine gezielte Infusions- und Ernährungstherapie bei diesen
Patienten immer nur eine adjuvierende Behandlungsmaßnahme darstellt. Gerade bei Patienten mit einem septischen Herd hängt
die Prognose entscheidend davon ab, ob dieser chirurgisch angehbar ist, so daß insbesondere bei abdomineller Sepsis hier oftmals die Indikation zur chirurgischen Reintervention gegeben
ist (27, 28).

Sofern keine schwerwiegenden Leistungseinschränkungen von Organsystemen vorliegen, ergibt sich in aller Regel auch bei Intensivpatienten eine Entscheidung für eine standardisierte Form

der Ernährungstherapie, d. h. Aufbau und Durchführung der Ernährungsbehandlung können entsprechend dem voraussichtlichen Substrat- und Energiebedarf mit weitgehend schematisierten Infusions- und Ernährungsregimen erfolgen (3). Im Gegensatz dazu erfordern Störungen von Organfunktionen, insbesondere Funktionseinbußen von Niere, Leber, Pankreas, Herz-Kreislauf-System und Lunge, oftmals spezielle Infusions- und Ernährungstherapiekonzepte, die sich in Qualität und Quantität nicht allein nach dem zu erwartenden Substrat- und Energiebedarf des Organismus richten können, sondern auch der eingeschränkten Leistungsbreite der betroffenen Organe sowie der Auswirkung auf den Gesamtorganismus Rechnung tragen müssen.

Um überhaupt zu einer gewissen Ordnung und Systematisierung in dieser überaus komplexen Problematik zu kommen, scheint es angezeigt, unsere bisherigen Richtlinien zur Infusions- und Ernährungstherapie bei den unterschiedlichen Formen und Schweregraden der Einzelorganinsuffizienzen voranzustellen, bevor eine gezielte Infusions- und Ernährungstherapie beim Multiorganversagen angesprochen wird. Dabei bleibt festzuhalten, daß die Dosierungsempfehlungen für die einzelnen Substrate nur grobe Anhaltspunkte - insbesondere für den Beginn einer Ernährungstherapie - darstellen können, die jeweils individuell entsprechend ihrer Auswirkung auf den Stoffwechsel des einzelnen Patienten zu variieren sind.

Infusions- und Ernährungstherapie bei Niereninsuffizienz

Das akute Nierenversagen stellt eines der häufigsten Krankheitsbilder und Komplikationen im Rahmen einer intensivmedizinischen Behandlung dar (28, 45, 46) und ist - trotz in den letzten Jahren entscheidend verbesserten Behandlungsmethoden - nach wie vor mit einer hohen Mortalitätsrate vergesellschaftet (27, 35). Dies gilt insbesondere dann, wenn es als Sepsisfolge (31, 46), als Auslöser oder in Kombination mit anderen Organinsuffizienzen auftritt. Es ist daher von besonderer Wichtigkeit, die durch ein akutes Nierenversagen ausgelösten Störungen durch eine Infusions- und Ernährungstherapie nicht zu verstärken, sondern den Anfall harnpflichtiger Substanzen durch Verringerung der bei akuter Niereninsuffizienz auftretenden katabolen Effekte so gering wie möglich zu halten (40).

Unter diesen Aspekten sowie unter der Einbeziehung des Umfanges der Leistungseinschränkung der Nierenfunktion ergeben sich für die gezielte Infusions- und Ernährungstherapie folgende Richtlinien (Tabelle 3):

Patienten mit einer eingeschränkten, unter der Therapie kompensierten Nierenfunktion mit erhaltener Flüssigkeitsregulation bei verminderter Konzentrationsfähigkeit benötigen in Abhängigkeit vom Grad der Nierenfunktionsstörung zur Elimination der im Organismus anfallenden harnpflichtigen Stoffwechselprodukte - insbesondere in "hyperkatabolen" Stoffwechselsituationen - eine deutlich über den korrigierten Basisbedarf hinausgehende Flüssigkeitszufuhr (35, 41). Bei Patienten mit grenzwertig kompen-

Tabelle 3. Ernährungstherapie bei eingeschränkter Nierenfunktion - Schweregrad 1 bis 2[*]
(* Kompensierte Funktion unter konventioneller Therapie, entsprechend der allgemeinen Einteilung der Organfunktionen - siehe Tabelle 1)

Flüssigkeit	40 $\geq$ ml
Natrium	Ein = Aus
Kalium	nach Laborkontrollen
Aminosäuren	ca. 0,3 - 0,6 g
Kohlenhydrate	ca. 4 - 7 g
Fett	bis 2 g

Gesamtzufuhr im Rahmen der Therapie pro kg Körpergewicht und Tag

sierter, chronisch gestörter Nierenfunktion bei gleichzeitig herabgesetzter Fähigkeit zur Flüssigkeitselimination ist nach einer Faustregel von SCHUSTER überschlagsmäßig initial eine Zufuhr von 500 ml Flüssigkeit zusätzlich zur ausgeschiedenen Urinmenge vom Vortage anzustreben.

Der Natriumbedarf entspricht in etwa dem täglichen Verlust, die Kaliumapplikation muß von vornherein entsprechend der Plasmakaliumkonzentration gesteuert werden.

Nachdem sich einerseits gezeigt hat, daß zur Verminderung kataboler Effekte Stickstoffträger in der Ernährung erforderlich sind, andererseits aber bei ausreichender Energiezufuhr ein Teil der applizierten Proteinbausteine zwangsweise in die Harnstoffsynthese einfließt (40), ist bei solchen Patienten eine reduzierte Stickstoffzufuhr in einer Größenordnung zwischen 0,3 und 0,6 g Aminosäuren/kg/Tag angezeigt (44), wobei es von entscheidender Wichtigkeit ist, ein ausreichendes kalorisches Angebot in einer Größenordnung zwischen 4 und 7 g Kohlenhydraten/kg/Tag zu gewährleisten, um ein vermeidbares Einfließen von Aminosäuren in den Betriebsstoffwechsel zu verhindern.

Da entsprechend den Arbeiten von BURKE et al. und WOLFE et al. die Oxydationsrate von Kohlenhydraten auf maximal 4 - 5 mg/kg/min begrenzt ist, reicht die auf diese Weise zuführbare Energiemenge oftmals nicht aus, um die häufig zum akuten Nierenversagen parallel bestehende "hypermetabole" Stoffwechselsituation energetisch abzudecken. Diese Lücke in der kalorischen Versorgung läßt sich durch die Gabe von Fett in einer Größenordnung von 1 - 2 g/kg/Tag verringern oder gänzlich ausgleichen (32, 44), sofern die generellen Voraussetzungen für eine Fettapplikation gegeben sind.

Patienten mit dialyse- oder hämofiltrationspflichtigem Nierenversagen, d. h. einer Funktionseinschränkung des Schweregrades 3, unterliegen insbesondere bei kontinuierlicher arteriovenöser Hämofiltration (CAVH) in der Regel keiner wesentlichen Flüssigkeitseinschränkung. Um die vermehrten Verluste von Aminosäuren auszugleichen, die mit ca. 2 g/Dialysestunde (16) bzw. unter

Tabelle 4. Ernährungstherapie bei eingeschränkter Nierenfunktion - Schweregrad 3*
(* Unter maximaler spezifischer Therapie: grenzwertige Funktion mit zeitweiser Dekompensation - sofern keine vollständige "Nierenersatztherapie" erfolgt)

Flüssigkeit je nach Hydratationszustand bzw. Filtrationsmenge	
Kalium	nach Laborkontrollen
Natrium	nach Laborkontrollen
Aminosäuren	ca. 0,8 - 1,2 g
Kohlenhydrate	bis ca. 7 g
Fett	bis 2 g

Gesamtzufuhr im Rahmen der Therapie pro kg Körpergewicht und Tag

Hämofiltration mit ca. 10 % der applizierten Tagesmenge (41) angesetzt werden können, ist eine Gesamtaminosäurenzufuhr zwischen 0,8 und 1,2 g/kg und Tag indiziert. Im Gegensatz zu dem von ABEL inauguriertem Konzept der Zufuhr essentieller Aminosäuren (1) bzw. deren Alphaketoanaloga setzt es sich nach dem heutigen Stand der Kenntnisse wieder mehr durch, daß Aminosäurenlösungen mit kompletten Aminosäurenmustern bzw. einem lediglich erhöhten Anteil essentieller Aminosäuren (ca. 55 - 65 %) den rein essentiellen Aminosäurenlösungen überlegen sind (29, 44).

Infusions- und Ernährungstherapie bei eingeschränkter Leberfunktion

Ebenso wie die Niere ist auch die Leber bei einem im Rahmen einer Intensivtherapie auftretenden Multiorganversagen ein häufig beteiligtes Organ, wobei auch hier ursächlich oftmals ein septisches Schockgeschehen im Vordergrund steht (21), gegebenenfalls in Verbindung mit einer hepatorenalen Insuffizienz (33).

Oftmals sind Transaminasenanstieg sowie Ikterus mit Bilirubinerhöhung einzige und erste Zeichen einer Gesamtverschlechterung der Leberfunktion (36). Obwohl bereits wenige Stunden nach einem Schockgeschehen deutliche morphologische Veränderungen auf hepatozellulärer Ebene nachweisbar sind, zeigt sich das Maximum des direkten Bilirubinanstieges häufig erst acht bis zehn Tage später (14).

Bei klinischem Verdacht auf eine beginnende oder leicht eingeschränkte Leberfunktion (entsprechend der allgemeinen Einteilung von Organinsuffizienzen dem Schweregrad 1 bis 2 zugehörig) kann eine Ernährungstherapie durchgeführt werden, die sich in der Regel nur unwesentlich von den Dosierungsrichtlinien für eine standardisierte Ernährungstherapie (3), d. h. von einer Ernährungstherapie bei Patienten ohne Organfunktionsstörungen, unterscheidet.

Tabelle 5. Ernährungstherapie bei eingeschränkter Leberfunktion
- Schweregrad 1 bis 2*
(* Kompensierte Funktion unter konventioneller Therapie,
entsprechend der allgemeinen Einteilung von Einschränkungen der
Organfunktionen - siehe Tabelle 1)

Flüssigkeit	ca. 40 ml
Natrium	ca. 3 mmol
Kalium	ca. 2 - 1 mmol
Aminosäuren	ca. 1,5 g
Glukose	ca. 4 - 7 g
Fett	0,7 g

Gesamtzufuhr im Rahmen der Therapie pro kg Körpergewicht und
Tag

Ebenso wie bei Patienten mit Niereninsuffizienz richtet sich
die Zufuhr von Wasser- und Elektrolyten nach dem Hydratationszustand des Patienten, dem aktuellen Elektrolytstatus sowie der
täglichen Harnmenge. Insbesondere bei Patienten mit sekundärem
Hyperaldosteronismus, die zur Flüssigkeitseinlagerung neigen
bzw. bei bereits ausgeprägtem Aszites, kann es erforderlich
sein, sowohl die Flüssigkeits- als auch die Natriumzufuhr drastisch zu reduzieren. Die Substitution des Kaliums richtet sich
auch hier in erster Linie nach der Plasmakaliumkonzentration.

Wesentlich erscheint, daß eine zu hohe Zufuhr von Kohlenhydraten vermieden wird, da offensichtlich eine Reihe der in der Ver-
gangenheit publizierten hepatischen Nebenwirkungen einer totalen parenteralen Ernährung sich auf eine den aktuellen Energieumsatz deutlich überschreitende Kohlenhydratzufuhr zurückführen
läßt. Die Folge kann eine erhebliche Fettinfiltration der Leber
sein (17).

Die Aminosäurenzufuhr muß entsprechend dem individuellen Bedarf
und der Eiweißtoleranz gesteuert werden und liegt in der Regel
zwischen 0,5 und 1,5 g/kg und Tag. Ein Rückgang der Harnstoffsynthese bei gleichzeitigem Anstieg der Ammoniakkonzentrationen
im Blut ist dabei als ein deutlicher Hinweis anzusehen, die Zufuhr von Proteinbausteinen zu reduzieren.

Ein großzügiges Angebot an Kohlenhydraten bis zu 7 g/kg und Tag
dient bei diesen Patienten dazu, die Versorgung des Organismus
mit Glukose sicherzustellen und zum anderen die Verbrennung von
Aminosäuren im Energiestoffwechsel auf ein Minimum zu reduzieren, um so unnötige Belastungen für die Leber mit Abbaupro-
dukten aus dem Eiweißstoffwechsel zu vermeiden.

Darüber hinaus kann Fett in einer Dosierung bis zu 0,7 g/kg und
Tag sowohl als kalorische Komponente als auch als Lieferant essentieller Fettsäuren empfohlen werden, sofern keine Fettstoff-
wechselstörung vorliegt und kein Anstieg der Plasmatriglyzerid-
konzentration über 3 mmol/l erfolgt.

Tabelle 6. Ernährungstherapie bei eingeschränkter Leberfunktion
- Schweregrad 3[*]
([*] Unter maximaler spezifischer Therapie: grenzwertige Funktion
mit zeitweiser Dekompensation)

Flüssigkeit	ca. 20 ml
Natrium	ca. 0,5 - 0 mmol
Kalium	ca. 2 - 1 mmol
Aminosäuren	ca. 0,5 g
Glukose	bis ca. 7 g
Fett	bis 0,7 g

Gesamtzufuhr im Rahmen der Therapie pro kg Körpergewicht und
Tag

Von einer schweren Leberinsuffizienz - entsprechend dem Schweregrad 3 der allgemeinen Einteilung von Organinsuffizienzen - ist
dann auszugehen, wenn es zu einem Abfall der Harnstoffproduktionsrate unter 10 g/Tag kommt bzw. trotz eines bestehenden
Postaggressionssyndroms eine Hypoglykämie aufgrund einer verminderten Kapazität zur Glukoneogenese bei vermindertem Abbau von
Insulin auftritt.

Neben diesen Zeichen stellt insbesondere die sogenannte hepatische Enzephalopathie ein deutliches Symptom für eine dekompensierte oder terminale Leberinsuffizienz dar (26). Nachdem es im
Prinzip keine spezifische Therapie für eine eingeschränkte Leberfunktion gibt, wenn man einmal von der extremen Maßnahme der
Lebertransplantation absieht, beschränken sich die Behandlungsstrategien in der Regel auf eine Reduktion der Stoffwechselbe-
lastung der Leber. Begrenzen sich die Möglichkeiten der ernäh-
rungstherapeutischen Einflußnahme bei Patienten mit Organinsuffizienzen in der Regel hauptsächlich auf Variationen in der Dosierung der applizierten Substrate, so ergeben sich mit fortschreitender Verschlechterung der Leberfunktion zusätzliche In-
terventionsnotwendigkeiten, insbesondere durch Veränderungen im
Muster der angebotenen Aminosäuren.

Wenn bei Patienten, die lediglich den klinischen Verdacht auf
eine eingeschränkte Leberfunktion bieten, die Applikation von
Aminosäurenlösungen mit einem kompletten Aminosäurenmuster konventioneller Zusammensetzung angezeigt ist, so bieten Patienten
mit zunehmender Leberfunktionsbeeinträchtigung bzw. grenzwertiger Leberfunktion eine Indikation zum Einsatz sogenannter adap-
tierter Leberlösungen, d. h. von Aminosäurenlösungen mit kom-
plettem Aminosäurenmuster, die jedoch in ihrem Gehalt an verzweigtkettigen Aminosäuren auf ca. 30 - 50 % angehoben sind.

Auf diese Weise wird den pathologischen Verschiebungen im Plasmaaminosäurenmuster und dem dadurch bedingten veränderten Ami-
nosäurenverhältnis an der Blut-Hirn-Schranke Rechnung getragen
und so gegebenenfalls einer hepatischen Enzephalopathie, bedingt durch Toxine und "falsche" Neurotransmitter (2), vorge-
beugt bzw. eingetretenen Störungen entgegengewirkt.

Tabelle 7. Ernährungstherapie bei eingeschränkter pulmonaler
Funktion - Schweregrad 1 bis 2[*]
([*] Kompensierte Funktion unter konventioneller Therapie, ent-
sprechend der allgemeinen Einteilung von Einschränkungen der
Organfunktion - siehe Tabelle 1)

Flüssigkeit	ca. 40 - 30 ml
Natrium	ca. 3 - 2 mmol
Kalium	ca. 1 - 2 mmol
Aminosäuren	ca. 1 - 2 g
Kohlenhydrate	ca. 7 - 5 g
Fett	ca. 1 - 2 g

Gesamtzufuhr im Rahmen der Therapie pro kg Körpergewicht und
Tag

Infusions- und Ernährungstherapie bei eingeschränkter Lungenfunktion

Voraussetzung für eine adäquate Verwertung von Nährstoffen ist
die Versorgung der Zellen mit Sauerstoff sowie die Elimination
des anfallenden Kohlendioxyds.

Solange bei eingeschränkter Lungenfunktion unter einer entsprechenden Atemtherapie der Gasaustausch gesichert ist, sind die
generellen Voraussetzungen für eine uneingeschränkte Ernährungstherapie, wie sie im Prinzip in Tabelle 7 dargestellt ist, ge-
währleistet.

Als Faustregel kann dabei gelten, daß der arterielle Sauerstoffpartialdruck nicht unter 50 mm Hg abgesunken und der arterielle
CO_2-Partialdruck nicht über 60 mm Hg angestiegen sein sollte.

Akut eintretende Verschlechterungen dieser Kenngrößen sind dabei von weitaus größerer Bedeutung für die Auswahl der Ernährungstherapie als pathologische Werte, die langsam im Rahmen
chronischer Verläufe entstanden sind.

Pulmonale Funktionseinschränkungen zwingen oftmals zur Flüssigkeitsrestriktion, um optimale Verhältnisse für den Gasaustausch
zu schaffen, wobei manche Autoren eine drastische Reduktion der
Flüssigkeitszufuhr empfehlen und so bei grenzwertiger Lungenfunktion selbst eine Leistungsbehinderung der Niere bis zum akuten prärenalen Nierenversagen mit in Kauf nehmen (5).

Da sich jedoch, wie einleitend dargestellt, mit jeder weiteren
hinzutretenden Organinsuffizienz die Prognose des Patienten entscheidend verschlechtert, erscheint es uns nicht angezeigt, ein
bestimmtes Flüssigkeitsangebot an die Niere zu unterschreiten.
Auch bei reduzierter Lungenfunktion muß die Flüssigkeitszufuhr
ausreichen, um die Niere in die Lage zu versetzen, die anfallenden Stoffwechselendprodukte zu eliminieren (18).

Da insbesondere im Postaggressionsstoffwechsel vermehrt renal
auszuscheidende Stoffwechselmetabolite anfallen, z. B. beim be-

Tabelle 8. Ernährungstherapie bei eingeschränkter pulmonaler
Funktion – Schweregrad 4 bis 5[*]
([*] Unter maximaler spezifischer Therapie: grenzwertige Funktion
mit zeitweiser oder permanenter Dekompensation)

Flüssigkeit	ca. 30 – 20 ml
Natrium	ca. 2 – 1 mmol
Kalium	ca. 1 – 2 mmol
Aminosäuren	ca. 1 – 2 g
Kohlenhydrate	ca. 5 – 4 g
Fett	ca. 1 – 2 g

Gesamtzufuhr im Rahmen der Therapie pro kg Körpergewicht und
Tag

atmeten Intensivpatienten täglich auszuscheidende Substanzmen-
gen zwischen 1 500 und 2 000 mosmol (40) bei häufig gleichzeitig eingeschränkter Leistungsbreite der Nierenfunktion, muß die
Mindestzufuhr an Flüssigkeit zwischen ca. 1,5 und 2,5 l/Tag,
d. h. zwischen 20 und 30 ml/kg und Tag liegen. Unter diesen Bedingungen ist gleichzeitig ein meist reduziertes Natriumangebot
von 1 – 2 mmol/kg und Tag angezeigt.

Darüber hinaus können exogen zugeführte Energieträger zu einer
deutlichen Beeinflussung des Gasaustausches beitragen (20). So
führt die alleinige Applikation von Kohlenhydraten im Vergleich
zu einer äquikalorischen Menge von Fett zu einer erheblichen Belastung des Organismus mit Kohlendioxyd. Dieses Phänomen ist um
so stärker ausgeprägt, je mehr die Kohlenhydratzufuhr den aktuellen Energieumsatz übersteigt. Es kann insbesondere in der
Entwöhnungsphase vom Respirator zu Schwierigkeiten führen.
Durch die Einbeziehung von Fett als Energieträger in einer
Größenordnung von ca. 1 – 2 g/kg und Tag sowie durch eine um-
satzorientierte Substratapplikation können solche zusätzlich
substratbedingten Belastungen der Lungenfunktion weitgehend
vermieden werden.

Ernährungstherapie bei eingeschränkter Herz-Kreislauf-Funktion

Während bei kompensierter Herzinsuffizienz entsprechend der
Schweregradeinteilung 1 und 2 gemäß der allgemeinen Graduierung
von Organinsuffizienzen die Voraussetzung für eine Ernährungstherapie weitgehend uneingeschränkt gegeben ist, so sind bei
grenzwertiger Funktion, d. h. entsprechend der Schweregradein-
stufung 3 und 4 unter zunehmender spezifischer pharmakologi-
scher Therapie, die Voraussetzungen für eine Ernährungstherapie
nur unter Beachtung gewisser Dosierungsgrenzen noch gegeben.

Eine unter der Therapie dekompensierte, d. h. mit deutlichen In-
suffizienzzeichen einhergehende Herz-Kreislauf-Funktion, ist in
der Regel mit einer unzureichenden Perfusion und damit mit einer mangelhaften Oxygenation der Gewebe verbunden, so daß eine
Nährstoffzufuhr in dieser Situation oftmals eher eine zusätzliche Belastung als eine Unterstützung für den Organismus dar-

Tabelle 9. Ernährungstherapie bei eingeschränkter Herz-Kreis-lauf-Funktion - Schweregrad 1 bis 2[*]
([*] Kompensierte Funktion unter konventioneller Therapie, entsprechend der allgemeinen Einteilung von Einschränkungen der Organfunktionen - siehe Tabelle 1)

Flüssigkeit	ca. 40 ml
Natrium	ca. 3 - 2 mmol
Kalium	ca. 1 - 2 mmol
Aminosäuren	ca. 1 - 2 g
Kohlenhydrate	ca. 4 - 7 g
Fett	bis 2 g

Gesamtzufuhr im Rahmen der Therapie pro kg Körpergewicht und Tag

Tabelle 10. Ernährungstherapie bei eingeschränkter Herz-Kreis-lauf-Funktion - Schweregrad 3[*]
([*] Unter maximaler spezifischer Therapie: grenzwertige Funktion mit zeitweiser Dekompensation)

Flüssigkeit	ca. 20 ml
Natrium	ca. 0,5 - 0 mmol
Kalium	ca. 1 - 2 mmol
Aminosäuren	ca. 1 - 2 g
Kohlenhydrate	ca. 4 - 7 g
Fett	bis 2 g

Gesamtzufuhr im Rahmen der Therapie pro kg Körpergewicht und Tag

stellt. Eine zunehmende Verschlechterung der Herz-Kreislauf-Funktion, insbesondere bei der Ausbildung von Ödemen, zwingt zur Reduktion von Flüssigkeit und Natrium.

Da, solange eine ausreichende Perfusion gesichert ist, keine Einschränkung des Substratangebotes erforderlich ist, bedingt die dabei oft begrenzte Flüssigkeitszufuhr die Anwendung hoch-konzentrierter Aminosäuren- und Kohlenhydratlösungen. Eine permanent dekompensierte Herz-Kreislauf-Funktion - entsprechend dem Schweregrad 4 - stellt eine Kontraindikation für die Applikation von Nährsubstraten dar.

Infusions- und Ernährungstherapie bei Multiorganversagen

Eine gezielte Infusions- und Ernährungstherapie ist integraler Bestandteil einer Intensivtherapie. Die frühzeitig einsetzende Ernährungstherapie ist gerade bei den Patienten, denen ein Multiorganversagen droht, ein wesentlicher Faktor in der Prophylaxe. BARTLETT et al. fanden eine direkte Korrelation zwischen einer kumulativ negativen Energiebilanz von mindestens 10 000 kcal und der Inzidenz eines Multiorganversagens mit hoher konsekutiver Mortalitätsrate (6). So sinnvoll also die Forderung nach einer frühzeitigen, hochkalorischen und eiweißreichen Ernährungstherapie erscheint - insbesondere dann, wenn man in Be-

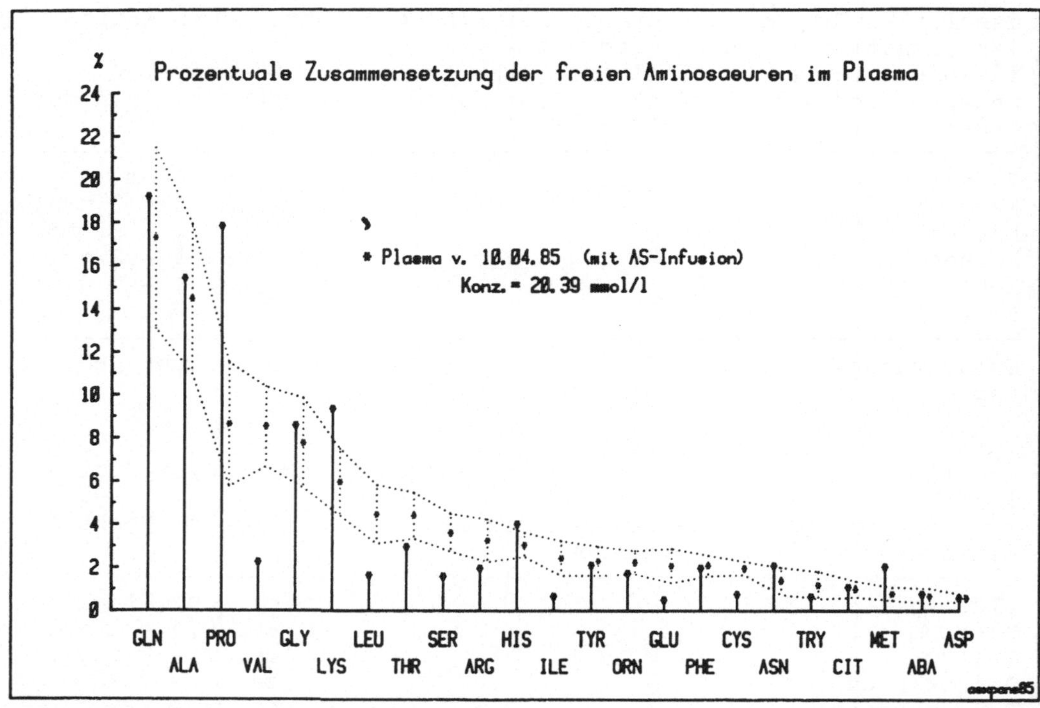

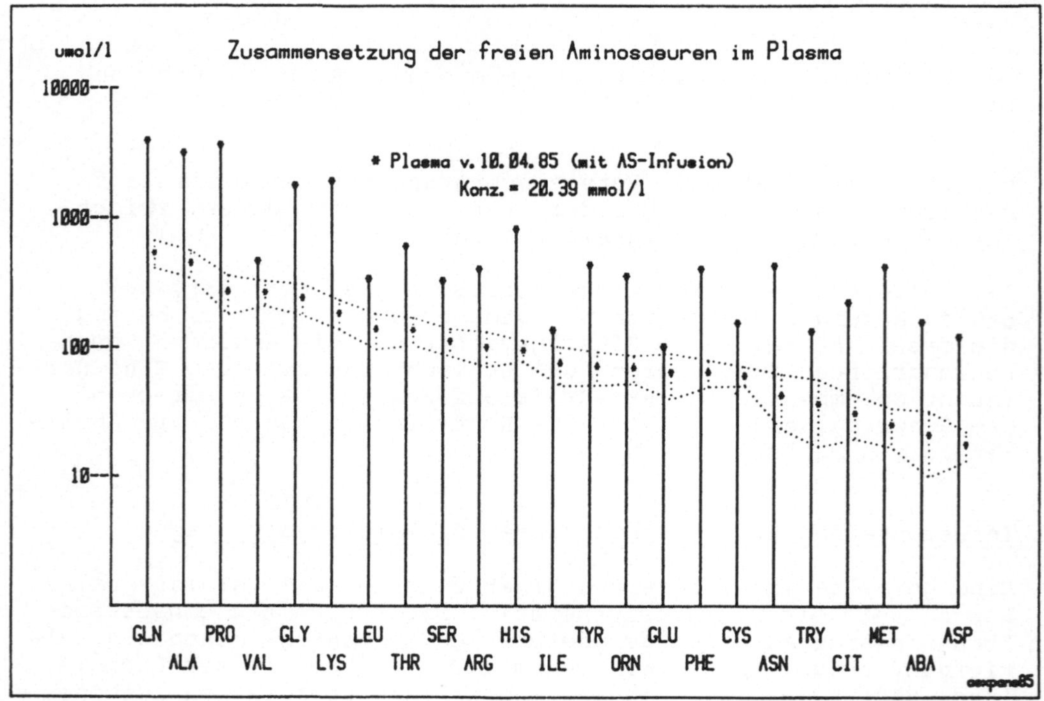

Abb. 5 a. Aminosäurenmuster im Plasma eines Patienten im terminalen Multiorganversagen mit Aminosäuresubstitution

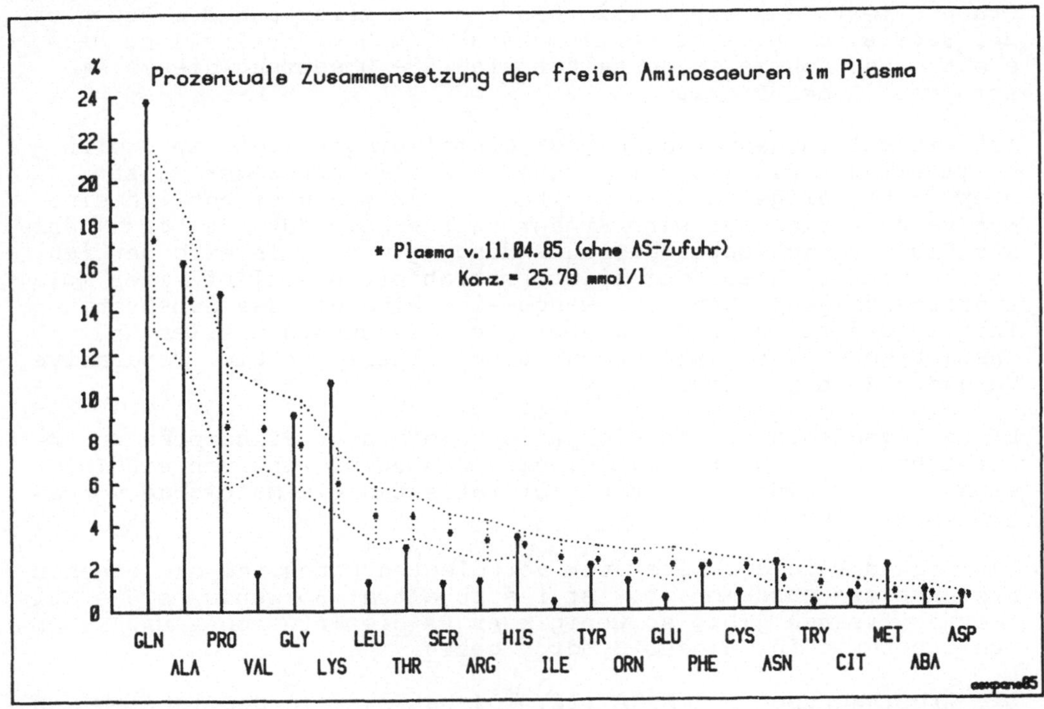

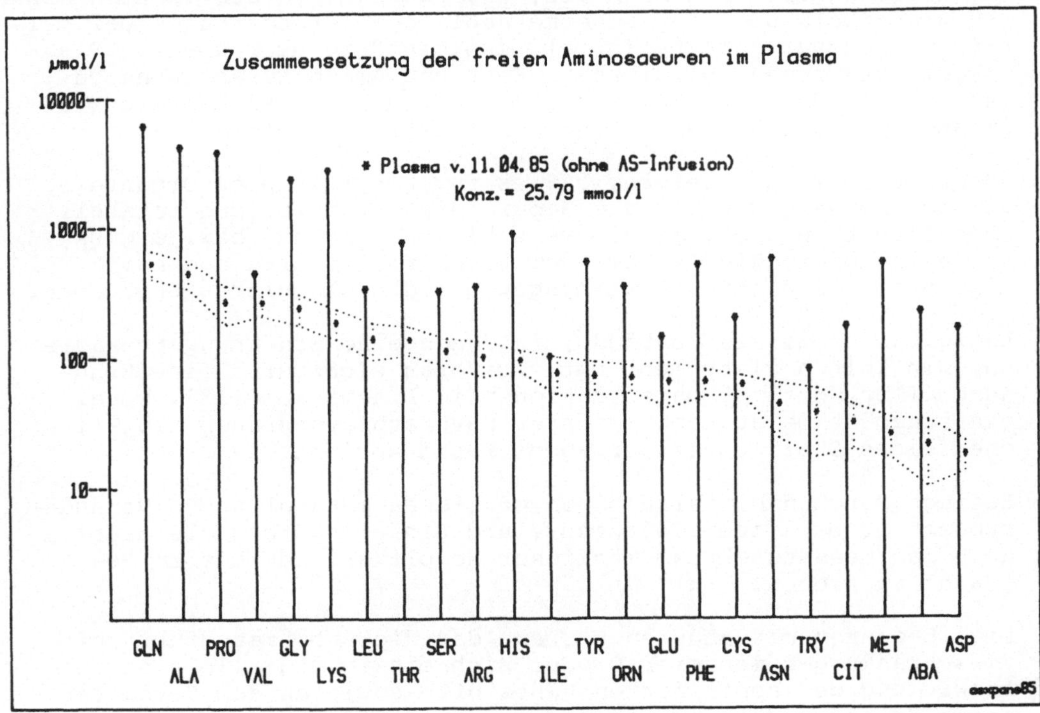

Abb. 5 b. Aminosäurenmuster im Plasma eines Patienten im terminalen Multiorganversagen ohne Aminosäurensubstitution

tracht zieht, daß ein Multiorganversagen meist auf dem Boden einer Sepsis, d. h. einer extrem katabolen Stoffwechsellage entsteht -, so schwierig gestaltet sich die Umsetzung dieses Anspruches in der Praxis.

Ist ein Multiorganversagen erst einmal eingetreten, so stellt es im Prinzip bis zur definitiven Stabilisierung der meist grenzwertig eingeschränkten vitalen Funktionen eigentlich eine Kontraindikation für eine Ernährungstherapie dar. Daß eine Nährstoffzufuhr auch unter diesen Bedingungen oftmals erforderlich ist, ergibt sich aus dem meist protrahierten Verlauf eines Multiorganversagens, wodurch zwangsweise eine gewisse Substratzufuhr erforderlich wird, um überhaupt die substantiellen und energetischen Voraussetzungen für ein Überleben bzw. reparative Vorgänge zu erbringen.

Diese Gegenüberstellung sich widersprechender Prinzipien unterstreicht die Schwierigkeiten, die entstehen, wenn man ein Infusions- und Ernährungskonzept für Patienten mit Multiorganversagen aufstellen soll.

Faßt man die in der Literatur vorgelegten Daten und die eigenen Erkenntnisse zusammen, so ist festzuhalten: So wenig es _das_ Multiorganversagen gibt, so wenig kann es _die_ Infusions- und Ernährungstherapie für dieses Syndrom geben.

Die Arbeitsgruppe um CERRA (_12_, _13_) hat zwar in den letzten Jahren wiederholt über typische metabolische Veränderungen bei multiplem Organversagen berichtet, insbesondere über abnorme Plasmakonzentrationen von Glukose, Fett und Aminosäuren. Dennoch ist insbesondere für den Einzelpatienten keine Einheitlichkeit im Stoffwechsel dieses Patientenkollektivs erkennbar.

Unsere Erfahrungen zeigen, daß es für ein multiples Organversagen ebensowenig wie für die Sepsis eine einheitliche metabolische Situation gibt, da die verschiedenen Organe bzw. Organsysteme in unterschiedlichem Ausmaße betroffen sind und somit völlig unterschiedliche Auswirkungen auf den Organismus entstehen.

Lediglich terminale Zustände, in denen eine Ernährungstherapie ohnehin keinen Platz mehr hat, zeichnen sich durch eine Erhöhung aller Substratkonzentrationen im Plasma aus (_13_), wobei ein zunächst meist noch erhöhter Sauerstoffverbrauch als Zeichen eines Stoffwechselversagens rapid absinkt.

Bedingt durch die vielfältigen möglichen metabolischen Veränderungen ist bei einer Infusions- und Ernährungstherapie daher auch das Gesamtspektrum möglicher Komplikationen mit in Betracht zu ziehen.

Dies bedeutet mit anderen Worten, daß die Substratzufuhr bei Einschränkungen mehrerer Organe sich einzig und allein an der Auswirkung der applizierten Nährstoffe sowie an dem Verhalten ihrer Folgeprodukte im Organismus orientieren muß. Wie die Tabelle 11 zeigt, unterscheiden sich die Meßgrößen nicht wesentlich von den Größen, die im Rahmen einer parenteralen Ernährung eines Intensivpatienten normalerweise bestimmt werden. Umfang und Häufigkeit der Kontrollen richten sich dabei in erster

Tabelle 11. Überwachung der Ernährungstherapie

---

1. Klinische Kontrolle
- Befinden
- Reflux (Magensonde)
- Darmmotilität (Peristaltik, Meteorismus)
- Defäkation und Fäzes (Frequenz, Volumen, Konsistenz, Farbe, Geruch u.a.)

2. Biophysikalische Messungen der globalen Kenngrößen der Vitalfunktionen
- Gasaustausch
  Atemfrequenz
  Atemform
  (Blutgasanalyse)
- Hämodynamik
  Herzfrequenz
  Blutdrücke
  (Herzzeitvolumen)
- Reaktionsmilieu
  Osmometrie, Onkometrie
  Wasser- und Elektrolytstatus
  Säuren-Basen-Status
  Hämatokrit

3. Biochemische Messungen der Kenngrößen zur Blutzusammensetzung

- Substrate	Glukose
	Triglyzeride
	Laktat
	Nichtveresterte Fettsäuren
- Elektrolyte	Natrium
	Kalium
	Chlorid
- Nierenfunktion	Harnstoff
	Kreatinin

4. Biophysikalische und biochemische Kenngrößen der Urinausscheidung
- Volumen pro Zeit
- Osmometrie
- Harnstoff
- Kreatinin
- (Gesamtstickstoff)

Linie nach der Schwere des Gesamtkrankheitsbildes und werden nur unwesentlich von der Art der Infusions- und Ernährungstherapie mitbeeinflußt.

Literatur

1. ABEL, R. M., ABBOT, W. M., FISCHER, J. E.: Intravenous essential tial l-aminoacids and hypertonic dextrose in patients with acute renal failure. Amer. J. Surg. 123, 632 (1972)

2. ADIBI, S. A., FEKL, W., LANGENBECK, U., SCHAUDER, P.: Branched chain amino and keto acids in health and disease. Basel, München, Paris, London, New York, Tokyo, Sydney: Karger 1983

3. AHNEFELD, F. W., SCHMITZ, J. E.: Infusionstherapie - Ernährungstherapie, Manual 3. Stuttgart, Berlin, Köln, Mainz: Kohlhammer 1986

4. ANDERSEN, R.: Infections as a problem in the intensive care unit. Scand. J. Gastroent. Suppl. 90, 83 (1984)

5. BARCKOW, D., SCHIROP, Th., DOROW, P., IBE, K.: Prognose des akuten Lungenversagens. Intensivmed. 21, 168 (1984)

6. BARTLETT, R. H., DECHERT, R. E., MAULT, J. R., FERGUSON, S. K., KAISER, A. M., ERLANDSON, E. E.: Measurement of metabolism in multiple organ failure. Surgery 92, 771 (1982)

7. BAUE, A. E., CHAUDRY, I. H.: Prevention of multiple systems failure. Surg. Clin. N. Amer. 60, 1167 (1980)

8. BAUE, A. E., GUTHRIE, D.: Multiple systems failure and circulatory support. Jap. J. Surg. 13, 69 (1983)

9. BECKER, G. J., STRAUCH, G. O., SARANCHAK, H. J.: Outcome and cost of prolonged stay in the surgical intensive care unit. Arch. Surg. 119, 1338 (1984)

10. BORDER, J. R., CHENIER, R., McMENAMY, R. H., La DUCA, J., SEIBEL, R., BIRKHAHN, R., YU, L.: Multiple systems organ failure: Muscle fuel deficit with visceral protein malnutrition. Surg. Clin. N. Amer. 56, 1147 (1976)

11. BURKE, J. F., WOLFE, R. R., MULLANY, Ch. J., MATHEWS, D. E., BIER, D. M.: Glucose requirements following burn injury. Parameters of optimal glucose infusion and possible hepatic and respiratory abnormalities following excessive glucose intake. Ann. Surg. 190, 274 (1979)

12. CERRA, F. B., SIEGEL, J. H., BORDER, J. R., PETERS, D. M., McMENAMY, R. H.: Correlations between metabolic and cardiopulmonary measurements in patients after trauma, general surgery, and sepsis. J. Trauma 19, 621 (1979)

13. CERRA, F. B., BORDER, J. R., McMENAMY, R. H., SIEGEL, J. H.: Multiple systems organ failure. In: Pathophysiology of shock, anoxia and ischemia (eds. R. A. COWLEY, B. F. TRUMP), p. 254. Baltimore, London: Williams and Wilkins 1982

14. CHAMPION, H. R., JONES, R. T., TRUMP, B. F., COWLEY, R. A.: Hepatic dysfunction following shock. Intens. Care Med. 3, 215 (1977)

15. DRUML, W.: Parenterale Ernährung bei akutem Nierenversagen: Verwertung parenteral verabfolgter Nahrungsbestandteile. In: Aktuelle Probleme der klinischen Ernährung (eds. H. LOCHS, A. GRÜNERT, W. DRUML). Klinische Ernährung, Bd. 5, p. 109. München: Zuckschwerdt 1981

16. DRUML, W.: Amino acid metabolism and amino acid supply in acute renal failure. In: Continuous arteriovenous hemofiltration (CAVH) (eds. H.-G. SIEBERTH, H. MANN), p. 231. Basel: Karger 1985

17. ECKART, J., ADOLPH, M.: Besonderheiten des Energiebedarfs und seiner Deckung. Die parenterale Ernährung beim Beatmungspatienten mit respiratorischer Insuffizienz. In: Der Energiebedarf und seine Deckung (eds. G. KLEINBERGER, J. ECKART). Klinische Ernährung, Bd. 7, p. 140. München: Zuckschwerdt 1982

18. ECKART, J., ADOLPH, M.: Flüssigkeitszufuhr und parenterale Ernährung beim Beatmungspatienten. Akt. Ernährungsmedizin 6, 152 (1981)

19. EISEMAN, B., BEART, R., HORTON, L.: Multiple organ failure. Surg. Gynec. Obstet. 144, 323 (1977)

20. ELWYN, D. H., KINNEY, J. M., JEEVANANDAM, M. D. M., GUMP, F. E., BROELL, J. R.: Influence of increasing carbohydrate intake on glucose kinetics in injured patients. Ann. Surg. 190, 117 (1979)

21. GURSEL, S., KANDEMIR, B., KARACADAC, S., TELATAR, H.: Liver in septic shock. Amer. J. Gastroent. 59, 250 (1973)

22. HENAO, F., ALDRETE, J. S.: Multiple systems organ failure: Is it a specific entity? Sth. med. J. (Bgham., Ala.) 78, 329 (1985)

23. HINSDALE, J. G., JAFFE, B. M.: Re-operation for intra-abdominal sepsis. Indications and results in modern critical care setting. Ann. Surg. 199, 31 (1984)

24. INTHORN, D.: Sepsis aus der Sicht des operativen Intensivmediziners. In: Beiträge zu "Infusionstherapie und klinische Ernährung": Aktuelle Entwicklung und Standard der künstlichen Ernährung (eds. R. DÖLP, D. LÖHLEIN), Bd. 10, p. 89. Basel, München, Paris, London, New York, Tokyo, Sydney: Karger 1983

25. KAUKINEN, L., KAUKINEN, S.: Prognostic signs in abdominal surgery patients treated in the intensive care unit. Ann. Chir. Gynaec. 71, 283 (1982)

26. KINDLER, J., FRISCH, J., MEISTER, M., GRITTMANN, G., GENN, I., SIEBERTH, H.-G.: Akutes Nierenversagen beim Multiorganversagen. Intensivmed. 23, 241 (1986)

156

27. KINDLER, J., RENSING, M., SIEBERTH, H.-G.: Prognosis and mortality of acute renal failure. In: Continuous arteriovenous hemofiltration (CAVH) (eds. H.-G. SIEBERTH, H. MANN), p. 129. Basel: Karger 1985

28. KLEINBERGER, G., FERENCI, P., RIEDERER, P., THALER, H.: Advances in hepatic encephalopathy and urea cycle diseases. 5th International Symposium on Ammonia. Semmering (Austria), May 16-19, 1984. Basel, München, Paris, London, New York, Tokyo, Sydney: Karger 1984

29. KLEPETKO, W., HAVEL, M., LAUFER, G., KOLLER, W., MÜLLER, M., SCHWARZ, Ch., WOLNER, E.: Indikationsstellung zum chirurgischen Reeingriff bei abdomineller Sepsis. Intensivmed. 22, 414 (1985)

30. KOPP, K. F.: Präventivmaßnahmen bei drohendem akuten Nierenversagen. In: Intensivmedizinische Aspekte bei parenteraler Ernährung (eds. P. BOTTERMANN, S. RAKETTE). Klinische Ernährung, Bd. 8, p. 105. München, Bern, Wien: Zuckschwerdt 1982

31. KULT, J.: Ernährungstherapie bei Niereninsuffizienz. In: Basis der parenteralen und enteralen Ernährung (eds. G. KLEINBERGER, R. DÖLP). Klinische Ernährung, Bd. 10, p. 186. München, Bern, Wien: Zuckschwerdt 1982

32. LOCHS, H.: Parenterale Ernährung bei akuter Pankreatitis. In: Basis der parenteralen und enteralen Ernährung (eds. G. KLEINBERGER, R. DÖLP). Klinische Ernährung, Bd. 10, p. 180. München, Bern, Wien: Zuckschwerdt 1982

33. MAIER, Ch., KOLENDA, K.-D.: Digitoxin bei hepatorenaler Insuffizienz. Dtsch. med. Wschr. 108, 1475 (1983)

34. MANSHIP, L., McMILLIN, R. D., BROWN, J. J.: The influence of sepsis and multisystem and organ failure on mortality in the surgical intensive care unit. Amer. Surg. 50, 94 (1984)

35. NEUMAYER, H.-H., HAAS-WEBER, M., WAGNER, K., EMDE, C., MOLZAHN, M.: Ist die Prognose des akuten Nierenversagens bei Intensivpatienten vorhersagbar? Eine diskriminanzanalytische Untersuchung. Intensivmed. 22, 1 (1985)

36. NUNES, G., BLAISDELL, F. W., MARGARETTEN, W.: Mechanism of hepatic dysfunction following shock and trauma. Arch. Surg. 100, 546 (1970)

37. PONTOPPIDAN, H., RIE, M. A.: Applied physiology in clinical respiratory care. In: Pathogenesis and therapy of acute lung injury (ed. O. PRAKASH), p. 55. The Hague, Boston, London: Martinus Nijhoff 1982

38. RICHARDS, W. O., SCOVILL, W. A., SHIN, B.: Opsonic fibronectin deficiency in patients with intraabdominal infection. Surgery 94, 210 (1983)

39. ROTH, E., FUNOVICS, J., WINTER, M.: Indikationen zur prä-
    operativen Ernährungstherapie. In: Aktuelle Probleme der
    klinischen Ernährung (eds. H. LOCHS, A. GRÜNERT, W. DRUML).
    Klinische Ernährung, Bd. 5, p. 51. München: Zuckschwerdt
    1981

40. SCHMITZ, J. E.: Infusions- und Ernährungstherapie des Poly-
    traumatisierten. Anaesthesiologie und Intensivmedizin, Bd.
    173. Berlin, Heidelberg, New York, Tokyo: Springer 1985

41. SCHMITZ, J. E., SEELING, W., ALTEMEYER, K.-H., GRÜNERT, A.,
    AHNEFELD, F. W.: The parenteral nutrition of hypercatabolic
    patients during continuous arteriovenous hemofiltration
    (CAVH) (eds. H.-G. SIEBERTH, H. MANN), p. 204. Basel: Kar-
    ger 1985

42. SCHUSTER, H.-P.: Das septische Krankheitsbild aus der Sicht
    des internistischen Intensivmediziners. In: Beiträge zu "In-
    fusionstherapie und klinische Ernährung": Aktuelle Entwick-
    lung und Standard der künstlichen Ernährung (eds. R. DÖLP,
    D. LÖHLEIN), Bd. 10, p. 8. Basel: Karger 1983

43. SCHUSTER, H.-P.: Multiorganversagen - Herausforderung zu
    einer Neubesinnung in der Intensivmedizin. Intensivmed. $\underline{22}$,
    267 (1985)

44. TEMPEL, G., JELEN-ESSELBORN, S., v. HUNDELSHAUSEN, B.: Voll-
    ständige parenterale Ernährung beim polytraumatisierten Pa-
    tienten mit Lungen- und Nierenkomplikationen. In: Intensiv-
    medizinische Aspekte bei parenteraler Ernährung (eds. P.
    BOTTERMANN, S. RAKETTE). Klinische Ernährung, Bd. 8, p. 78.
    München, Bern, Wien: Zuckschwerdt 1982

45. TILNEY, N. L., LAZARUS, J. M.: Acute renal failure in sur-
    gical patients. Causes, clinical patterns, and care. Surg.
    Clin. N. Amer. $\underline{63}$, 357 (1983)

46. WILKINS, R. G., FARAGHER, E. B.: Acute renal failure in an
    intensive care unit: incidence, prediction and outcome. An-
    aesthesia $\underline{38}$, 628 (1983)

47. WOLFE, R. R., ALLSOP, J. R., BURKE, J. F.: Glucose metabo-
    lism in man: Responses to intravenous glucose infusion. Me-
    tabolism $\underline{28}$, 210 (1979)

48. ZIMMERLI, W.: Sepsis in der Intensivmedizin: Prädisposi-
    tion, Pathogenese und Diagnose. Schweiz. med. Wschr. $\underline{114}$,
    1074 (1984)

Zusammenfassung der Diskussion zum Thema: „Einzelorganinsuffizienz und Multiorganversagen"

<u>Definition und Klassifikation von Organinsuffizienzen im Rahmen der Intensivmedizin</u>

FRAGE:
Warum kommt einer genauen Definition sowie Einteilung von Schweregraden von Organinsuffizienzen bei Intensivpatienten eine besondere Bedeutung zu?

ANTWORT:
Die meisten Patienten im Krankenhaus werden wegen einer auf einer speziellen Grundkrankheit basierenden Organinsuffizienz in den entsprechenden medizinischen Fachgebieten behandelt. Im Gegensatz dazu tritt die Organinsuffizienz im Rahmen der Intensivmedizin oftmals nicht als Primärerkrankung, sondern als sekundäre Folge systemischer Schädigungen in Erscheinung, z. B. durch Trauma, Sepsis, Intoxikation oder durch Einschränkungen bzw. Versagen anderer Organfunktionen. Alle Teilnehmer waren sich einig, daß Voraussetzung jeder Diskussion über Organinsuffizienzen und Multiorganversagen bei Intensivpatienten die Funktionsanalyse des Einzelorgans sowie des Zustands des Gesamtorganismus ist. Um Therapieschemata überprüfen und vergleichen zu können, d. h. um eine Qualitätskontrolle nach "innen" und "außen" durchführen zu können, sind genaue, allgemein anerkannte Definitionen, aber auch Einteilungen der Organinsuffizienzen in Schweregrade erforderlich. Die Problematik besteht jedoch darin, daß schon in den einzelnen Fachgebieten, geschweige denn im intensivmedizinischen Bereich, oftmals keine einheitliche Definition einer Organfunktionseinschränkung gefunden worden ist.

FRAGE:
Gibt es Möglichkeiten, eine Schweregradeinteilung von Organinsuffizienzen im Rahmen einer Intensivtherapie nach einem generellen Raster vorzunehmen?

ANTWORT:
Vorschläge aus der Literatur und die klinischen Erfahrungen der Diskussionsteilnehmer ließen eine Unterteilung in fünf Gruppen empfehlenswert erscheinen, wobei in der Feinunterteilung für das jeweilige Einzelorgan noch keine Einigkeit erzielt werden konnte (Tabelle 1).

Tabelle 1. Schweregrade einer Organinsuffizienz

Schweregrad	Organfunktion
0	Keine Therapie erforderlich, um die Organfunktion voll zu erhalten
1	Einsatz konventioneller und/oder adjuvierender Maßnahmen, um eine ausreichende Organfunktion zu erhalten
2	Maximale konventionelle Therapie erforderlich, um eine kompensierte Organfunktion aufrechtzuerhalten
3	Maximale konventionelle und spezifische Therapie (z. B. Einsatz maschineller Maßnahmen oder kontinuierliche Applikation spezifischer Pharmaka) erforderlich, um eine kompensierte Organfunktion aufrechtzuerhalten
4	Unter maximaler Therapie: grenzwertige Funktion mit zeitweiser Dekompensation
5	Unter maximaler Therapie: permanent dekompensierte Organfunktion

FRAGE:
Worin unterscheidet sich diese Einteilung von Organinsuffizienzen prinzipiell von den üblicherweise in der Literatur angegebenen Schemata?

ANTWORT:
In dem hier vorgestellten Schema entsteht die intensivmedizinische Gewichtung dadurch, daß die therapeutischen Maßnahmen mit als Faktor aufgenommen worden sind, so daß nicht nur die Schweregrade der Erkrankung, sondern auch das Ausmaß der Konsequenzen mit beurteilt werden. Eine Bewertung der Organinsuffizienz in der Intensivmedizin scheint nur dann sinnvoll zu sein, wenn neben dem Grad der eigentlichen Funktionseinschränkung gleichzeitig die Therapiemaßnahmen und die Randbedingungen berücksichtigt werden. Das Problem bei der Einbeziehung der Therapie ist, daß häufig keine einheitliche Meinung über Art und Umfang der einzuschlagenden Behandlungsmaßnahmen besteht.

FRAGE:
Ist es darüber hinaus notwendig, einen einheitlichen Intensivscore zu entwickeln? Welche Aufgaben sollte er erfüllen?

ANTWORT:
Zweifellos ist es erforderlich, für Prognose, Diagnostik, Auswahl und Überwachung der Therapie und der Interventionsbedürf-

tigkeit ein Schema zu haben, das pro Patient mehrfach anwendbar
ist und Trends erkennen läßt. Dies bedeutet auch, daß eine solche systematische Zustandsbeschreibung eine Abstufung im Hinblick auf den Zeitpunkt und das Ausmaß einer Diagnostik erlaubt.
Darüber hinaus sollte erkennbar sein, ob andere therapeutische
Maßnahmen, die nicht mit dem speziellen Organ in Zusammenhang
stehen, aufgrund der Organinsuffizienz möglich sind (z. B. Digi-
talisgabe bei eingeschränkter Nierenfunktion). Ein solcher Intensivscore wird immer ein Kompromiß sein. Ein einfaches Schema
wird im Einzelfall sicher zu grob sein, um zu definierten diagnostischen und therapeutischen Entscheidungen zu kommen, ein
ausgedehntes, komplexes Raster wird dagegen aufgrund seiner Aus-
führlichkeit als Routine im intensivmedizinischen Alltag kaum
in Frage kommen.

Die renale Insuffizienz in der Intensivmedizin

FRAGE:
Welche Formen der Niereninsuffizienz lassen sich in der Intensivmedizin unterscheiden?

ANTWORT:
Zu unterscheiden sind das akute Nierenversagen und die chronische Niereninsuffizienz. Das akute Nierenversagen ist weiter zu
unterteilen in eine funktionelle Oligurie bei primär gesunder
Niere (z. B. eine prä- oder postrenale Niereninsuffizienz) sowie in das akute intrarenale Nierenversagen, das therapeutisch
nicht direkt angehbar ist.

FRAGE:
Welche diagnostischen Kenngrößen sind zur Differenzierung der
Diagnose sowie zur Verlaufskontrolle geeignet?

ANTWORT:
Als Frühmeßgröße zur Erkennung einer Nierenfunktionsstörung
gilt die Kreatininclearance. Sie kann im Prinzip jedoch nur im
Steady state herangezogen werden. In der klinischen Routine hat
sich die Bestimmung des Serumkreatinins besser bewährt. Voraussetzung ist jedoch, daß der Wert nicht extrem hoch ist und die
Patienten ausreichend Muskulatur besitzen. Für die Differenzierung der unterschiedlichen Formen des akuten oligurischen Nierenversagens werden darüber hinaus die Kenngrößen Osmolalität,
die Konzentrationen von Natrium und Harnstoff im Plasma und
Urin herangezogen. Zu beachten ist, daß Harnstoff einen Summen-
parameter aus dem Ausmaß der Katabolie, der Menge der exogenen
Zufuhr von Stickstoffträgern sowie der Nierenfunktion darstellt.

FRAGE:
Welche Bedeutung hat die Biopsie zur Abklärung eines akuten Nierenversagens?

ANTWORT:
Sie ist in der Regel nicht erforderlich. Sinnvoll erscheint sie nur dann, wenn die Genese des Nierenversagens völlig unklar ist und gegebenenfalls eine Erkrankung vermutet wird, die einer speziellen Therapie bedarf.

FRAGE:
Welche Kenngrößen sind notwendig, um therapeutische Interventionen einzuleiten?

ANTWORT:
Für die Einleitung von Therapiemaßnahmen ist die Definition des Wasser-Elektrolyt-Haushalts notwendig. Darüber hinaus bestimmen die Retentionswerte die Therapie, wobei auch hier nicht nur die Nierenfunktion eingeht, sondern auch die Funktion des Stoffwechsels und der Allgemeinzustand des Patienten. Dabei wird die Höhe der Retentionswerte nicht nur durch die Nierenfunktion selbst, sondern auch durch das aktuelle Stoffwechselgeschehen, wie z. B. "hyperkatabole" Situationen, sowie den Ernährungszustand beeinflußt. Speziell im Bereich der Intensivmedizin gilt, daß "hyperkatabole" Patienten bei gleicher Nierenfunktion wesentlich höhere Retentionswerte als Normalpersonen aufweisen können. Die Indikation zur Dialyse im Bereich der Intensivmedizin kann aus dem Serumkaliumwert und dem Kreatininwert im Serum gestellt werden.

FRAGE:
Welche speziellen Therapiemaßnahmen kommen im Rahmen der Intensivmedizin in Frage? Gibt es Abstufungen nach Schweregraden?

ANTWORT:
Bei chronischen Nierenerkrankungen sind im Stadium 1 und 2 keine speziellen Therapiemaßnahmen erforderlich. Stadium 1 entspricht funktionell dem "einnierigen" Patienten. Im Stadium 2 sind bereits erhöhte Retentionswerte zu verzeichnen, die eine verstärkte Überwachung erforderlich machen. Das Stadium 3 zeigt bereits deutliche Symptome der Urämie. Hier ist der Einsatz von Diuretika indiziert. Sind die konservativen Maßnahmen erschöpft und muß eine Nierenersatztherapie einsetzen, liegt Stadium 4 vor.

In der Therapie des akuten Nierenversagens ist zwischen prä-, intra- und postrenal gelegenen Störungen zu unterscheiden. Die Primärtherapie des prärenalen Nierenversagens besteht in der Beseitigung einer Hypovolämie. Im Prinzip sind darüber hinaus zunächst keine weiteren speziellen medikamentösen Maßnahmen erforderlich. Ergänzend kommen gegebenenfalls Furosemid sowie Dopa-

min in einer Dosierung zwischen 1 und 3 µg/kg KG/min zum Einsatz. Die Furosemiddosierung liegt bei Oligurie/Anurie bei 1 -
2 g/Tag und wird über 24 - 48 h durchgeführt. Spricht die Niere
auf diese Maßnahmen nicht an und kommt es gleichzeitig zu Zeichen der Hypervolämie (Ansteigen des ZVD) und einer Zunahme der
Retentionswerte (Anstieg des Harnstoffs im Plasma auf Werte um
60 - 70 mg/dl), so ist eine prophylaktische Dialyse bzw. Hämofiltration in Betracht zu ziehen.

Die Indikation zur Dialyse wird also nicht allein von der Urinmenge bestimmt, sondern hängt weiterhin davon ab, ob die Überwässerung zunimmt und ob es zu einem Ansteigen des Kaliums oder
der harnpflichtigen Substanzen kommt.

Bei der postrenalen Niereninsuffizienz muß das Abflußhindernis
beseitigt werden.

FRAGE:
Ist es sinnvoll, Furosemid und Dopamin bei sich anbahnendem akuten oligurischen Nierenversagen einzusetzen?

ANTWORT:
Durch die kombinierte Gabe von Dopamin und Furosemid ist es häufig möglich, ein akutes oligurisches Nierenversagen in ein normo- bis polyurisches Nierenversagen überzuführen. Eine Beeinflussung der Ursache des akuten Nierenversagens ist dadurch
zwar nicht möglich, jedoch scheint eine Diurese, die in Gang gebracht werden kann, immer eine gewisse protektive Wirkung auf
die Niere auszuüben. Bei einer Dosierungsbeschränkung von Furosemid von 1 - 1,5 g/24 h scheint die Toxizität dieses Medikaments nicht relevant zu sein. Die kontinuierliche Infusion ist
der Bolusgabe vorzuziehen, dies gilt speziell dann, wenn eine
gleichzeitige Therapie mit Aminoglykosiden unumgänglich ist.

Tritt unter der Therapie mit Furosemid und Dopamin innerhalb
von 24 h keine Diurese ein, ist diese Therapie abzubrechen und
eine Hämofiltration bzw. eine Hämodialyse einzuleiten.

Bei einer ausgeprägten allgemeinen Vasodilatation kann Vasopressin gegenüber Dopamin eventuell Vorteile besitzen.

FRAGE:
Welche Bedeutung hat der kolloidosmotische Druck im Hinblick
auf eine auszuwählende Therapie bei renaler Insuffizienz?

ANTWORT:
Bei niedrigem kolloidosmotischem Druck und gutem Hydratationszustand führt Furosemid im allgemeinen zu einer kurzfristigen
Steigerung der Diurese, wodurch allerdings eine beginnende
Kreislaufinsuffizienz eventuell noch verstärkt wird. Hier bietet sich die gleichzeitige Gabe höherkonzentrierten Albumins
(20%ige Lösung) eventuell in Kombination mit einer prophylaktischen Hämofiltration an.

FRAGE:
Die Hämofiltration stellt ein relativ neuartiges therapeutisches Verfahren dar. Welche Voraussetzungen müssen gegeben sein und welche Vor- bzw. Nachteile weist sie auf?

ANTWORT:
Die wesentliche Voraussetzung für eine Hämofiltration ist eine genaue Flüssigkeitsbilanzierung. Wenn die Hämofiltration als venovenöses, pumpengesteuertes Verfahren eingesetzt wird, so sind Durchflußraten zwischen 20 und 30 l/Tag anzustreben. Insbesondere bei der maschinell unterstützten Hämofiltration ist eine ausreichende Effektivität auch bei sogenannten hyperkatabolen Patienten gegeben.

Bei pumpengesteuerter Hämofiltration ist eine Flüssigkeitselimination unter Umständen auch bei Patienten mit einem systolischen Blutdruck unter 80 mm Hg möglich, wenn die kardiozirkulatorische Insuffizienz durch eine Flüssigkeitsüberladung mitbedingt ist. Furosemid ist hier unwirksam, da es zu seiner Wirkung einen höheren Filtrationsdruck benötigt.

Ist die Indikation zur Hämofiltration eine Hypervolämie, sollten langsam, d. h. innerhalb von 5 - 6 h, 2 - 3 l Flüssigkeit entzogen werden. Die Indikation zur Hämofiltration wegen ansteigender renaler Retentionswerte ist dann gegeben, wenn die Harnstoffkonzentration im Plasma 200 mg/dl (ca. 30 mmol/l) überschreitet.

Als Vorteile der Hämofiltration gegenüber der Hämodialyse sind anzusehen:

1. Vermeidung intermittierender Überwässerung,
2. gleichbleibende Normalisierung der Retentionswerte und der Osmolalität,
3. geringe Kreislaufbeeinträchtigung,
4. Möglichkeit, die Infusions- und Flüssigkeitszufuhr z. B. zur totalen parenteralen Ernährung sicherzustellen.

Als Nachteile der Hämofiltration sind die erforderliche Heparinisierung in einer Größenordnung von 250 bis 500 Einheiten/h sowie die technischen Probleme, die durch den Katheter entstehen können, anzusehen. Bei akut blutungsgefährdeten Patienten ist eine Hämofiltration zumindest über Stunden möglich, ohne daß Heparin zugesetzt werden muß.

FRAGE:
Muß während einer Hämofiltraton die Medikamentendosierung erhöht werden?

ANTWORT:
Die Mehrzahl der Medikamente, die stark plasmagebunden sind und renal ausgeschieden werden, können mit ihrer Clearance in der

Größenordnung der Filtration gleichgesetzt werden (z. B. die
Filtration von 20 ml/min entspricht einer Clearance von 20 ml).
Die Berechnung der Medikamentendosierung erscheint damit einfa-
cher als bei intermittierenden Verfahren. Sofern möglich, sind
Blutspiegelkontrollen zu empfehlen.

FRAGE:
Beeinflußt die Hämofiltration die glomeruläre Filtrationsrate?

ANTWORT:
Sie beeinträchtigt die glomeruläre Filtration im Prinzip nicht,
vernachlässigt man den osmotischen Effekt von Harnstoff, der
durch die Hämofiltration eliminiert wird. Wichtig ist, daß der
Patient nicht in eine negative Flüssigkeitsbilanz gebracht
wird.

FRAGE:
Soll eine Hämofiltration weitergeführt werden, wenn die Diurese
wieder in Gang kommt?

ANTWORT:
Zu Beginn einer wiedereinsetzenden Urinproduktion nach akutem
Nierenversagen ist die Weiterführung einer Hämofiltration durchaus sinnvoll, z. B. um den nach wie vor erhöhten Harnstoff aus-
zuscheiden. Furosemid bringt in dieser Phase keine Vorteile, es
kann jedoch die Beurteilung der Nierenfunktion erschweren.

FRAGE:
Welche Indikationen zur Hämodialyse ergeben sich in der
Intensivtherapie?

ANTWORT:
Neben einer vorbestehenden chronischen terminalen Niereninsuffi-
zienz ist hier die Hyperkalämie zu nennen. Weiterhin ist die
Hämodialyse das Verfahren der Wahl bei Patienten mit exzessivem
Katabolismus oder bei Vergiftungen mit wasserlöslichen Toxinen.
Sie ist mit Bikarbonat und nicht mit Azetat oder Laktat durchzuführen, da die beiden letztgenannten Substanzen zu einer Verminderung des peripheren Widerstandes führen und somit eine Kreislaufinstabilität unter der Dialyse hervorgerufen werden kann.
Weitere Indikationen sind eine Überwässerung, eine Azidose oder
ein urämisches Syndrom. Eine Hypernatriämie ist keine Indikation, insbesondere dann nicht, wenn sie sich längerfristig entwickelt hat.

Die pulmonale Insuffizienz in der Intensivmedizin

FRAGE:
Welche Formen der pulmonalen Insuffizienz sind im Rahmen der Intensivmedizin von besonderer Bedeutung?

ANTWORT:
Ähnlich wie bei der renalen Insuffizienz lassen sich auch hier akute und chronische Störungen unterscheiden. Von der akuten fortschreitenden Insuffizienz, dem akuten Lungenversagen bzw. dem ARDS, sind die chronisch restriktiven oder obstruktiven Atemwegserkrankungen abzugrenzen.

Im Gegensatz zur relativ guten klinischen Definition des akuten Nierenversagens ist die Definition des akuten Lungenversagens schwierig und unpräzise und im Prinzip nur durch die typische Morphologie (pulmonale Leukostase und interstitielles Lungenödem) charakterisiert.

FRAGE:
Welche diagnostischen Maßnahmen und Kenngrößen sind zur Differenzierung der Diagnose sowie zur Verlaufsbeobachtung der pulmonalen Insuffizienz geeignet?

ANTWORT:
Anerkannt sind folgende Kenngrößen:

1. Blutgasanalysen unter Beachtung der FIO_2,
2. Röntgenthoraxaufnahmen unter standardisierten Bedingungen,
3. Messung der statischen bzw. semistatischen Compliance (allerdings ein Spätparameter, da die Veränderungen der Lunge schon erheblich sein müssen, um Veränderungen der Compliance hervorzurufen),
4. metabolische Parameter.

Die Lungenbiopsie ist zu aufwendig und unter Beatmung zu risikoreich, das Computertomogramm stellt zur Zeit noch keine Routinemaßnahme zur Beurteilung der Lungenfunktion dar.

Aussagen über die Bedeutung der Bestimmung der funktionellen Residualkapazität sind zur Zeit noch nicht möglich, da eine kontinuierliche Bestimmung in Routine noch nicht möglich ist.

FRAGE:
Gibt es frühzeitige Hinweise und Kenngrößen, die die Entwicklung eines akuten Lungenversagens beim spontan atmenden, nicht intubierten Patienten erkennen lassen?

ANTWORT:
Allein die klinische Beobachtung des Patienten gibt wertvolle

Hinweise. So ist ein Anstieg der Atemfrequenz ein sensibler Parameter für eine restriktive Komponente, die frühzeitig auf ein interstitielles Ödem hinweisen kann. Eine angestrengte Atmung sollte ebenfalls registriert werden. Die Indikation zur Blutgasanalyse ist in diesen Fällen großzügig zu stellen.

FRAGE:
Welche Kenngrößen können neben der Blutgasanalyse auf eine sich verschlechternde Lungenfunktion unter Beatmung hinweisen?

ANTWORT:
Die Bestimmung der Compliance und die Registrierung des Plateaudrucks stellen wesentliche Parameter zur Beurteilung der Lungenfunktion in der späten Phase von Lungenveränderungen unter Respiratortherapie dar.

FRAGE:
Welche Bedeutung hat die Bestimmung des extravaskulären Lungenwassers für die Frühdiagnostik einer akuten Lungenschädigung?

ANTWORT:
Die Bestimmung des extravaskulären Lungenwassers nach der Doppelindikatormethode ist für die Frühdiagnostik einer akuten Lungenschädigung ebensowenig wie zur Beurteilung verschiedener Atemmuster geeignet. Sie stellt jedoch zur Diagnostik eines interstitiellen Lungenödems eine gute Methode dar und eignet sich weiterhin, den Verlauf von schweren Formen des akuten Lungenversagens zu verfolgen.

FRAGE:
Anhand welcher Kenngrößen kann die Ventilation eines Patienten eingestellt werden?

ANTWORT:
In der letzten Zeit geht der Trend dahin, als Kenngröße zur Einstellung der Ventilation eher den pH-Wert als den arteriellen Kohlendioxydpartialdruck zu verwenden, da eine Änderung des arteriellen PCO_2 ohne gleichzeitige pH-Veränderung sich auf die Perfusion der Lunge - im Gegensatz zur Hypoxie, die eine Vasokonstriktion auslöst - nicht sehr gravierend auswirkt.

FRAGE:
Welche speziellen Therapiemaßnahmen kommen zur Behandlung der pulmonalen Insuffizienz in Frage? Lassen sich Abstufungen nach Schweregraden treffen?

ANTWORT:
Primär sollen Verfahren eingesetzt werden, die sich der Spontan-

atmung bedienen, z. B. die druckunterstützte Spontanatmung oder
die Anwendung von CPAP.

Verschlechtert sich unter dieser Therapie die Lungenfunktion
weiter, sollte auf kontrollierte Beatmungsverfahren übergegangen werden. Eine Verbesserung des Sauerstoffpartialdrucks sollte zunächst über eine Erhöhung des endexspiratorischen Drucks
und erst dann über eine Steigerung der inspiratorischen Sauerstoffkonzentration angestrebt werden. Durch das Einschalten eines PEEP soll einem Alveolarkollaps entgegengewirkt werden. Die
kritische Grenze dürfte bei ca. 10 cm H_2O liegen, denn dann
sind Auswirkungen auf das Herz-Kreislauf-System und den intrazerebralen Druck zu erwarten. Erst als dritte Stufe kann eine Änderung des Beatmungszeitverhältnisses (Verlängerung der Inspira-
tionszeit) in Betracht gezogen werden.

FRAGE:
Welches therapeutische Vorgehen ist bei Patienten mit chronischer Lungenerkrankung anzustreben?

ANTWORT:
Hier sollte so lange wie möglich konservativ vorgegangen werden. Eine Beatmung ist möglichst zu vermeiden. Patienten mit einem PaO_2 von nur 45 mm Hg und einem $PaCO_2$ von 70 mm Hg können
klinisch oftmals noch als ausreichend kompensiert angesehen werden. Hier steht als Therapie die Gabe von Sauerstoff, das bron-
choskopische Absaugen sowie eventuell die Gabe von Antibiotika
im Vordergrund.

FRAGE:
Welche Auswirkung hat eine Erhöhung des intrapulmonalen Drucks
auf das extravaskuläre Lungenwasser?

ANTWORT:
Eine Erhöhung des intrapulmonalen Drucks, sei es durch PEEP
oder CPAP, hat auf das Lungenwasser nur einen funktionellen Einfluß. Der Gasaustausch für Sauerstoff wird dabei verbessert,
nicht aber die Menge an Flüssigkeit in der Lunge vermindert,
d. h. die Flüssigkeit wird lediglich in Gebiete verdrängt, die
in der Regel für die Sauerstoffaufnahme unkritisch sind.

Bei einer starken Erhöhung des intrathorakalen Drucks kann es
jedoch zu einer Beeinträchtigung der Lymphdrainage und damit zu
einer Vermehrung des extravaskulären Lungenwassers kommen.

FRAGE:
In welchen Stufen sollte der positiv endexspiratorische Druck
gesteigert werden?

ANTWORT:
Eine Erhöhung des PEEP in kleinen Schritten von ca. 2 cm H_2O
ist anzustreben. Ca. 30 min nach jeder Änderung ist zu kontrol-
lieren, ob die Steigerung zu einer Verbesserung des Sauerstoffpartialdrucks geführt hat.

FRAGE:
Bei welchen Patienten stellt sich die Indikation zur PEEP- oder
CPAP-Anwendung?

ANTWORT:
Indiziert ist der Einsatz von PEEP oder CPAP bei Patienten, die
gefährdet sind, Atelektasen zu entwickeln. Wenn erst einmal Lungenabschnitte kollabiert sind, ist immer ein erhöhter Druck erforderlich, um diese Abschnitte wieder zu öffnen. Außerdem
wirkt sich die akute Druckerhöhung primär in noch belüfteten
Arealen aus, da diese eine bessere Compliance als nichtventi-
lierte Lungenabschnitte besitzen.

FRAGE:
Gibt es differentialdiagnostische Möglichkeiten zur gezielten
Beeinflussung des Gaswechsels, d. h. der Sauerstoffaufnahme
bzw. der CO_2-Elimination?

ANTWORT:
Die Ventilation dient im Prinzip nur der CO_2-Elimination, während eine Verbesserung der O_2-Aufnahme durch eine Druckerhöhung
erreicht werden kann. Beide Prinzipien müssen nicht immer zwin-
gend miteinander verbunden werden, hier ergeben sich also diffe-
rentialtherapeutische Ansätze.

Weiterhin kann ein gezielter Flüssigkeitsentzug, z. B. durch Hämofiltration, den pulmonalen Gasaustausch verbessern. Dies gilt
insbesondere bei Patienten mit gleichzeitig eingeschränkter Fähigkeit der Niere zur Flüssigkeitselimination.

FRAGE:
Welche Auswirkungen kann die spezifische Therapie der pulmonalen Insuffizienz auf andere Organe haben?

ANTWORT:
Die kontrollierte intermittierende Überdruckbeatmung insbesondere mit PEEP kann den venösen Abfluß des Gehirns beeinträchtigen. Dies kann besonders bei erhöhtem intrakraniellem Druck von
Bedeutung sein. Dies gilt auch für eine Erhöhung des $PaCO_2$.

Die Erhöhung des intrathorakalen Drucks durch eine Beatmung
kann darüber hinaus die Hämodynamik und die Nierendurchblutung
beeinträchtigen. Bei diesen Patienten sollte Dopamin eingesetzt
werden, wobei allerdings entsprechend kontrollierte Studien

über die Effektivität noch fehlen. Bei der Applikation von PEEP
ist in der Regel eine Zunahme des intravasalen Volumens erforderlich, um den Kreislauf stabil zu erhalten. Die Indikation
zum Einsatz von Dopamin ist auch wegen seines positiven Einflus-
ses auf die Nierenperfusion gegeben. Es gibt Anzeichen dafür,
daß Dopamin in der Lage ist, die Umverteilung der Nierendurchblutung, die durch einen erhöhten intrathorakalen Druck entsteht, aufzuheben.

FRAGE:
Hat die Gabe von Dopamin und Dobutamin Auswirkungen auf den Gasaustausch?

ANTWORT:
Dobutamin kann über eine Weitstellung der Pulmonalgefäße, Dopamin über eine Druckerhöhung den intrapulmonalen Shunt erhöhen.
Es kann damit zwar zu einer Verbesserung der pulmonalen Perfusion kommen, ohne daß dies jedoch zwangsläufig zu einer Verbesserung des Gasaustausches führt.

Die hepatische Insuffizienz in der Intensivmedizin

FRAGE:
Welche Formen der hepatischen Insuffizienz sind im Rahmen der
Intensivmedizin von Bedeutung?

ANTWORT:
Bei einer Differenzierung der Störungen der hepatischen Funktion ist zwischen der Leber als Synthese- und Exkretionsorgan
sowie der Leber als Schaltstelle im Intermediärstoffwechsel zu
unterscheiden. Darüber hinaus ist es erforderlich, zwischen
einer direkten Leberschädigung und einer gestörten Leberfunktion zu differenzieren. Schließlich ist ebenso wie bei Störungen anderer Organfunktionen zu unterscheiden, ob eine schwere
Leberfunktionsstörung mit oder ohne primäre Lebererkrankung
aufgetreten ist.

Für die einzuschlagende Therapie sowie für die Konsequenzen für
den Gesamtorganismus spielt es unter intensivmedizinischen Bedingungen jedoch meist keine Rolle, ob eine akute oder chronische Schädigung der Leber vorliegt. Bedeutung hat allein die
Restfunktion dieses Organs. Als ein typisches intensivmedizini-
sches Krankheitsbild ohne wesentliche Auswirkungen auf die Leberfunktion ist die intrahepatische nichtmechanische Cholestase
zu nennen. Sie entsteht häufig bei kritisch kranken Patienten
durch Schock, Hypoxie, Massentransfusion oder Sepsis. Differentialdiagnostisch müssen toxische Einflüsse auf die Leber erwo-
gen werden.

FRAGE:
Welche diagnostischen Maßnahmen sind zur Differenzierung der
Diagnose sowie zur Verlaufsbeobachtung der hepatischen Funktion
geeignet?

ANTWORT:
Aufgrund der Vielzahl unterschiedlicher hepatischer Funktionen
gibt es keinen globalen Funktionstest zur Definition des Aus-
maßes einer Leberinsuffizienz. Es ist daher empfehlenswert, die
einzelnen Funktionen der Leber durch geeignete Kenngrößen voneinander abzugrenzen und diese getrennt zu definieren.

FRAGE:
Welche Kenngrößen sind unter diesem Aspekt geeignet, die Syntheseleistung der Leber zu beurteilen?

ANTWORT:
Zur Beurteilung der Syntheseleistung der Leber - insbesondere
in bezug auf den Proteinstoffwechsel - werden die Plasmakonzentrationen von Albumin, kurzlebigen Proteinen, wie z. B. der Cholinesterase, sowie die Aktivitäten der Gerinnungsfaktoren und
ihrer Inhibitoren, die in der Leber gebildet werden, herangezogen.

Es hat sich herausgestellt, daß Albumin und die kurzlebigen Proteine in der Regel keine guten Parameter zur Beurteilung der
Syntheseleistung der Leber sind, da als Voraussetzung dafür ein
Steady state im Stoffwechsel vorliegen muß. Störungen der Gefäß-
permeabilität führen z. B. zu einer deutlichen Veränderung dieser Kenngrößen, die jedoch unabhängig von der Leberfunktion
ist.

Insbesondere in bezug auf die Proteinsynthese erscheinen die Gerinnungsfaktoren wesentlich besser geeignet, wie z. B. der Normotest mit hoher Faktor-VII-Empfindlichkeit. Allerdings ist
auch hier bei der Interpretation zu beachten, daß ein Vitamin-
K-Mangel oder eine verstärkte intravasale Gerinnung eine Beeinträchtigung der Leberfunktion vortäuschen kann.

Die Aktivität von Antithrombin III ist in Kombination mit der
Bestimmung von Faktor VII offenbar gut geeignet, kurzfristige
Änderungen in der Synthesefunktion der Leber zu erfassen.

Da die Leber nicht nur in der Proteinsynthese, sondern auch im
Fettstoffwechsel eine wesentliche Rolle spielt, können Veränderungen der Triglyzerid- oder Cholesterinkonzentration im Plasma
ebenfalls Hinweise auf eine verminderte Syntheseleistung der Leber geben. Patienten mit fortgeschrittener Leberinsuffizienz
zeigen oftmals die Zeichen einer Fettverwertungs- und -bildungs-
störung, die mit einer niedrigen Triglyzerid- und Cholesterinkonzentration einhergeht.

FRAGE:
Woran sind Einschränkungen der exkretorischen Leberfunktion zu erkennen?

ANTWORT:
Eine Exkretionsstörung der Leber ist im wesentlichen gekennzeichnet durch einen Anstieg der alkalischen Phosphatase, der Leucinaminopeptidase (LAP) sowie des direkten Bilirubins.

Der Indocyaningrün- sowie der Galaktoseeliminationstest spielen unter intensivmedizinischen Bedingungen nur eine untergeordnete Rolle.

FRAGE:
Welche Aussagekraft bezüglich der Leberfunktion besitzen Veränderungen der Transaminasen?

ANTWORT:
Die Transaminasen (SGOT, SGPT) stellen zusammen mit der Laktatdehydrogenase (LDH) und der Glutamat-Laktat-Dehydrogenase (GLDH) Kenngrößen zur Beurteilung des Untergangs von Hepatozyten dar, d. h. sie sind Nekrose- bzw. Schadensparameter und haben keinerlei Aussagekraft bezüglich der Leberfunktion.

FRAGE:
Welche Kenngrößen können zur Beurteilung der Leber als Schaltstelle im Intermediärstoffwechsel herangezogen werden?

ANTWORT:
Hier sind Kenngrößen wie Aminosäuren, Ammoniak und Laktat sowie die Harnstoffproduktionsrate und das Verhalten der Plasmaosmolalität zu nennen. In Kombination mit klinischen Bildern, wie z. B. der Enzephalopathie und bei Aszites, erlauben sie oftmals eine gute Abschätzung über eine globale Leberschädigung. Allerdings werden sie klinisch relevante Veränderungen erst dann aufweisen, wenn die Leberfunktion bereits zu ca. 80 % ausgefallen ist.

FRAGE:
Welche Rückschlüsse auf die Leberfunktion lassen sich aus Veränderungen der Plasmaosmolalität ziehen?

ANTWORT:
Bei Störungen im Intermediärstoffwechsel kann es aufgrund eingeschränkter Abbau- und Syntheseleistungen der Leber zu einem Anstieg von klein- und mittelmolekularen Substanzen im Plasma kommen. Dies kann zu einem Anstieg der Plasmaosmolalität führen, der gelegentlich zu einer deutlichen Diskrepanz (über 15 mosmol/kg) zwischen der gemessenen und der aus den Kenn-

größen Natrium, Kalium sowie Glukose, Harnstoff und Laktat berechneten Plasmaosmolalität beiträgt. Sie kann unter anderem durch einen Anstieg der Gesamtaminosäurenkonzentration im Plasma, z. B. bei terminaler Leberinsuffizienz, verursacht sein.

FRAGE:
Welche Rückschlüsse auf die Leberfunktion lassen sich aus Veränderungen der Harnstoffproduktionsrate ziehen?

ANTWORT:
Bei einem Absinken der Harnstoffproduktionsrate unter 5 g/Tag bei gleichzeitigem Anstieg der Plasmaammoniakkonzentration über den Referenzbereich von 50 µmol/l kann auf eine erhebliche Einschränkung der Leberfunktion geschlossen werden. Sie sollte unter anderem Anlaß für eine drastische Reduktion exogen zugeführter Aminosäuren sein. Veränderungen dieser Art sind ebenfalls erst bei einem Ausfall der Leberfunktion von über 80 % zu erwarten.

FRAGE:
Welche Rückschlüsse auf die Leberfunktion lassen sich aus Veränderungen der Glukosekonzentration im Plasma ziehen?

ANTWORT:
Die Leber trägt durch die Fähigkeit zur Neubildung von Glukose erheblich zur Aufrechterhaltung der Glukosehomöostase bei. Insbesondere bei gleichzeitig bestehenden hohen Laktat-, Glyzerinsowie Aminosäurenkonzentrationen im Plasma sind Hypoglykämien ein deutlicher Hinweis auf einen drastischen Abfall der Leberfunktion. Die Hypoglykämie kann sowohl durch eine Einschränkung der Fähigkeit der Leber zur Glukoneogenese als auch durch eine Verminderung des hepatischen Abbaus von Insulin bedingt sein.

FRAGE:
Welche Rückschlüsse auf die Leberfunktion lassen sich aus Veränderungen der Laktatkonzentration im Plasma ziehen?

ANTWORT:
Laktat ist im Rahmen der Glukoneogenese in der Leber ein wesentlicher Präkursor der Glukose.

Soll die Laktatkonzentration als Kenngröße zur Beurteilung der Leberfunktion herangezogen werden, muß ein Schockzustand ausgeschlossen sein, d. h. es muß gesichert sein, daß eine physiologische Bildungsrate vorliegt. Bei einer metabolischen Alkalose, wie sie oftmals bei Leberausfallskoma auftritt, kommt einer vermehrten Laktatbildung in der Peripherie (überwiegend in der Haut) kompensatorische Bedeutung zu. Allerdings steigt die Laktatkonzentration dabei selten über 3 - 5 mmol/l an. Liegen die Laktatwerte höher, ist dies ein Hinweis auf eine grenzwer-

tige Leberfunktion, wobei Anstiege über 5 mmol/l prognostisch
äußerst ungünstig zu bewerten sind.

Im Gegensatz dazu erreichen die Laktatwerte in Kombination mit
einer metabolischen Azidose durch Ischämie oder Hypoxie oftmals
Werte von über 10 mmol/l, die zudem schnell ansteigen. Prognostische Aussagen anhand des aktuellen Wertes sind vorsichtiger
zu treffen. Wenn die Leber selbst unter diesen Bedingungen zum
Nettolaktatproduzenten wird, d. h. Plasmalaktatkonzentrationen
über 20 mmol/l gemessen werden, ist dies allerdings auch als
Hinweis für eine extrem schlechte Prognose zu werten.

FRAGE:
Welche differentialdiagnostischen Erwägungen können in diesem
Zusammenhang aus dem sogenannten Laktat-Pyruvat-Quotienten ab-
geleitet werden?

ANTWORT:
Dieser Quotient bleibt bei der kompensatorischen Laktaterhöhung
zunächst weitgehend unverändert, da Pyruvat im gleichen Maße
wie Laktat ansteigt. Hingegen kommt es bei Hypoxie oder ischämi-
schen Zuständen zu einer verminderten Pyruvatbildung, so daß
hier deutliche Veränderungen im Laktat-Pyruvat-Quotienten zu erwarten sind.

FRAGE:
Welche speziellen Therapiemaßnahmen kommen zur Behandlung der
hepatischen Insuffizienz in Frage?

ANTWORT:
Im Prinzip gibt es keine spezifische Therapie der Leberinsuffizienz. Die meisten Behandlungsmaßnahmen sind darauf ausgerich-
tet, zusätzliche Belastungen der Leberfunktion zu vermeiden.

Auch die intrahepatische, nichtmechanische Cholestase bedarf
keiner speziellen Therapie. Sie ist in der Regel ohne Auswirkungen auf andere Organe und gestaltet sich selbst dann rückläufig, wenn sie schon über Tage bis Wochen bestanden hat, aber
die auslösenden Faktoren entfallen.

FRAGE:
Welche Auswirkungen einer fortgeschrittenen Leberinsuffizienz
lassen sich an der Gehirnfunktion erkennen?

ANTWORT:
Sie zeigen sich zunächst in psychiatrischen, später in neurologischen Ausfällen. Als empfindliche Kenngrößen, die auf eine hepatische Beteiligung deuten, gelten die Gammaaminobuttersäure
(GABA), ein Anstieg des Ammoniaks, der ein wesentliches toxi-
sches Agens darstellt, sowie ein Anstieg der Aminosäuren mit

simultanen, typischen Veränderungen des Plasmaaminosäurenmu-
sters bei gleichzeitiger Tendenz zur Hypoglykämie.

Die zerebrale Insuffizienz in der Intensivmedizin

FRAGE:
Welche Formen der zerebralen Insuffizienz sind im Rahmen der Intensivmedizin von Bedeutung?

ANTWORT:
Intensivtherapeutisch relevant ist eine Unterscheidung zwischen
Patienten, die im Rahmen ihrer Gesamtbehandlung Sedativa aus
"außerzerebralen" Gründen erhalten, und Patienten, die aus "zerebralen" Gründen zentral wirksame Medikamente appliziert bekommen, sowie Patienten, die keine zentral wirksamen Medikamente
erhalten und trotzdem graduell unterschiedliche Einschränkungen
der Hirnfunktion aufweisen.

FRAGE:
Gibt es ätiologische Unterschiede der zerebralen Insuffizienz
in der Intensivmedizin?

ANTWORT:
Es ist zu unterscheiden zwischen einer primären und einer sekundären zerebralen Insuffizienz. Die primäre zerebrale Insuffizienz ist durch direkte Schädigung hervorgerufen, z. B. durch
Schädel-Hirn-Verletzungen oder durch intrazerebral ablaufende
pathologische Prozesse.

Die sekundäre zerebrale Insuffizienz wird durch Ursachen hervorgerufen, die außerhalb des Gehirns liegen, z. B. Stoffwechseler-
krankungen. Diese ist bei Beseitigung der auslösenden Ursache
meist reversibel. Es besteht jedoch immer die Gefahr des erhöhten Hirndrucks und einer dadurch ausgelösten sekundären Hirnschädigung.

FRAGE:
Welche diagnostischen Maßnahmen sind zur Differenzierung der
Diagnose sowie zur Verlaufsbeobachtung im Rahmen der Intensivme-
dizin geeignet?

ANTWORT:
EEG, evozierte Potentiale oder Powerspektren bieten zur Zeit
noch relativ wenig Aufschlüsse über die Hirnfunktion. Der intrakranielle Druck - insbesondere beim Schädel-Hirn-Trauma, aber
auch beim Stoffwechselkoma (wie z. B. bei Urämie und Leberversagen) - stellt eine wesentliche Größe zur Beurteilung einer Ge-

hirnschädigung dar. Das Computertomogramm kann dabei nur eine
"Artdiagnose" der Schädigung liefern, wobei je nach Art der
Schädigung unterschiedliche Therapiemaßnahmen erforderlich
sind. Bei intrazerebraler Blutung, Ischämie oder Ödem ist das
CT zur Verlaufskontrolle geeignet.

Zur graduellen Beurteilung des Bewußtseins gibt es zur Zeit nur
wenig objektive Kriterien. Auch die "Glasgow-Coma-Scale" zieht
das Bewußtsein nur in geringem Umfang in die Beurteilung ein.

FRAGE:
Welche Indikationen bestehen für eine epidurale Druckmessung?

ANTWORT:
Zur Zeit ergeben sich folgende Indikationen:

1. Ein Wert unter 7 in der Glasgow-Coma-Scale bei einem Schädel-Hirn-Trauma,
2. Traumapatienten, die neurologisch nicht beurteilbar sind und
   primär bewußtlos waren,
3. Patienten mit primärer Bewußtlosigkeit nach Schädel-Hirn-
   Trauma und voraussichtlich längerdauernden Operationen,
4. Patienten mit Stoffwechselveränderungen und der konsekutiven
   Gefahr intrakranieller Druckerhöhung,
5. Patienten nach kardiopulmonaler Reanimation.

FRAGE:
Ist zu erwarten, daß eine zerebralvenöse Blutprobe Aufschluß
über zerebrale Funktionen oder den zerebralen Zustand geben
kann?

ANTWORT:
Bulbusblutuntersuchungen geben erst sehr spät Hinweise auf Veränderungen innerhalb des Gehirns, da bereits Ischämiefolgen aufgetreten sein müssen. Sie sind daher für schnelle therapeutische Interventionen im Rahmen von akuten zerebralen Störungen
ungeeignet.

FRAGE:
Soll bei ausgeprägten Stoffwechselstörungen eine Hirndrucksonde
gelegt werden?

ANTWORT:
Es gibt nur wenig Erkenntnisse über zerebrale Spätschäden nach
sogenannter sekundärer zerebraler Insuffizienz mit Ausnahme re-
animierter Patienten. Meist sind es Therapiefehler, die bei Patienten mit sekundärer zerebraler Insuffizienz zu schweren Hirnschäden führen, wie z. B. eine zu schnelle Korrektur einer
schweren metabolischen Azidose, einer Hypernaträmie, eines hyperosmolaren Komas oder einer Wasserintoxikation durch eine zu

forcierte Dialyse. Im Prinzip besteht bei allen Teilnehmern Einigkeit darüber, daß ein Leber- oder Nierenversagen allein noch keine Indikation zur Hirndruckmessung ist. Darüber hinaus ist man sich einig, daß eine Indikation zur intrakraniellen Druckmessung nicht auf alle potentiell gefährdeten Patienten ausgedehnt werden soll. Es muß zukünftigen Untersuchungen vorbehalten bleiben, hier zu einer schärferen Abgrenzung und zu eindeutigeren Kriterien zu kommen. Darüber hinaus gilt das Prinzip, daß eine intrakranielle Druckmessung nur dann sinnvoll ist, wenn sie therapeutische Konsequenzen zur Folge hat.

FRAGE:
Besteht ein Zusammenhang zwischen intrakranieller Druckerhöhung und dem Grad der Bewußtlosigkeit?

ANTWORT:
Der intrazerebrale Druck und der Grad der Bewußtlosigkeit korrelieren sehr schlecht miteinander, so daß aus Veränderungen des Bewußtseins nur sehr schlecht auf intrakranielle Drucksteigerung geschlossen werden kann. Ein hoher Hirndruck ist jedoch immer mit Bewußtlosigkeit verbunden.

FRAGE:
Welche objektiven diagnostischen Möglichkeiten zur Beurteilung der Bewußtseinslage existieren im Rahmen der Intensivmedizin?

ANTWORT:
Die Beurteilung der Bewußtseinslage in der Intensivmedizin muß mit rein klinischen Methoden erfolgen. Auch die Glasgow-Coma-Scale kann hier nicht weiterhelfen. Darüber hinausgehende Kontrollparameter sind Veränderungen im EEG und seiner Varianten, die als Spätzeichen jedoch noch außerordentlich schwer interpretierbar sind, da eine bereits eingeschränkte Perfusion bzw. Auswirkungen der Hypoxie zu einer Verschiebung der Powerspektren zu niedrigen Frequenzen hingeführt haben. Beginnende Druckerhöhungen können sogar zu einer EEG-Aktivierungsvermehrung führen, so daß die Powerspektren hier in höhere Frequenzbereiche verschoben werden und so der Behandelnde zu falschen diagnostischen und gegebenenfalls therapeutischen Schlüssen verleitet wird. Auch hier stellt der intrakranielle Druck das wesentliche Kriterium zur therapeutischen Intervention dar.

FRAGE:
Mit welchen Kenngrößen kann eine Indikation zur therapeutischen Intervention bei zerebraler Insuffizienz gestellt werden?

ANTWORT:
Der intrakranielle Druck (ICP) ist die zuverlässigste Größe zur Beurteilung der zerebralen Schädigung und zur therapeutischen Intervention. Jeder ICP, der über 25 mm Hg beim Erwachsenen

bzw. über 20 mm Hg beim Kind liegt, ist behandlungsbedürftig. Problematisch ist nach wie vor die Praktikabilität der epiduralen Druckmessung im Rahmen der Intensivmedizin.

FRAGE:
Welche Maßnahmen kommen zur Behandlung eines erhöhten Hirndrucks in Frage?

ANTWORT:
Neben unspezifischen Maßnahmen, wie z. B. Oberkörperhochlagerung oder mäßiggradige Hyperventilation, kommen zur Behandlung eines erhöhten ICP Barbiturate, Osmotherapeutika, Diuretika sowie Steroide routinemäßig zur Anwendung.

Die Hypothermie als Therapiemaßnahme bei erhöhtem Hirndruck wird heute hingegen weitgehend vermieden, da Temperaturen unter 33 °C in der Regel mehr Probleme als Verbesserungen hervorrufen. Wesentlich erscheint allerdings, hypertherme Phasen nach Möglichkeit zu vermeiden.

FRAGE:
Welche Rolle spielt eine Barbiturattherapie zur Behandlung des erhöhten intrakraniellen Drucks?

ANTWORT:
Erwiesen ist, daß Barbiturate den Hirndruck zu senken vermögen. Eine eigentliche hirnprotektive Wirkung wurde bislang jedoch nicht nachgewiesen. Barbiturate kommen zur Zeit erst dann zum Einsatz, wenn konventionelle Maßnahmen nicht ausreichen, da sie mit erheblichen Nebenwirkungen, wie z. B. einer erhöhten Shuntdurchblutung, Verschlechterung der Lungencompliance, cholestatischem Ikterus sowie Kreislauf- und Immundepression, einhergehen können.

Voraussetzung für eine Barbiturattherapie ist die intrakranielle Druckmessung. Dabei bietet sich folgendes abgestuftes Therapieschema an:

Bei Druckspitzen erfolgt zunächst der Versuch einer Senkung mit Einzelinjektionen. Ist damit ein dauerhafter Therapieerfolg nicht erreichbar, ist eine kontinuierliche Applikation indiziert, wobei sich Dauer und Menge nach den zerebralen Drucken richten; sie können nicht von vornherein festgelegt werden. Wünschenswert wäre eine Dosierung nach "Burst suppression"-EEG.

Um systemische Überdosierungen zu vermeiden, sollten bei kontinuierlicher Applikation in regelmäßigen Abständen die Plasmaspiegel bestimmt werden, die allerdings selbst nur geringfügig mit ihrer Auswirkung auf den Hirndruck korrelieren. Als Richtwerte für die Dosierung - ohne die Möglichkeit direkter Kontrolle mittels EEG - können Einzelgaben von ca. 100 - 250 mg oder eine kontinuierliche Applikation von ca. 7 - 10 g/Tag beim 75 kg schweren Patienten gelten.

FRAGE:
Welche Rolle spielt die Osmotherapie im Rahmen der hirndrucksen-
kenden Maßnahmen?

ANTWORT:
Bei der Anwendung der möglichen Therapiemaßnahmen sind drei Verlaufsformen des erhöhten intrakraniellen Drucks zu unterscheiden:

1. Patienten mit gering erhöhten Basiswerten und gelegentlichen
   Druckspitzen zwischen 20 und 40 mm Hg für ca. 2 - 10 min.
   Hier ist außer den obligaten Basismaßnahmen die fraktionier-
   te Gabe kleiner Mengen hypertoner Lösungen indiziert (z. B.
   50 ml Mannit 20%ig). Dabei wirken diese kleinen Dosen nicht
   über eine vermehrte Diurese, sondern direkt durch ihren osmotischen Effekt am Gehirn.

2. Liegen die basalen intrakraniellen Druckwerte zwischen 25
   und 35 mm Hg und kommt es gelegentlich zu länger anhaltenden
   Druckerhöhungen, besteht die Therapie ebenfalls in der Gabe
   kleiner Mengen hypertoner Lösungen bis zu maximal 250 ml
   (langsam über einen Zeitraum von mindestens 0,5 - 2 h).

3. Die dritte Gruppe umfaßt Patienten, deren Hirndruck trotz
   der Basismaßnahmen sowie des Einsatzes hypertoner Lösungen
   eine Tendenz zu weiter ansteigenden Werten aufzeigt. Hier
   sind Osmotherapeutika nicht indiziert, da sie eher zu einer
   Verschlechterung der zerebralen Funktion führen. In dieser
   Situation ist die Indikation zum Einsatz von Barbituraten gegeben.

Der Hinweis erscheint wichtig, daß die hypertonen Lösungen langsam zu infundieren sind, da sie um so wirksamer sind, je weniger sie nur über eine Diurese wirken.

Diuretika zählen im Gegensatz zu den Osmotherapeutika, die ca.
10 min nach Applikation ihren maximalen Effekt entfalten, nicht
zu den empfohlenen Therapiemaßnahmen der ersten Wahl, da sie
erst nach etwa 1 - 2 h wirken.

FRAGE:
Wann ist die Indikation zur Applikation von Steroiden bei ge-
steigertem Hirndruck gegeben?

ANTWORT:
Eine sichere hirndrucksenkende Wirkung der Steroide ist nur bei
fokalen Ödemen nachgewiesen. Ihre Wirkung beim Schädel-Hirn-
Trauma und beim generalisierten Hirnödem ist dagegen nicht gesichert. Es gilt also für die Steroide ebenso wie für die Barbiturate, daß Medikamente mit mehreren Wirkungskomponenten so lange
mit größter Vorsicht einzusetzen sind, wie ihr Nutzen nicht eindeutig nachgewiesen wurde.

FRAGE:
Sind Kalziumantagonisten in der Therapie der zerebralen Insuffizienz indiziert?

ANTWORT:
Die Gabe von Kalziumantagonisten zählt zur Zeit sicher nicht zu den Routinemaßnahmen bei bereits eingetretenen oder zu erwartenden Hirnschäden. Es gibt allerdings Hinweise dafür, daß sie positive Effekte auf die Hirnfunktion nach subarachnoidalen Blutungen sowie in der Stabilisierungsphase nach kardiopulmonaler Reanimation entfalten.

Definition und Pathophysiologie des Multiorganversagens

FRAGE:
Wie ist das Multiorganversagen in der Intensivmedizin definiert?

ANTWORT:
Bisher gibt es keine einheitliche Definition des Multiorganversagens. System- sowie Infektionserkrankungen, bei denen mehrere Organe bzw. Organsysteme betroffen sind, werden im allgemeinen von dem Krankheitsbild des Multiorganversagens, das offensichtlich speziell der Intensivmedizin vorbehalten ist, abgegrenzt. In der angloamerikanischen Literatur wird dabei häufig von dem Syndrom des Multiorganversagens gesprochen, da ein gemeinsames Charakteristikum aller Varianten des Multiorganversagens die unbekannte oder uneinheitliche Ätiologie bei unbekannter und uneinheitlicher Pathogenese ist.

Von einem Multiorganversagen oder besser einer Multiorganinsuffizienz kann gesprochen werden, wenn zwei oder mehr Organsysteme ihre Funktion nicht mehr ohne mechanische oder medikamentöse Unterstützung aufrechterhalten können.

FRAGE:
Welche unterschiedlichen Formen des Multiorganversagens lassen sich voneinander abgrenzen?

ANTWORT:
Unabhängig von den in der Literatur diskutierten Entstehungstheorien lassen sich bezüglich Prognose und Verlauf zwei unterschiedliche Formen differenzieren:

1. Ein Multiorganversagen, das aufgrund eines einmaligen schädigenden Ereignisses entsteht, z. B. durch Hypoxie, Hypovolämie oder einen einmaligen septischen Schub, und das im Prinzip eine gute Prognose aufweist.

2. Ein Multiorganversagen, das im Rahmen permanenter Schädigungen durch chronische Noxen, wie z. B. auf der Basis eines
   nicht sanierbaren septischen Herdes, chronische Belastung
   mit Toxinen oder auf dem Boden permanenter Belastung für den
   Gesamtorganismus durch die grenzwertige Funktion bzw. den
   Ausfall eines Organs entsteht.

FRAGE:
Gibt es spezielle Ursachen, die gehäuft ein Multiorganversagen
zur Folge haben?

ANTWORT:
Zu den häufigsten auslösenden Ursachen gehört sicherlich die
Sepsis. Sie ist in ihrer Auswirkung meist nicht nur auf den lokalen primären Herd beschränkt, sondern beeinträchtigt den Gesamtorganismus. Weiterhin stellt die nekrotisierende Pankreatitis durch die kontinuierliche Einschwemmung toxischer Produkte
auch den Ausgangspunkt für ein späteres multiples Organversagen
dar.

FRAGE:
Gibt es neben Sepsis und Pankreatitis pathogenetische Mechanismen, die zur Entwicklung eines Multiorganversagens prädestinie-
ren?

ANTWORT:
Jede Einschränkung einer Organfunktion in Verbindung mit großen
Operationen bzw. mit einem schweren Trauma bedeutet ein erhöhtes Risiko. Keineswegs muß dabei das primär vorgeschädigte Organ als erstes versagen. Die Einschränkung einer Organfunktion
mit relativ großer Toleranzbreite kann bei einer gegebenen Ge-
samtbelastung zu einer deutlichen Einschränkung der Kompensa-
tionsmöglichkeiten anderer Organsysteme führen, so daß diese
schon bei geringer Schädigung und eventuell deutlich erhöhtem
Funktionsbedarf wesentlich früher insuffizient werden. Dies bedeutet, daß insbesondere in der Intensivmedizin die Funktionseinschränkung eines Einzelorgans auch immer im Hinblick auf ihre Auswirkung auf den Gesamtorganismus gesehen werden muß.

Zu den prädestinierenden Faktoren gehören weiterhin die malignen Erkrankungen. Sie sind häufig kombiniert mit einer weiteren
möglicherweise auslösenden Ursache, einer beeinträchtigten Immunabwehr. Das Problem dabei ist, daß es zur Zeit noch keine Be-
urteilungsmöglichkeiten bezüglich der Immunabwehr gibt. Es sollte beachtet werden, daß ein Teil der auf Intensivstationen routinemäßig eingesetzten Therapieverfahren eine erhebliche Immun-
suppression auslösen kann. In diesem Zusammenhang sind neben
spezifischen Behandlungsmaßnahmen (Chemo- und Strahlentherapie)
bei malignen Erkrankungen insbesondere die Kombination von
Steroiden und Barbituraten zu nennen, die oftmals zusammen in
der Therapie schwerer Schädel-Hirn-Verletzungen angewendet
werden.

FRAGE:
Gibt es Kombinationen von Einzelorganinsuffizienzen, die sich
besonders ungünstig auf die Prognose des Intensivpatienten auswirken?

ANTWORT:
Speziell die Kombination pulmonaler Insuffizienz und reduzierter zerebraler Funktion kann aufgrund der damit häufig verbunde-
nen mangelhaften Kooperation zum limitierenden Faktor werden.

Prinzipiell muß beachtet werden, daß Intensivpatienten heute
aufgrund der Erfahrungen und Möglichkeiten der Intensivtherapie
ein Multiorganversagen erleben, die früher eventuell schon Wochen früher an einem Einzelorganversagen gestorben wären. Unsere Aufgabe der kommenden Jahre muß sein, dies als Endzustand zu
erwartende Multiorganversagen von einem akut auftretenden Organversagen mit besserer Prognose abzugrenzen.

Das Beispiel des akuten Nierenversagens mag dies belegen. Durch
die Hämodialyse sank die Letalität des akuten Nierenversagens
in den Anfängen der 60er Jahre von 100 % auf ca. 30 %. Heute
weisen Intensivpatienten mit der Diagnose eines akuten Nierenversagens wieder eine Mortalität von ca. 50 bis 80 % auf. Ursache dieser zunächst paradox erscheinenden Entwicklung ist, daß
das Nierenversagen von Intensivpatienten überwiegend im Rahmen
eines Multiorganversagens, d. h. sekundär entsteht. Beispielhaft für andere Organe können dabei unterschiedliche Entste-
hungsmechanismen mit unterschiedlicher Prognose diskutiert werden:

1. Entwickelt sich das akute Nierenversagen infolge von Hypoxie
   oder Ischämie innerhalb von 48 h (Hypoxiephase), so hat der
   Patient, wenn er die primäre Schädigungsphase überlebt, eine
   relativ gute Prognose.

2. Ein akutes Nierenversagen, das sich auf dem Boden einer septischen Komplikation nach ca. acht Tagen entwickelt (septische Phase), hat eine deutlich schlechtere Prognose bezüglich der Überlebensrate.

3. Die dritte Gruppe entwickelt ein Nierenversagen nach ca.
   drei bis vier Wochen im Rahmen einer energetischen Insuffizienz (Phase der Immunschwäche und energetischen Insuffizienz). Dieses hat ebenfalls aufgrund der meist bestehenden
   desolaten Gesamtsituation des Patienten quoad vitam eine
   sehr schlechte Prognose.

FRAGE:
Können spezifische therapeutische Maßnahmen zur Unterstützung
einer Organfunktion negative Auswirkungen auf andere Organe
bzw. den Gesamtorganismus haben?

ANTWORT:
Insbesondere systemübergreifende Maßnahmen können aufgrund ihrer Nebenwirkungen und Komplikationen zur Entwicklung eines Multiorganversagens beitragen. Darüber hinaus kann eine Reihe anderer, speziell auf ein Organsystem ausgerichteter therapeutischer Maßnahmen negative Einflüsse auf andere Organe bzw. den Gesamtorganismus ausüben. So ist z. B. eine Flüssigkeitsrestriktion bei Patienten mit kardialer oder pulmonaler Insuffizienz bzw. mit Hirnödem durchaus indiziert, daraus kann sich jedoch ein akutes Nierenversagen entwickeln.

Als weiteres Beispiel sei auf den Einsatz eines positiv endexspiratorischen Beatmungsdrucks hingewiesen, der infolge von Umverteilungen der Durchblutung wie durch seine Auswirkungen auf die Hämodynamik und den zerebralen Blutrückfluß deutlich negative Einflüsse auf den Gesamtorganismus haben kann. Durch die prophylaktische Gabe von Dopamin und Diuretika bzw. die Applikation von Volumina kann ein Teil dieser negativen Rückwirkungen vermindert werden, wobei darauf zu achten ist, daß bei schneller Reduktion hoher PEEP-Werte die dadurch ausgelösten Flüssigkeitsverschiebungen beträchtlich sein können.

FRAGE:
Welche prophylaktischen Möglichkeiten stehen zur Verfügung, der Entwicklung eines Multiorganversagens vorzubeugen?

ANTWORT:
Nachdem Einigkeit darüber besteht, daß die Sepsis zu den häufigsten auslösenden Ursachen eines Multiorganversagens zählt, ist eine der wesentlichsten prophylaktischen Maßnahmen das Erkennen des richtigen Zeitpunktes zu einem operativen Eingriff. Bei Verdacht auf einen septischen Herd erscheint eine schnelle Intervention angezeigt. Dies gilt ebenfalls für die Indikation zur Reintervention bei fortbestehender septischer Situation. Blieb eine Reintervention ohne Erfolg, so ist die Indikation zu weiteren operativen Maßnahmen immer zurückhaltender zu stellen.

FRAGE:
Ist die selektive Darmdekontamination bei Intensivpatienten eine wirksame prophylaktische Maßnahme, um endogene septische oder toxische Komplikationen zu verhindern?

ANTWORT:
Eine Reihe von Befunden und Literaturhinweisen deuten darauf hin, daß die selektive Darmdekontamination eine geeignete Möglichkeit ist, die Gefahr einer endogenen Infektion sowie die Einschwemmung von Toxinen aus dem Magen-Darm-Trakt zu verringern. Sie kann damit wahrscheinlich zur Prophylaxe des Multiorganversagens dienen.

FRAGE:
Welche speziellen therapeutischen Möglichkeiten gibt es zur Behandlung eines multiplen Organversagens?

ANTWORT:
Da das Multiorganversagen ein Syndrom aus unterschiedlich ausgelösten vielfältigsten Erscheinungsformen von Einzelorganinsuffizienzen ist, kann es auch keine spezielle einheitliche Therapie geben. Im Vordergrund kann immer nur die Stützung der Funktion der Einzelorgane stehen, um so durch Vermeidung von Funktionsausfällen weitere Belastungen für den Gesamtorganismus zu verhindern, wobei die durch die spezielle Therapie von Einzelorganfunktionen sich ergebenden negativen Einflüsse auf andere Organe wesentlich mehr beachtet werden müssen, als dies bisher im Rahmen der fachspezifischen Behandlung isolierter Einzelorganerkrankungen der Fall war.

Infusions- und Ernährungstherapie beim Multiorganversagen

FRAGE:
Welche Kenngrößen können zur Verlaufsbeobachtung und Effizienzkontrolle einer Infusions- und Ernährungstherapie bei Organinsuffizienz und Multiorganversagen herangezogen werden?

ANTWORT:
Die Schwere der Erkrankung sowie Art und Umfang bestehender Organinsuffizienzen bestimmen die Auswahl und Häufigkeit der Überwachungsmaßnahmen. Eine speziell auf die Infusions- und Ernährungstherapie abgestimmte Überwachung gibt es praktisch nicht. Im Prinzip gilt, daß vor Beginn und unter laufender Applikation der unterschiedlichen Nährstoffe die Substrate selbst und - sofern diese nicht routinemäßig bestimmt werden können - deren Folgeprodukte zu überwachen sind.

Dies bedeutet z. B., daß bei der Zufuhr von Kohlenhydraten - unabhängig davon, ob in Form von Glukose oder als Nichtglukosekohlenhydrat - die Blutglukosekonzentration sowie die im Urin ausgeschiedene Glukosemenge zu überwachen sind. Die Applikation von Fettemulsionen erfordert die Überwachung der Triglyzeridkonzentration im Plasma. Als Grenzwert für die Zufuhr von Fett gelten Plasmatriglyzeridkonzentrationen von 3 mmol/l.

Solange die Bestimmung der freien Aminosäuren im Plasma nicht routinemäßig erfolgen kann, müssen die Folgeprodukte der Aminosäuren, wie z. B. Harnstoff (Harnstoffproduktionsrate) und gegebenenfalls Ammoniak, in regelmäßigen Abständen überwacht werden.

Prinzipiell gilt, daß je schlechter der Zustand des Patienten und je aggressiver die angewendete Ernährungstherapie ist, um so häufiger die oben aufgeführten Kontrollen durchgeführt wer-

den müssen. Dies gilt besonders zu Beginn bzw. bei Änderungen
einer Infusions- und Ernährungstherapie.

FRAGE:
Auf welchen generellen Erwägungen basiert die Auswahl der in
unterschiedlichen Konzentrationen angebotenen Nährlösungen?

ANTWORT:
Wegen der individuellen Steuerbarkeit wird empfohlen, die Substrate in der gewünschten Dosierung in möglichst konzentrierter
Form zu applizieren. Darüber hinaus erfolgt dann die Substitution der benötigten Flüssigkeit und des Volumens entsprechend
den Bilanzen und den Kontrollgrößen.

FRAGE:
Was muß über die generellen Richtlinien zur Flüssigkeitsapplika-
tion hinaus bei Patienten mit Einzelorganinsuffizienz und Multiorganversagen zusätzlich beachtet werden?

ANTWORT:
Bei der Flüssigkeitssubstitution ist zu beachten, daß neben den
genannten globalen, initialen Dosierungsrichtlinien die Bilanzierung eine wesentliche Rolle spielt. So ist eine Flüssigkeits-
rückresorption aus dritten Räumen bei der Einfuhr unbedingt zu
berücksichtigen. Dabei besteht allerdings das Problem, daß ein
objektives Maß für den Umfang der sequestrierten Flüssigkeitsmenge fehlt und auch eine grobe Schätzung der rückresorbierten
Flüssigkeitsmenge nicht möglich ist.

Flüssigkeitsverschiebungen, die zu Belastungen der Herz-Kreis-
lauf- sowie der Lungenfunktion führen, können auch bei der Reduktion hoher positiv endexspiratorischer Druckwerte auftreten.

In der Bilanzierung darf man nicht nur auf die Zu- und Ausfuhr
von Flüssigkeiten eingehen, sondern es müssen darüber hinaus
weitere Kontrollgrößen, wie z. B. der zentralvenöse Druck, die
Osmolalität und die Elektrolytkonzentration im Plasma und Urin,
berücksichtigt werden. Ergänzend zu den im Beitrag SCHMITZ angegebenen Elektrolyten ist der Gabe von Magnesium und Phosphat
gerade bei Patienten mit Organinsuffizienz und Multiorganversagen Beachtung zu schenken.

FRAGE:
Welcher Stellenwert kommt einer gezielten Infusions- und Ernährungstherapie im Rahmen von Einzelorganinsuffizienzen und Multiorganversagen zu?

ANTWORT:
Entscheidend ist in dieser Situation, den ohnehin grenzwertig
belasteten Organismus entsprechend seiner nach wie vor vorhan-

denen anabolen Kapazitäten maximal zu unterstützen, aber anderseits jede unnötige zusätzliche Belastung durch diese Therapie zu vermeiden. Basierend auf diesen Grundsätzen lassen sich für die Zufuhr von energetischen Substraten und Proteinbausteinen folgende obere Grenzdosierungen für diese Patientengruppe angeben, die im Einzelfall je nach dem Ausmaß der Einschränkung der Organfunktion korrigiert werden müssen.

Gesamtenergiezufuhr: 2 500 bis maximal 3 000 Kalorien/Tag (sofern keine am Sauerstoffverbrauch orientierte Zufuhr erfolgt).

Kohlenhydrate: 4 bis maximal 7 g/kg/Tag.

Fett: 1 bis maximal 1,5 g/kg/Tag.

Aminosäuren: 1 bis maximal 2 g/kg/Tag.

Sachverzeichnis